스포츠 임상병리학

- 계통별 질환 인식하기 -

Clinical Pathology for Athletic Trainers,

Recognizing Systemic Disease

(사)한국선수트레이너협회 옮김

Daniel P. O'Connor, MS, PT, ATC
Joe W. King Orthopedic Institute
Houston, Texas

■ 옮 긴 이 : (사)한국선수트레이너협회

성 기 석 박사 경희대학교 체육대학원 겸임교수, (사)한국선수트레이너협회 사무총장
장 완 성 박사 경민대학 웰빙건강학부 겸임교수, 한국 AT연구소 소장
강 권 구 박사 목원대학교 사회체육과 겸임교수, (사)한국선수트레이너협회 이사
최 현 희 박사 동서대학교 레포츠과학부 교수, (사)한국선수트레이너협회 이사

Clinical Pathology for Athletic Trainers,

Recognizing Systemic Disease

by Daniel P. O'Connor

스포츠 임상병리학

- 계통별 질환 인식하기 -

2006년 2월 17일 초판 인쇄
2006년 2월 22일 초판 발행

저 자 : Daniel P. O' Connor
옮긴이 : (사)한국선수트레이너협회
발행인 : 박 병 조
발행처 : 도서출판 영문출판사
등 록 : 1987년 12월 21일 제2-419호
주 소 : 서울시 강남구 삼성동 69-1
전 화 : (02)514-5590, 776-5590
팩 스 : (02)756-8943
E-mail : yeongmunsa@empal.com
정 가 : 20,000원
ISBN : 89-7224- 125-3 93510

* 파본은 교환해 드립니다.

스포츠 임상병리학

Clinical Pathology for Athletic Trainers, Recognizing Systemic Disease

Dedication

To Mitzi Laughlim, MS, ATC

목차
Contents

역자서문 ··· xi
감사의 글 ··· xiii
저자에 관하여 ··· xv
서문 ··· xvii
머리말 ··· xix

제 1 장 | 임상 병리학의 원칙과 의사결정(Principles of Clinical Pathology and Decision-Making) ··· 1
목 적 | PURPOSES ··· 1
개 요 | INTRODUCTION ··· 2
진단상의 추론및 임상적 의사 결정 | DIAGNOSTIC REASONING AND CLINICAL DECISION-MAKING ··· 4
의학적 병력 | MEDICAL HISTORY ··· 6
증상 | SYMPTOMS ··· 11
이학적 검사 기술: 정상 및 비정상 반응의 구별 | PHYSICAL EXAMINATION TECHNIQUES: DIFFERENTIATING NORMAL AND ABNORMAL RESPONSES 15
요약 | SUMMARY ··· 18
자료 | RESOURCES ··· 18
참고문헌 | REFERENCES ··· 19

제 2 장 | 병태생리학(Pathophysiology) ··· 23
목 적 | PURPOSES ··· 23
개 요 | INTRODUCTION ··· 24
세포의 생리학 및 병태생리학: 세포 손상의 반응 | CELLULAR PHYSIOLOGY AND PATHOPHYSIOLOGY: RESPONSE TO CELLULAR DAMAGE ··· 28
요약 | SUMMARY ··· 33
참고문헌 | REFERENCES ··· 34

제 3 장 | 심혈관계 및 혈액학계(Cardiovascular and Hematological Systems) 35
목 적 | PURPOSES ··· 35
개 요 | INTRODUCTION ··· 36
생리학과 병인론의 고찰 | REVIEW OF PHYSIOLOGY AND PATHOGENESIS 36
징후와 증상 | SIGNS AND SYMPTOMS ··· 41
통증양상 | PAIN PATTERNS ··· 43
의학적 병력과 이학적 검사 | ··· 44
병리학과 병인론 | PATHOLOGY AND PATHOGENESIS ··· 48
소아과 질환 | PEDIATRIC CONCERNS ··· 57
요약 | SUMMARY ··· 57
자료 | RESOURCES ··· 58

참고문헌 | REFERENCES ··· 59

제 4 장 | 호흡기계(Pulmonary System) ··· 63

목 적 | PURPOSES ··· 63
개 요 | INTRODUCTION ··· 64
해부학, 생리학 및 병인론의 고찰 | REVIEW OF ANATOMY, PHYSIOLOGY, AND PATHOGENESIS ··· 65
징후 및 증상 | SIGNS AND SYMPTOMS ··· 67
통증양상 | PAIN PATTERNS ··· 68
의학적 병력과 이학적 검사 | MEDICAL HISTORY AND PHYSICAL EXAMINATION 70
병리학과 병인론 | PATHOLOGY AND PATHOGENESIS ··· 75
소아과 질환 | PEDIATRIC CONCERNS ··· 81
요약 | SUMMARY ··· 82
자료 | RESOURCES ··· 82
참고문헌 | REFERENCES ··· 83

제 5 장 | 소화기계와 간-담도계 (Gastrointestinal and Hepatic-Biliary Systems) ··· 85

목 적 | PURPOSES ··· 85
개 요 | INTRODUCTION ··· 86
해부학, 생리학 및 병인론의 고찰 | REVIEW OF ANATOMY, PHYSIOLOGY, AND PATHOGENESIS ··· 86
징후와 증상 | SIGNS AND SYMPTOMS ··· 88
통증 양상 | PAIN PATTERNS ··· 90
의학적 병력과 이학적 검사 | MEDICAL HISTORY AND PHYSICAL EXAMINATION 92
병리학과 병인론 | PATHOLOGY AND PATHOGENESIS ··· 94
요약 | SUMMARY ··· 101
자료 | RESOURCES ··· 102
참고문헌 | REFERENCES ··· 102

제 6 장 | 신장과 비뇨생식계(Renal and Urogenital Systems) ··· 105

목 적 | PURPOSES ··· 105
개 요 | INTRODUCTION ··· 106
해부학, 병리학 및 병인론의 고찰 | REVIEW OF ANATOMY, PHYSIOLOGY, AND PATHOGENESIS ··· 107
징후와 증상 | SIGNS AND SYMPTOMS ··· 109
통증 양상 | PAIN PATTERNS ··· 110
의학적 병력과 이학적 검사 | ··· 111
병리학과 병인론 | PATHOLOGY AND PATHOGENESIS ··· 113
소아과 질환 | PEDIATRIC CONCERNS ··· 118
요약 | SUMMARY ··· 119

자료 | RESOURCES 119
참고문헌 | REFERENCES 120

제 7 장 | 내분비계와 신진대사계(Endocrine and Metabolic Systems) 123
목 적 | PURPOSES 123
개 요 | INTRODUCTION 124
해부학, 생리학 및 병인론의 고찰 | REVIEW OF ANATOMY, PHYSIOLOGY, AND PATHOGENESIS 126
징후와 증상 | SIGNS AND SYMPTOMS 128
통증 양상 | PAIN PATTERNS 130
의학적 병력과 이학적 검사 | MEDICAL HISTORY AND PHYSICAL EXAMINATION 131
병리학과 병인론 | PATHOLOGY AND PATHOGENESIS 131
소아과 질환 | PEDIATRIC CONCERNS 141
요약 | SUMMARY 141
자료 | RESOURCES 142
참고문헌 | REFERENCES 142

제 8 장 | 신경계(Neurological System) 145
목 적 | PURPOSES 123
개 요 | INTRODUCTION 146
해부학, 생리학 및 병인론의 고찰 | REVIEW OF ANATOMY, PHYSIOLOGY, AND PATHOGENESIS 146
징후와 증상 | SIGNS AND SYMPTOMS 148
통증 양상 | PAIN PATTERNS 150
의학적 병력과 이학적 검사 | MEDICAL HISTORY AND PHYSICAL EXAMINATION 151
병리학과 병인론 | PATHOLOGY AND PATHOGENESIS 154
요약 | SUMMARY 163
자료 | RESOURCES 163
참고문헌 | REFERENCES 163

제 9 장 | 정신 질환(Psychological Conditions) 165
목 적 | PURPOSES 165
개 요 | INTRODUCTION 166
징후와 증상 | SIGNS AND SYMPTOMS 166
통증 양상 | PAIN PATTERNS 167
의학적 병력과 이학적 검사 | MEDICAL HISTORY AND PHYSICAL EXAMINATION 167
병리학과 병인론 | PATHOLOGY AND PATHOGENESIS 169
소아과 질환 | PEDIATRIC CONCERNS 177
요약 | SUMMARY 178
자료 | RESOURCES 179
참고문헌 | REFERENCES 179

제 10 장 | 면역학(Immunology) ········ **183**

목 적 | PURPOSES ········ 183
개 요 | INTRODUCTION ········ 184
생리학과 병인론의 고찰 | REVIEW OF PHYSIOLOGY AND PATHOGENESIS 185
징후와 증상 | SIGNS AND SYMPTOMS ········ 187
통증 양상 | PAIN PATTERNS ········ 188
의학적 병력과 이학적 검사 | MEDICAL HISTORY AND PHYSICAL EXAMINATION 188
병인학과 병인론 | PATHOLOGY AND PATHOGENESIS ········ 189
소아과 질환 | PEDIATRIC CONCERNS ········ 204
요약 | SUMMARY ········ 205
자료 | RESOURCES ········ 206
참고문헌 | REFERENCES ········ 207

제 11 장 | 종양학(Oncology) ········ **209**

목 적 | PURPOSES ········ 209
개 요 | INTRODUCTION ········ 210
생리학과 병인론의 고찰 | REVIEW OF PHYSIOLOGY AND PATHOGENESIS 210
징후와 증상 | SIGNS AND SYMPTOMS ········ 211
통증 양상 | PAIN PATTERNS ········ 212
의학적 병력과 이학적 검사 | MEDICAL HISTORY AND PHYSICAL EXAMINATION 213
병인학과 병인론 | PATHOLOGY AND PATHOGENESIS ········ 213
소아과 질환 | PEDIATRIC CONCERNS ········ 218
요약 | SUMMARY ········ 219
자료 | RESOURCES ········ 219
참고문헌 | REFERENCES ········ 220

제 12 장 | 징후와 증상의 선별(Differentiation of Signs and Symptoms) ········ **223**

목 적 | PURPOSES ········ 223
개 요 | INTRODUCTION ········ 224
의학적 응급상황 | MEDICAL EMERGENCY ········ 224
질환의 심각성의 평가 | EVALUATING THE SERIOUSNESS OF THE CONDITION 224
주요 증상의 평가 알고리즘 | ASSESSMENT ALGORITHMS FOR KEY SYMPTOMS ········ 227
참고문헌 | REFERENCES ········ 234

임상 검사법(Lab Activities) ········ **253**
용어정리 ········ **265**
찾아보기 ········ **279**

역자 서문
Translater's preface

Clinical Pathology for Athletic Trainers는 스포츠 현장에서 운동을 지도하는 전문 트레이너나 운동선수 또는 운동을 생활화하는 사람들에게 유익한 정보를 제공할 수 있도록 구성된 책입니다. 뿐만 아니라 전문 교육기관이나 공공기관, 헬스클럽 등에서 운동을 시작하려고 하는 사람이나 건강관련 분야에 종사하는 사람들에게도 이 책은 매우 훌륭한 참고서로 활용될 수 있도록 많은 정보를 담고 있습니다.

이제 운동은 단순한 사고와 자기 생각만으로 실시되어서는 결코 안된다고 생각됩니다. 먼저 운동을 지도하는 전문트레이너는 체력과 기술적인 부분 이외에도 계통별 질환인식을 위한 임상병리학, 해부학, 생리학, 발병학 등에 대한 기본적인 지식과 정보를 알고 있어야 함은 물론 운동을 생활화하려는 사람들과 선수 또한 인체의 다양한 메커니즘에 대한 기본 지식을 알고 운동을 한다면 많은 도움이 될 것입니다.

우리나라도 88서울올림픽 이후 체계적이고 과학적인 선수관리 프로그램이 도입된 후 이제는 대학에도 이와 관련된 학과가 계속해서 신설되고 있으며 관련 단체도 설립되어 전문트레이너 양성을 위한 본격적인 활동을 하고 있습니다.

이러한 현 시점에서 본 교과서가 조금이나 도움이 되었으면 하는 간절한 바램으로 번역에 임하였지만 우리말로 옮기는 과정에서 때로는 적합하게 표현을 하지 못한 부분도 많을 것으로 생각되나 용기를 내어 출판하게 됨을 너그럽게 이해해주시길 바라며 잘못되었거나 미흡한 부분에 대해서는 보다 많은 질책과 조언을 부탁드리겠습니다.

끝으로 본서가 출판되기까지 많은 도움을 주신 분들께 감사드리며 영문출판사 박병조 사장님과 임직원 여러분들께 진심으로 감사드립니다.

우리나라의 AT제도 정착과 발전을 기원하는 모든 분들께 본서를 드립니다.

역자 일동

감사의 글
ACKNOWLEDGMENTS

이 책을 나의 부모님 Dan과 Mary, 그리고 내가 노력한 것보다 더 많은 인내심을 보여주시고 대부분의 시간을 이 책의 작업에 할애해 주신 Mitzi에게 바친다.

또한 특별히 제게 역할모델이 되셔서 많은 기회를 주신 Louise Fincher와 세심한 관심을 기울여주신 Pat Lincoln과 James Han에게 감사드리고, 빛이 나지 않는 일인데도 따뜻한 격려를 해주신 Joe W. King 정형외과학회의 Rodney Baker씨께도 감사 드린다.

삽화를 제공해주신 Joe W. King 정형외과학회의 Michael Cooley와 심장과 영혼 삽화에도 감사드린다.

그리고 주위에서 교육자, 지도자, 친구로서 각별히 신경써 주신 여러 스승으로, 나아갈 방향을 알려주시고 꾸짖어 주신 William T. Wissen과 지혜와 인내를 주신 Dale W. Spence 그리고 Allen W. Eggert에게 감사드린다.

이 책을 만드는 데 많은 도움을 주신 그 밖의 분들께 진심으로 감사드린다. Marjorie Albohm은 나의 원래 구상을 SLACK 출판사에 건네주었고 SLACK의 Amy Drummon와 Kate Buczko는 처음부터 마지막까지 매우 귀중한 도움을 많이 주셨다. Lee Will과 Pamela K. Henry, 동료들과 친구들은 더 많은 격려와 감화를 주었다.

나는 Grater Houston Athletic Trainer's Society와 Southwest Athletic Trainers' Association(국제 운동선수 지도자협회)의 가족과 같은 운동선수 지도자분들께 고마움을 표현하고 싶다. 나는 이들과 함께 소속되어 있다는 것이 영광스럽다.

저자에 관하여
ABOUT THE AUTHOR

공인된 운동경기 지도자와 허가된 물리치료사인 Daniel P. O' Connor는 Rice대학에서는 인체 행동과 건강과학의 학사와 텍사스여대에서는 물리치료의 석사를 받았다. Joe W. King 정형외과 학회에서 잠시 동안 일한 후 Dan은 4년 동안 Texes 정형외과 병원에서 재활부분의 감독을 맡았다. 운동학 부분에서 박사과정을 추구하기 위해 Houston대학에 입학하면서 현재 학술 공동위원의 임원으로서 일하는 Joe W. King정형외과 학회로 복귀했다. 그는 또한 Houston마라톤과 Houston가축쇼 및 로데오와 같은 경기에서 스포츠 의학방송 현장의 제공자로 자원봉사 활동도 했다.

여러 편찬한 논문 기사를 저술했었던 Dan은 텍사스여대의 부속 학부에서 제공된 평생교육 회의에서 재활의 다양성 및 스포츠 의학의 주제로 하여 연설하기위해 초청된 적이 있기도 하다. 그는 남동부 구역의 그레이터 휴스턴에 운동선수연합회, 남서운동선수훈련협회, 텍사스물리치료사협회에서 여러 번 선임되고 임명된 위치를 유지해 오고 있고 국제운동선수지도자 연합과 미국물리치료사협회의 일원이다. Dan은 또한 텍사스운동선수지도자자문위원회 및 국제운동선수지도자연합의 자격 시험에 정기적으로 지원을 하고 있다.

서 문
PREFACE

「스포츠 임상병리학: 계통별 질환 인식하기」는 운동코치나 운동을 하는 학생이 systemic disease에서 발발한 징후와 증상을 알아차리고 구별할 수 있게 하는 책이다. 이 참고 서적은 병리학과 일반적인 계통별 질환에 관련된 1999 NATA 육체적으로 활동적인 사람들의 건강관리를 위한 운동 훈련 교육에 대해 이야기 한다. 위의 책은 육체적으로 활동적인 사람들 사이에서 일어날 수 있는 계통별 질환을 알아내는데 필요한 지식과 자각과 임상적인 기술을 높이기 위한 의도로 쓰여졌다.

이 책은 아래의 목표를 성취하기 위한 길을 제공한다. 「스포츠 임상병리학: 계통별 질환 인식하기」는 특별히 운동코치를 위해서 쓰여졌다. 이 책을 보면, 운동을 하는 사람들의 관리와 스포츠 의학의 실습에 있어서 운동코치의 특별한 역할을 인정하고 있다. 물론 이 책은 운동코치가 의사의 검진과 진단을 대신하도록 하지는 않는다. 그러나 다만 운동 코치가 임상적인 결정을 내릴 때 잘 내릴 수 있도록 필요한 정보를 제공하고 있다. 많은 경우 거의 발견되지 않아 긴박한 결과를 초래하는 발발 가능성이 있는 계통별 질환의 인식은 적시에 알맞은 치료를 가능하게 한다.

이 책은 12개의 장으로 이루어져 있다. 1장은 임상병리학의 원리와 운동 코치로서의 결정, 의학 역사, 몸의 검진 등을 간단히 살펴본다. 2장은 병리생리학을 다루는데 몸의 기관 체계를 생화학적으로 안정케하는 항상성과 염증, 세포 차원에서 상처에 반응하는 메카니즘에 대해서 배운다. 3장부터 11장에서는 심장, 폐, 위장, 간, 신장, 비뇨기관, 호르몬, 신경, 심리, 면역, 종양에 관련해서 몸에서 잘 일어나는 병을 다루고 있다. 또한 3장부터 11장은 해부학과, 생리학, 발병학에 대해 기본적인 개관을 제공하며, 특정한 징후와 증상, 관련된 의학 기록과 검진시 발견된 사항, 많은 병에 관한 임상적인 묘사에 대해서 다루고 있다. 아울러, 스포츠 참여에 영향을 미치는 병이나, 몸의 컨디션을 조절하는 것, 재활에 대해서도 공부를 하게 된다. 12장은 몇몇 주요 증상에 의해 정리된 평가와 관리법을 포함하고 있어서 앞의 과에서 배운 내용들을 임상적으로 실제적인 관점에서 살펴보고 있다. 덧붙여서, 몇몇의 실험 활동은 뼈와 근육에 의해 일어난 것이 아닌 상처와 병을 제대로 평가하는 것을 돕는 간단한 검진 테크닉에 대해서 약술하고 있다. 용어 해설과 방대한 색인으로 이 책은 마쳐진다.

비록 이 책은 일차적으로 교실 수업을 위한 실제적이고 교육적인 교과서이지만, 많은 현직 운동 코치들은 이 책을 운동 선수를 코치하는 데 있어서 편리하고, 상대적으로 간결한 참고 서적이라고 생각하게 될 것이다. 이 책은 임상적인 인식과 정형과 관련이 없는 병리학의 관리에 중점을 두고 있어서 코치가 발병할 가능성이 있는 계통별 질환이나 상처를 평가하는 것을 가능하게 할 것이다. 예를 들면, 1장은 임상적 결정내리기의 과정에 대해서 논하고 있고, 12장은 계통별 질환 – 예를 들면, 복부의 통증이나, 기침, 호흡곤란, 열병 등 – 9가지의 흔한 징후와 증상에 의해 정리된 관리법과 평가를 제시하고 있다. 책 전체에 많은 표와 그림이 복잡한 정보를 요약하고 있다. 다양한 병의 의학적 관리에 대한 의논이 또한 제기되어 운동 코치가 치료 과정에 대한 자각을 가질 수 있게 하였고, 병의 관리에 있어서 운동 코치의 잠재적인 역할에 대해서 시각을 제시하였으며, 어떻게 병뿐 아니라 치료가 운동을 하는 데 있어서 어떤 영향을 줄 수 있는 지에 대해서 논하였다.

이 책「스포츠 임상병리학: 계통별 질환 인식하기」는 비정형외과적 병리학을 가르쳐 주는데 있어서 운동 선수와 운동을 즐겨하는 사람들에게 특별한 정보를 제공한다. 이 책은 프로 운동 코치가 참고 서적으로 쓰기 위해 지어졌을 뿐 아니라 공인된 교육 기관에서 운동을 공부하는 학생들을 위해서도 지어진 책이다. 그리고 또한 운동 선수가 아니라도, 운동 선수나 규칙적으로 운동을 하는 사람들을 대하는, 다른 건강에 관련된 직업에 종사하는 사람들도 이 책의 집중된 정보가 적절하고 편리하다고 느끼게 될 것이다.

학생의 경우 이 책을 순서대로 읽으면 마지막 장을 이해하고 실행에 옮기는데 있어 필요한 지식과 인식의 틀을 잘 제공받을 수 있을 것이다. 임상적인 결정을 하는 원리와 실습이 벌써 익숙한 직업인의 경우는 마지막 과를 뼈를 포함하지 않는 병을 평가하는데 있어서 다른 과에 나온 다양한 병을 참조해 봄으로서 – 이것은 서로 다른 평가와 임상적 결정을 명백히 하고 확인하는 것을 가능케한다 – 평가를 체계화시키는 도구로 쓸 수 있다. 그러나 단순하게 12장에 나와 있는 관리법을 외우는 것이 임상적인 실습을 통해서만 얻어지는 경험과 적절한 임상적인 판단을 대체 하지는 않는다. 계통별 질환을 평가하는 데는 뼈에 관련된 손상을 보는데 이용되는 똑 같은 원리의 평가를 포함하였다. 이 책은 자신감을 가지고 할 수 있도록 부가적인 지식과 기술을 덧붙였다.

이 책에 있는 정보는 표준 의학 참고 서적에서 나왔을 뿐 아니라, 지난 20년 동안 출판된 스포츠 의학 문서에 출판된 연구 결과와 평론에서 온 것이다. 좀더 정보를 원하는 독자는 이런 참고 문헌을 조회함으로서 어떤 토픽에 대해서 이해를 높일 수 있다. 또한 모든 현직 운동 코치는 운동을 코치하는 일뿐 아니라 현재 일어나고 있는 의학 연구 결과에 대해 나란히 신경을 써야 한다 – 이 일은 어디에나 편재 하는 인터넷으로 지난 몇 년간 매우 쉬워졌다. 많은 웹사이트의 주소가 각 과의 결론 부분에서 자료로 주어졌다. 이 사이트 중 몇몇은 다양한 병과 임상적 검진 과정의 올바른 평가를 위해서 필수적이다. 불행히도 인터넷은 특성상 매우 일시적이다. 그러나 비록 웹사이트가 생겼다가 없어졌다해도, 이 책을 쓰는데 있어, 필요한 자료를 얻는데 다양한 인터넷의 검색엔진의 사용은 무척 유용하였다. 이 책에 언급된 몇몇 사이트들이 진부해진다고 하여도 현명하고도 조직적인 검색 엔진의 사용은 좋은 정보를 찾는데 도움이 될 것이다.

스포츠 의학은 근골격계 손상의 평가와 치료보다 언제나 더 많이 쓰여져왔다.「스포츠 임상병리학: 계통별 질환 인식하기」는 운동 코치의 기본적인 지식과 임상적인 기술을 늘림으로서 지난 10년 동안 보아왔듯이 운동 코치의 역량을 늘리는 것을 돕게 될 것이다.

머리말
FOREWORD

1999 Competencies in athletic training이행의 시작이 곧 다가옴에 따라, 나를 포함한, 나라 전체의 코치들은 새로운 교육 내용을 위한 정말 능력있고, 숙달된 질 좋은 자료를 찾았다. 손상과 병, 의학적 상태와 장애의 병리학 내용을 가르치는 데 필요한 자료를 찾는 것은 특별한 도전이었다. 시중에는 근골격계의 손상을 예방하고, 평가하고 관리하고 재활하는 것의 다양한 면을 담은 수 많은 운동 훈련을 위한 교과서가 나와있었다. 그렇지만, 일반적인 의학적인 상태와 계통별 질환에 대해서 인식하고 재빨리 관리하는 것에 대해 제대로 쓴 책은 없었다. 반대로, 계통별 질환에 초점을 둔 의학과 동맹 건강 교과서는 많이 있었다. 하지만, 그중 하나도 운동 코치를 위해서 특별히 쓰여진 것은 없었다. 대부분의 코치들은 몇몇가지 자료를 중심으로 Competencies in athletic training을 위한 교육 자료를 여기저기서 조금씩 정보를 얻어서 만들어야 했다. 마침내 병리학과 일반적인 의학적 상태에 대해서 알기 쉽게 쓰여진 책을 찾는 일이 끝났다!

「스포츠 임상병리학: 계통별 질환 인식하기」는 특별히 자격이 있는 운동 코치가 운동을 하는 사람을 보살 필 경우 맞부닥칠 수 있는 근육과 뼈를 포함하지 않는 손상과 병에 대해서 초점을 맞추어 서술하고 있다. 운동 코치가 운동 코치를 위해서 만든 이 책은 1999 Competencies in athletic training에 나와있는 필요한 지식과 기술을 중심으로 쓰여졌다.

세포생리학과 병리생리학의 개념에 대해서 간단히 공부를 함으로서 시작되는 이 책은 자주 일어나는 병의 과정을 이해하고 그 병이 운동 선수와 다른 운동을 하는 사람들에게 미치는 영향을 이해하는데 있어 조직적인 방법으로 가르치고 있다. 몸의 주요한 시스템 중심으로 편성되어서, 각각의 과는 근육과 뼈를 포함하지 않는 병리학의 징후와 증상을 간결하며 읽기 쉬운 형태로 가르쳐 주고 있다. 마지막 과는 근육과 뼈의 병과 계통 병리학을 구별하는 평가 방법을 소개하고 있다. 그 장에 나와 있는 방법은 학생이 전 장에서 나온 정보를 합성하고, 결정하는 기술을 발전시키는데 특별하게 도움이 될 것이다. "빨간 깃발"은 의사에게 빨리 보여야 할 징후와 증상들을 강조하는데 쓰였다. 아름다운 그림과 읽기 쉬운 표는 독자들에게 계통 병리학과 연관된 해부학과 생리학 과정을 이해하는데 더욱 이해하기 쉽게 할 것이다.

운동 훈련 교육자들은 청진, 진동, 검이경의 올바른 사용을 가르치는 실험 활동이 포함된 부분을 발견하고 특히 기뻐할 것이다. 각각의 실제로 해보는 실험 활동은 학생들에게 일반적인 의학 상태를 알아보는데 필요한 임상적 평가 기술을 배우고 연습하고 완전히 습득할 수 있도록 기회를 제공한다.

「스포츠 임상병리학: 계통별 질환 인식하기」은 운동 훈련 교과서들 가운데 비어 있는 부분을 채우는 책이다. 오코너 씨는 잠재적으로 복잡한 학문을 명백하고, 간결하며 이해하기 쉽게 내놓았다는 면에서 확실히 훌륭한 일을 하였다. 이 교과서는 모든 도서관의 운동 훈련 참고서적 부분에 멋지게 놓여질 것이다. – 학생을 위해서든지, 아니면 프로를 위해서든지 말이다.

A. Louise Fincher, EdD, ATC, LAT

제 1 장

임상 병리학의 원칙과 의사결정

(Principles of Clinical Pathology and Decision-Making)

목 적
PURPOSES

- 병리학의 설명에 사용되는 용어를 정의한다.
- 비근골격계(nonmusculoskeletal) 질환을 확인하는데 관한 운동경기 지도자의 역할을 논의한다.
- 임상 병리학의 이론 및 과학적인 기초를 고찰한다.
- 비근골격계 질환과 관련한 의학적 병력 청취시 도움이 되는 질문들을 소개한다.
- 비근골격계 질환과 관련한 증상의 진행 및 특성을 고찰한다.
- 비근골격계 질환과 관련한 이학적 검사의 방법을 소개한다.

개 요 | INTRODUCTION

스포츠과학 및 운동선수 지도에 관련된 병리학
(Pathology in Sports Medicine and Athletic Training)

*병리학(Pathology)*은 의료 과학의 특별한 분야로서 질환의 생물학적 원인, 변화, 진행을 연구하는 학문이다.[1,2] *병인론(Pathogenesis)*은 질환의 근원적 원인이나 병적상태의 진행을 의미한다. *병인학(Etiology)*은 병인론을 토대로 질환의 근원적인 기전을 연구하는 학문이다.[2]

운동선수 지도자들은 상해나 질환의 모든 가능한한 원인, 특히 특별한 외상과 관련성이 없는 증상에 대해서도 알고 있어야만 한다. 병리학의 이해와 질환의 기전은 임상적 결정을 향상시킬 것이다. 의학적 병력의 청취, 이학적 검사의 시행, 임상적 정보 및 의학적 의뢰와 같은 임상적인 기술에 근거한다. 이 책은 많은 비근골격계 질환과 병리학적 상태의 병인론과 병인학을 고찰한다.

징후 및 증상 (Signs and Symptoms)

*징후*는 이학적 검사시 보통 발견되는 질병으로부터 관찰할 수 있는 하나의 지표이다. *증상*은 환자에 의해 인식되는 비정상적 기능, 외견 및 감각을 말한다.[2] 그러므로, 징후는 임상가에 의해 측정되므로 객관적인 반면, 증상은 환자에 의해 호소되므로 좀더 주관적이라 할 수 있다. 의학적인 상태는 종종 특정 양상을 띤 징후와 증상을 나타낸다.

징후, 증상, 의학적 병력 및 이학적 검사의 개괄적인 개요는 가능성이 있는 질환의 원인의 출처를 제공한다. 이 책은 비근골격계 질환과 관련된 임상적인 개요를 보여준다. 일반적 정형학적 검사와 스포츠 의학서적들은 여기에서 다루지 않는 뼈, 관절 및 근육의 특별한 손상을 구별하는 방법을 제공한다.[3-7]

진단 (Diagnosis)

*진단*은 의학검사로 결정되어지는 특별한 손상, 질환, 질병 혹은 환자의 상태를 말한다.[2] 임상진단은 징후, 증상, 의학적 병력 및 이학적 검사로 얻어지는 지식에 근거하여 이루어지는 진단으로 종종 의사들이 임상검사법이나 X-선과 같은 영상 진단을 요하기도 한다. 감별진단(differential diagnosis)에 의해 얻어진 자료분석이나 유사한 증상을 가진 두 개 이상의 질환에 대한 판단은 환자가 앓고 있는 질환을 알아낸다.[2]

병리학의 인식 (Recognition of Pathology)

스포츠 의학에서 직면해 온 대부분의 병리학적 질환들은 근골격계 질환이나, 다른 조직 및 기관에서도 발생할 수 있다. 운동선수 지도자들은 의사가 선수를 검진하기 전에 선수의 손상이나 질환을 평가하기도 하는데, 이러한 경우 비근골격계 질환을 인식하는 것은 적당한 중재나 의학적 의뢰를 돕는다.[8] 임상 전문가들은 질환인식보다 원인을 밝히기 위한 기본 임상병리학을 알아두어야 한다. 질환은 경기에 참가할 선수들의 능력이나 다른 신체 활동에 영향을 끼치기도 하며 주의를 요한다.[8,9] 게다가 공존이환(coexisting condition: 의학적 상태와 일차적 문제)은 손상으로부터의 회복을 지연시킬 수 있고 치료방법의 수정을 요할 수 있다.

질환과 병인론에 대한 이론 (Theories of Disease and Pathogenesis)

질환의 원인과 발생을 설명하는 다양한 이론들이 있다. 건강과 질병에 대한 생의학적 모델(the biomedical model)은 인과관계와 관련해 비정상적인 세포, 조직 및 기관 기능을 질환의 원인으로 추정한다.[1] 비정상적인 기능은 해부학적, 생리학적 결손 및 박테리아나 바이러스와 같은 인자들에 의해 야기되어질 수 있다. 이 책은 대부분의 질환의 원인이나 출처를 설명하기위해 생의학적 모델을 이용한다. 정신사회학 이론(psychosocial theories)은 질환에 영향을 미치는 정신적 · 사회적인 면을 고려한다.[1] 심한 손상으로 정신적, 사회적으로 적응할 수 없는 환자들은 좀더 만성질환을 앓는 경향이 있거나 기대한만큼 치료에 반응하지 않을 수도 있다. 게다가 정신감성적 스트레스(psychoemotional stress)(예를 들면, 학문, 금융, 사회)는 병의 임상적인 상태를 혼동할 수 있다. 제 9장은 정신적인 문제를 더 자세히 다룰 것이다. 마지막으로 DNA와 RNA 복제의 이상과 같은 유전적 요소는 병인론뿐만 아니라 면역체의 효과와 조직치유율에 공헌할 수 있다.[1] 유전적이고 선천적 장애는 보통 소아과 환자들에게서 발견된다. 다음 장들은 특별한 소아과 질환을 다룰 것이다. 사람들은 개인적인 신체적, 정신사회학적, 유전적 요소들에 근거하여 다양한 방법으로 질환에 반응한다는 것을 기억해야 한다.

질환 예방에 관한 운동선수 지도자의 역할 (Role of Athletic Trainers in Disease Prevention)

국제운동경기지도자연합(The National Athletic Trainers' Association)은 경기훈련 시행의 중요한 부분으로 신체적 활동이 많은 선수들의 손상과 질환 예방을 점검한다.[9] 표 1-1은 예방의 세 단계를 나열하였다. 일차 예방은 영양, 규칙적인 운동 및 환경적인 방해물의 제거를 포함한 위험요소[1]들을 제거하는데 관여한다. 이차 예방은 질환이나 병을 조기에 발견하

표 1-1
질환 예방의 단계

단계	목표	중재
일차	위험요소의 감소	영양, 운동, 환경적 위험요소 점검, 예방 및 교육 프로그램
이차	조기 검사, 조기 중재, 질환의 진행 억제	정기적인 건강진단, 자가검진, 조기치료
삼차	발병 질환의 억제	체력유지 및 재활기능의 의학적 치료

여 질환의 진행을 지연 및 회복시키는 데 있다.[1] 삼차 예방은 발견된 질환을 억제하고, 정상에 가까운 기능회복을 돕는 데 있다.[1]

운동선수 지도자는 세 가지 예방단계에 관여한다. 일차 예방에 관하여 그들은 위험요소들을 확인하고 주위환경을 점검하고 선수들과 상담한다. 임상병리학에 관한 지식은 조기발견과 적절한 의뢰와 같은 이차 예방을 돕는다. 삼차 예방은 손상 혹은 질환의 의학적 치료를 제공하고 훈련이나 시합의 복귀까지를 담당한다.

진단상의 추론 및 임상적 의사 결정 I
DIAGNOSTIC REASONING AND CLINICAL DECISION-MAKING

진단상의 추론 (Diagnostic Reasoning)

의사에 의해 검진되고 평가되는 의학치료는 진단으로 시작한다. *진단상의 추론*은 의사들이 진단을 내리기 위한 징후나 증상을 구별하는 과정이다. 진단은 약물의 투여, 수술, 전문의 및 임상 전문가로의 의뢰 등 이와 같은 처치들을 결정한다. 진단적 과정은 부상자의 분류(치료 우선 순위에 의거한), 의학적 병력, 이학적 검사, 임상검사법과 영상진단(imaging studies)을 포함한다.[10]

표 1-2
임상적 의사결정 vs 진단상의 추론

	임상적 의사결정	진단상의 추론
임상의	운동선수 지도자	의사
목표	장애의 잠재적 원인과 진행과정의 결정	의학적 진단과 치료과정의 결정
과정	병력, 이학적 검사, 재평가	병력, 이학적 검사, 가설설정, 가설확립 (임상검사법과 영상진단)
결과	응급수송, 응급처치, 재활, 의료전문가로의 의뢰, 치료변경	약물, 수술, 의료전문가로의 의뢰

임상적 의사결정 (Clinical Decision-Making)

운동선수 지도자는 의학적 진단을 내리지 않으나, 진단상의 추론과 유사한 과정인 임상적 의사결정을 사용한다. *임상적 의사결정*은 응급처치, 응급수송, 재활, 재평가, 치료의 변경 혹은 다른 의료 전문가로의 의뢰 등의 과정을 가져오는 특정 환자를 위한 최선의 처치과정을 결정한다. 징후나 증상의 특정 양상을 인식하는 것은 잠재적 병인론을 찾아 조치의 절차의 결정을 돕는다.

표 1-2는 진단상의 추론과 임상적 의사결정을 비교한다. 이장의 나머지 부분은 임상결정시 사용되는 의학적 병력, 징후와 증상 및 이학적 검사를 설명한다.

의학적 병력 | MEDICAL HISTORY

*의학적 병력*은 환자의 건강상태와 관련된 과거와 현재의 병의 진행상태를 서술하는 것이다. 모든 손상된 선수들은 의학적 병력이 필요하다. 그러나, 병력의 범위와 정도는 상황에 따라 적절히 결정되어야 한다. 예를 들면, 외상의 일차 평가는 모든 의학적 병력을 요하지는 않는다. 외래 환자 평가시 분명치 않거나 비정상적인 증상을 호소하는 환자에게는 더욱 광범위한 질문이 필요하다.[11]

표 1-3 의학적 병력의 요소
• 주소 • 현재 질환의 설명과 경과 • 개인병력 • 가족력 • 기관계의 고찰

표 1-4 의학적 병력의 목적
• 잠재적인 병인론의 결정 • 공존이환의 확인 • 손상이나 질병의 범위 결정 • 질환의 금기증 확인

의학적 병력 청취 (Taking a Medical History)

손상을 입었거나 병을 앓고 있는 선수와의 첫 면담시 운동선수 지도자는 표 1-3[10,12,13]에서 나열된 의학적 병력을 청취한다. 환자가 호소하는 세부사항이 잠재적으로 차후의 이학적 검사, 치료 혹은 성과와 관련된다면 기록해야 한다. 의학적 병력의 청취없이 치료를 시행하는 것은 응급상황을 제외하고는 적절하지 않다. 표 1-4는 의학적 병력의 목적을 나타낸다.

올바른 의학적 병력은 환자의 문제에 초점을 두고 치료사와 환자사이에 친밀감을 형성한다.[11] 의학적 병력의 청취는 완전하고 정확하고 정직한 정보를 얻기 위해 많은 연습이 필요하다. 이 정보는 환자의 임상적 개요를 형성하기 위한 첫 단계이다.

시합에 참가할 운동선수는 보통 준비 검사를 받는다. 이것은 이학적 선별법, 개인병력과 가족력의 설문 및 조직의 검토 등이 해당된다. 설문 형태의 의학적 병력은 특정 경기로의 참가를 제한하는 질환을 확인할 수 있다. 이러한 예방적 의학 기록은 경기 시즌시 초래하는 손상이나 질환을 평가할 때 반드시 의논되어야 한다. 더우기 전형적인 운동환경에서는 그 특성상 병력청취를 하기 어렵기 때문에 초기 상해의 평가시 병력을 수집해야 한다. 따라서 전 의학적 병력은 초기 손상 평가시에 얻어야 한다.

표 1-5
현존하는 질환의 병력

- 언제 질환이 발병했습니까?
- 상태의 완화 혹은 악화의 원인은 무엇이었습니까?
- 아침과 밤중 언제 더 완화 혹은 악화되었습니까?
- 호흡시, 소변시, 식사시, 흥분시, 스트레스 받을 때 및 휴식시나 특정 체위시 당신의 상태는 완화 혹은 악화되었습니까?
- X-선, 자기공명영상 및 컴퓨터 단층촬영을 해본 적이 있습니까?
- 어떤 치료를 받아보셨습니까?
- 당신의 상태는 완화, 악화 혹은 별 차도가 없었습니까?
- 예전에 이와 같은 질환을 앓은 적이 있었습니까?
- 당신의 상태에 대해 더 설명할 것이 있습니까?

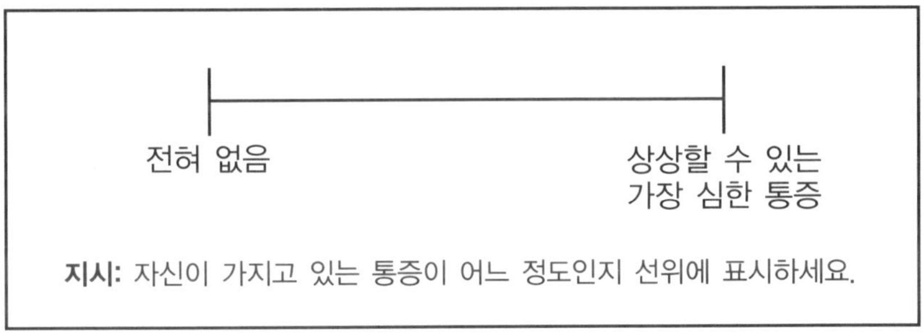

그림 1-1. 100-mm 시각 아날로그 측정법.

주소(Chief Complaints)

주소는 환자가 응급처치를 요할 때 중요하고 심각한 증상이나 징후를 진술한다.[10] 특별한 신체 부위에 나타나는 통증은 종종 주소의 하나이다. 몇몇 환자는 또한 스포츠 및 사회활동에 있어서 활동범위의 제한을 호소하기도 한다. 운동선수 지도자는 손상과 질병이 미치는 영향을 평가하고, 환자가 성취하고자 하는 목표에 도달하며, 회복을 점검하기 위한 기초적 지표로서 평가시 주소를 사용한다.

현존하는 질환의 설명과 경과(Description and Course of Present Illness)

병력 청취 과정의 핵심은 현존하는 질환의 병력이다. 이것은 증상의 발병, 발병 후 증상의 진행 및 질환의 원인에 대한 환자의 진술이다. 표 1-5는 병력청취시 보편적으로 질문되어졌던 몇가지 항목들을 나열한다. 발병과 현재 증상뿐만 아니라 그 증상의 강도, 빈도, 기간이 어떻게 변화하였는지에 대한 세부사항은 매우 중요한다. 증상 완화와 악화 혹은 별 차도 없

표 1-6
과거력과 가족력

심장질환	신장질환	두통	빈혈
뇌졸중	호흡문제	우울증	약물남용
소화문제	신경문제	고혈압	
관절염	당뇨		
암	간질환	재발성 감염	

- 당신이나 가까운 가족 구성원중에서 위에 열거된 주요 건강문제를 가진적이 있습니까?
- 당신의 현재 건강상태는 어떻습니까?
- 최근에 어떤 손상이나 의학적 질환을 가집니까?
- 병원에 입원한 적이 있습니까?
- 수술을 한 적이 있습니까?

는 질환의 상태는 질환의 경과과정을 나타낸다. 환자의 증상 및 회복을 평가하기 위해 시각적 혹은 구어적 아날로그 측정법(visual or verbal analog scales)을 사용하여 숫자로 기록하고, 이는 또한 매일 반복하여 실시한다(그림 1-1). 병력 청취 후 현재 질환에 대해 결론을 지을때, 임상가는 환자의 상태에 대해 명확한 소견을 가져야 한다. 예를 들면, 질병이 어떻게 발병하고 진행되었는지, 증상의 빈도, 강도 및 기간이 어떻게 변화되었는지, 또 상태의 완화 혹은 악화의 원인은 무엇이었는지 등을 말한다.

개인병력과 가족력(Personal and Family Medical History)

개인병력과 가족력은 환자와 가까운 가족 구성원이 겪어온 과거의 중요한 의학 상태 혹은 질병을 조사하는 데 있다(표 1-6). 환자는 자신의 질환과 관련된 작은 외과 수술이나 건강문제 등은 관련성이 없다고 여기는 경향이 있기 때문에, 더 자세한 정보를 얻고자 할때 좀더 면밀한 질문을 해야 한다. 운동선수 지도자는 공존이환(coexisting condition)시 평가나 치료기술을 변경시켜야 한다. 만약 임상적 상태가 전신성 질환과 유사하다면, 전신성 질환의 가족력과 관련되어 있을 것이다.

기관계의 고찰(Review of Systems)

기관계의 고찰은 특별한 증상을 물어봄으로써 중요한 기관계의 질환을 선별한다(표 1-7). 이것은 인터뷰나 설문에 의해 행해질 수 있다. 어떠한 증상이라도 발현한다면 이는 각 기관계와 관련된 좀더 세밀한 질문을 가리킨다.[14]

표 1-7
증상에 따른 기관계의 고찰

일반적인 전신성 증상	원인에 따른 잠재적 기관계
열, 오한, 땀	감염 혹은 면역, 암
심한 야간통	암, 심혈관, 소화기
원인불명의 체중변화	소화기, 대사, 우울, 섭식장애, 감염, 암
이상 피로, 권태감	우울, 감염, 내분비, 당뇨, 빈혈, 류마토이드성 관절염, 섭식장애, 암
주요 기관계와 특정 증상	
흉통 혹은 심계항진	심혈관
숨가쁨	심혈관, 호흡기
현기증, 몽롱한 상태(light-headedness), 실신(fainting)	심혈관, 약품, 대사
메스꺼움, 구토	소화기, 임신, 암, 약물 중독
장운동 조절의 소실(설사)	소화기
배뇨곤란, 소변시 출혈및 통증	생식기, 감염
성기능 문제	생식기, 신경학, 정신학
시각방해	신경학, 심혈관
감각의 약화 및 무감각, 타는 듯하며 따끔거리는 듯한 감각	신경학
연하곤란, 쉰 목소리	신경학, 소화기, 신생물 종양

의학적 검사(Medical Tests)

의사들은 진단시 X선이나, 자기공명영상, 임상검사법 그리고 많은 다른 의학검사를 이용한다. 필요하다면, 언제 이러한 의학적 검사를 시행해야 하는지 결정해야 한다.[13] 공존이환이나 현재 질환을 위한 약물은 반드시 기록되어야 한다. 많은 약물은 부작용을 가지거나 치료주의를 요한다. 국제운동경기지도자협회 논문과 교육 기반은 우수한 약리학의 고찰을 제공한다.[15,16]

표 1-8
최근 일반적인 건강 상태

- 최근에 몸무게가 5-10lbs이상 감소한 적이 있습니까?
- 당신의 직업과 관련한 정기적인 신체적 스트레스는 무엇입니까?

앉기	걷기	등산
책상일	물건들어올리기	화학물질에 노출
서기	작은 물건	
큰 물건	굽히기	

- 당신은 다이어트 중입니까?
- 흡연하십니까?
- 얼마나 자주 알코올을 마십니까?
- 카페인이 함유된 음료를 얼마나 자주 마십니까?

일반적인 건강관련 질문(General Health Questions)

최근의 급격한 건강 상태의 변화는 알려져 있는 질병이나 확실치 않은 질병으로 인해 나타날 수 있다. 그러므로, 현재 환자의 건강상태와 관련된 질문들은 하는 것은 필수적이다(표 1-8). 성별(남, 여)에 따른 각각의 생식기계와 관련된 선별 질문이 필요하다(제 6장 참조). 작업환경, 스포츠 혹은 규칙적인 신체 활동은 질환의 원인, 치료, 예후 및 회복과 관련되기도 한다. 연령, 성별, 인종 혹은 직업 또한 병인론과 관계된다.[11] 반복되는 신체적 스트레스(장시간 지속되는 앉은 자세나 운전 및 무거운 물건의 운반), 정신적 스트레스, 담배, 술, 카페인 및 약물과 같은 해로운 물질에 노출 및 개인의 일상적인 생활 방식(예, 영양상태, 정기적 의학 검진) 등과 같이, 수집된 사회적 정보는 중요하다.[11]

의학적 병력의 해석 (Interpretation of the Medical History)

의학적 병력에 의해 얻어진 정보는 차후의 이학적 검사의 토대가 된다. 다음 장에서는 전신성 질환과 관련된 증상패턴이 설명된다. 또한 이는 더 자세한 정보 수집 및 임상적 개요 완성하기 위해 사용된 이학적 검사의 구성요소도 고찰될 것이다. 완성된 임상적 개요는 임상적 의사결정을 돕는다.

표 1-9
전신성 및 근골격계 증상의 특성과 행동

전신성	근골격계
지속적	간헐적
움직임과 자세시 변화지 않음	움직임과 자세시 변화
휴식시 불변 및 악화	휴식시 완화
밤에 악화	밤에 완화
내장기관의 활동시 악화	내장기관의 활동과 무관

표 1-10
통증의 종류와 질환의 전신성 원인

기관계	종류
혈관계	역동적이고 고동치는 듯한 통증, 두드리기, 경련 및 진동
신경(원)성	칼로 찌르는 듯하고, 날카로우며 타는 듯한 통증, 꼬집는 듯하고, 잘려나갈 듯하며 쑤시는 듯한 통증, 압박감, 따끔거리는 느낌
근골격계	둔통, 압통 및 중압감
정신감성적	참기 힘들 정도의 압통, 조이는 듯하고 떨어져나갈 듯한 통증, 방사통 및 불감증

증상 | SYMPTOMS

행태와 특징 (Behavior and Characteristics)

다양한 증상의 특징은 질환의 원인을 밝힐 수 있다.[11] 표 1-9는 전신성(비근골격계)과 근골격계 증상의 특징을 비교한다. 전신성 질환의 통증은 보통 지속적이고 자세나 움직임에 의해 영향을 받지 않고 야간에 악화되며 손상된 기관의 활동시 나타난다. 근골격계 질환의 통증은 보통 간헐적이고 자세나 움직임에 의해 영향을 받고, 밤에 완화되며 내장기관의 활동에도 영향을 받지 않는다. 표 1-10에서는 환자가 다양한 신체 조직 내에 질환의 증상을 설명하는데 사용하는 특정 용어들을 나열한다.

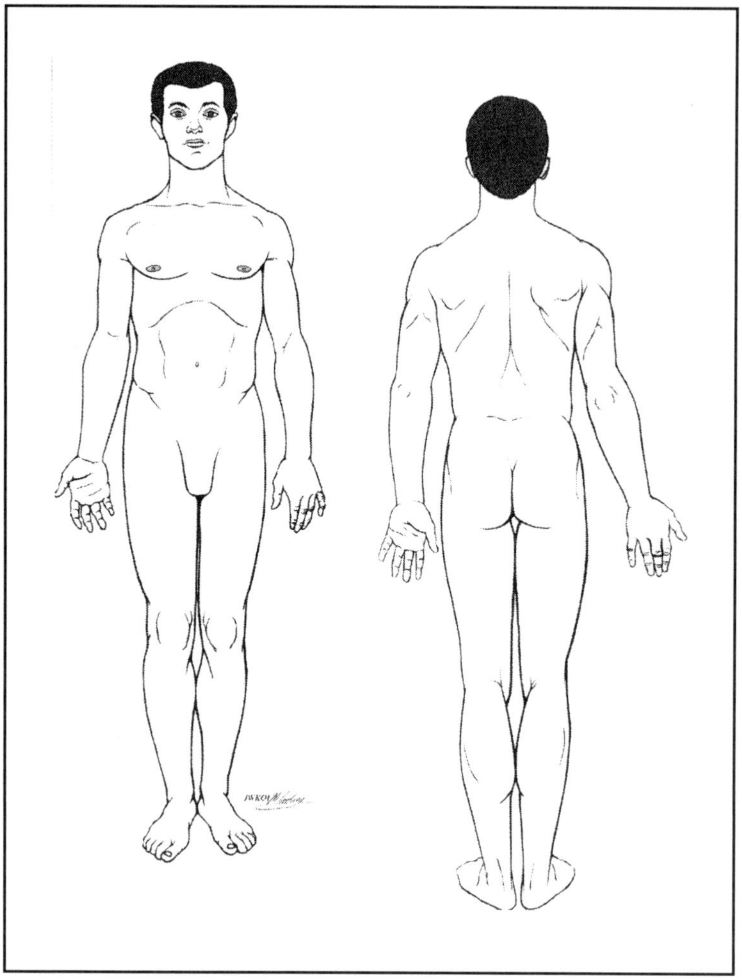

그림 1-2. 통증과 다른 증상의 위치를 표시하기 위한 신체 도표(Body diagram for location of pain or other symptoms.)

증상의 해부학적 위치는 부가적인 정보를 제공한다. 환자는 자신의 증상 양상을 신체 도표에 그리거나(그림 1-2), 증상 부위를 표시할 수 있다. 각 기관 및 기관계의 특정한 방사통은 차후에 설명할 것이다. 내장 기관의 연관통과 일치하는 증상은 다른 징후를 찾기 위해 신속한 조사가 요구된다.

급성 및 만성 통증(Acute and Chronic)

*급성통증*은 단기적이고 높은 강도의 통증으로 대개 갑자기 발생한다. *만성통증*은 경한 강도에서 심한 강도로, 수 주나 수 개월 동안 지속적으로 나타난다. 외상이 없는 급성통증과, 정기적인 통증의 재발 및 통증의 강도가 점진적으로 진행되는 만성통증은 전신성 질환을 의미한다.

국소적 통증과 연관통(Local and Referred)

*국소적 통증*은 특정 지역이나 신체 부위에 나타나는 반면, *연관통*은 손상된 조직으로부터

멀리 있는 부위에서 통증을 느낀다. 연관통은 특정 근골격계 손상에 의해 발생할 수 있지만 이것은 또한 전신성 질환에 의해 나타날 수 있다.

지속적 통증과 간헐적 통증(Constant and Intermittent)

지속적인 통증은 시간이 지남에 따라 강도가 변하지만 항상 나타나는 반면, 간헐적인 통증은 간격을 두고 발생한다. 두가지 양상의 통증으로 특정 움직임이나 신체 자세로 인해 강도가 변화한다면, 급성 근골격계 손상이 의심된다. 반대로 야간에 내장기관의 활동(소화, 소변 시)으로 통증이 증가하거나 혹은 전혀 변화하지 않는다면 전신성(비근골격계) 질환의 원인일지도 모른다.

통증의 원인 (Causes of Pain)

기계적, 화학적 및 지각적 통증의 기전은 복합적으로 나타나더라도 통증의 다른 형태로 나타난다.

기계적 통증(Mechanical Pain)

해부학적 구조는 신체적 스트레스로 인해 *기계적인 통증*을 유발하며, 일반적으로 근골격계 손상에 의해 야기된다. 기계적인 통증은 움직임 및 자세와 관련하여 간헐적으로 나타나며 원인이 되는 스트레스를 제거함으로써 경감된다. 또한 기계적인 통증은 손상된 구조에만 나타난다.

화학적 통증(Chemical Pain)

*화학적 통증*은 조직 손상시 분비되는 생화학적 물질에 의해 통증이 야기된다. 이러한 물질은 신경이 분포된 조직을 자극하고 염증을 야기시키며 이는 제 2장에서 간략히 설명된다. 화학적 통증은 비록 강도가 변화할지라도 지속적이다. 또한 이 형태의 통증은 움직임과 자세에 의해 경감되지는 않지만 증가될 수 있다. 보통 약물의 투여로 화학적 통증을 완화시킨다. 화학적 통증은 국소화되는 경우가 드물며, 만약 신경이나 주위 해부학적 구조가 손상된다면 다른 부위로 방사된다.

지각적 통증(Perceptual Pain)

통증은 인지되는 것이다. 통증에 대한 각각의 반응은 과거 개인의 정서적, 문화적, 사회적 경험의 토대에 의한다. 통증의 기계적, 화학적 원인이 없어진다 하더라도, 통증에 대한 인식은 여전히 남는다. 이는 정서적, 사회적 요소가 질병에 영향을 미친다는 것을 의미한다. 운동선수 지도자가 이러한 정보를 인지하고 있다면 적절한 처방이나 전문의에게 의뢰하는 것이

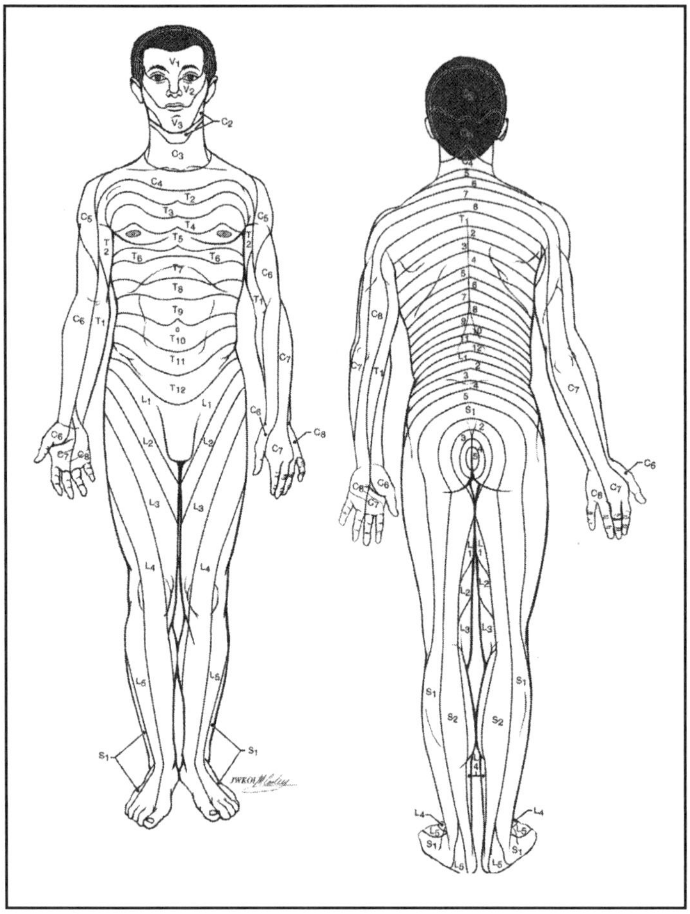

그림 1-3. 피부분절에 따른 통증 양상 (Dermatomal pain patterns)

필요하다.

통증 유발 조직 (Pain-Generating Tissues)

각 조직은 다른 형태의 통증을 유발하며 이는 동시에 나타날 수 있다. 손상된 피부와 피하 조직은 국소적인 통증을 발생한다. 심부 통증은 뼈, 신경, 근육, 건, 인대, 동맥 및 관절에서 기인하며, 손상된 조직에 같은 척수영역(spinal level)이나 피부분절(dermatome)에 나타난다. 또한 땀, 창백, 메스꺼움 및 실신과 같은 자율신경계 반응이 나타난다. 심혈관, 혈액, 호흡기, 소화기, 비뇨기, 내분비, 생식기의 내장기관은 내장통(visceral pain)을 유발할 수도 있다. 내장통 수용기(통각수용기)는 그림 1-3에서 보여지듯이, 관련된 같은 피부분절에 따라 통증이 나타나며 흉곽이나 복부에 심부 격통을 발생한다.

표 1-11
전문의에게 긴급히 의뢰해야 하는 증상: 위험 신호들

- 지속적인 통증
- 두근거림과 불규칙한 심박동
- 기절(실신)
- 야간통 혹은 야간 발한
- 연하곤란과 통증
- 시각장애
- 원인불명의 체중감소
- 불면증
- 심각한 호흡곤란
- 재발성 메스꺼움, 구토
- 쥐어짜는 듯한 통증(산통)
- 배뇨곤란 혹은 배뇨시 통증호소
- 혈뇨
- 중증 혹은 진행성 어지러움
- 불안 및 피로
- 심한 통증

위험신호 (Red Flags)

특정 징후나 증상은 심각한 질환을 의미하며, 이러한 신호는 신속한 응급처치를 요한다(표 1-11). 재귀열, 야간통, 불안, 원인불명의 체중감소, 불면증 등과 같은 다른 위험 신호들은 병력청취나 이학적 검사를 통해 발견될 수 있다. 상해없이 발병하고 전신성이며 급격히 악화되나 일반적인 치료에 반응하지 않는 증상은 근골격계 질환이 아니다.

이학적 검사 기술: 정상 및 비정상 반응의 구별 I
PHYSICAL EXAMINATION TECHNIQUES: DIFFERENTIATING NORMAL AND ABNORMAL RESPONSES

전신성 질환의 이학적 검사는 여러가지 구성요소를 가진다(표 1-12). 이학적 검사 과정은 의심되는 질환의 원인, 증상 및 환자 상태의 심각성에 따라 달라진다.

시진 (Inspection)

시진은 일반적 외형, 피부, 머리카락, 손톱, 기형, 보조장치나 기구의 사용, 행동, 보행 및 협응의 관찰을 의미한다. 많은 전신성 질환은 검사 단계에서 관찰될 수 있는 질환의 전형적인 징후를 나타낸다.

표 1-12
이학적 검사의 구성요소들

• 시진/관찰	• 냄새
• 활력징후	• 청진
• 타진	• 신경학적 검사
• 촉진	

활력징후 (Vital Signs)

*활력징후*는 심박수, 호흡률, 혈압 및 체온을 말한다. 이는 응급 상황이나 전신성 증상이 나타날 때 반드시 평가되어야 한다(표 1-7). 만약 환자의 의학적 병력에서 고혈압, 심장질환, 감염, 만성질환 및 암과 같은 질환의 병력이 있다면, 활력징후는 치료를 통해 건강상태를 검사하기위한 기준선을 제공하고 현재의 건강상태를 알기위해 기록되어야 한다.

타진 및 촉진 (Percussion and Palpation)

척추 부위나 다른 뼈 위에 적용되는 타진은 골절시 통증이나 골종양 등을 악화시킬지도 모른다. 흉곽과 복부 위에 적용되는 타진은 내장기관을 자극시켜 질환을 발견할 수 있다. 표재성(superficial) *촉진*[가벼운 접촉(manual touch), 수기(manipulation)]은 피부온도, 감촉, 습도, 경직(stiffness)을 평가할 수 있고 림프절과 맥박검사시에도 사용된다. 비정상적 덩어리의 발견 및 강직(제 5장 참조)과 압통(tenderness)은 심부 촉진에 의해 이루어진다.

청진 (Auscultation)

*청진*은 심장, 폐, 혈관, 복부 및 장 운동시 나타나는 소리를 검사하기 위해 청진기를 이용한다. 청진 기술은 다음 장에서 다루어질 것이다.

냄새 (Smell)

호흡과 땀의 특이한 냄새는 대사성 물질의 분비로, 중독, 약물 남용 및 질환을 나타낸다. 불쾌한 냄새의 객담이나 다른 체액은 감염이나 내분비계의 이상을 의미할 수 있다.

표 1-13
근육분절 분포

신경근	근육	
C1	경부회전근	머리회전
C2	없음	감각(후두골)
C3 to C4	견갑거근	어깨거상(제 11뇌신경과 함께)
C5	상완이두근	주관절 굴곡
C6	장요수근신전근/단요수근신전근	손목신전
C7	상완삼두근	주관절 신전
C8	장무지외전근/단무지외전근	무지 외전
T1	손의 골간근	손가락 외전
T2 to T12	분절 늑간근	흡식, 호식
L1 to L2	장요근	고관절 굴곡
L2 to L4	대퇴사두근	슬관절 신전
L4	전경골근	족관절 배측굴곡
L5	장무지신전근	무지 신전(배측굴곡)
S1	비골근	족관절 외번
S1 to 2	비복근	족관절 족측굴곡

신경학적 선별검사 (Neurological Screening Exam)

최근 두뇌손상, 감각 이상, 약화 혹은 방사통을 호소하는 환자는 뇌신경, 반사, 감각, 운동기능의 신경학적 선별검사를 받아야만 한다.

뇌신경과 반사(Cranial Nerves and Reflexes)

*뇌신경*은 후각, 시각과 시각조절, 안면 감각, 안면 운동통제, 청각, 연하, 구토반사, 견갑골 거상 및 혀의 움직임에 관여한다. 뇌신경 검사는 제 8장에서 고찰된다.

심부 건 *반사*는 상완이두근(C5), 상완요골근(C6), 상완삼두근(C7), 슬개골(L2-4) 및 아킬레스건(S1)[17] 반사를 포함한다. 임상검사법 1은 반사 검사법을 설명한다. 바빈스키 징후는 척수나 심각한 뇌손상시 대뇌로부터의 하행로가 손상되었을 때 나타나는 비정상 반사이다.

감각 검사(Sensory Testing)

감각은 피부분절과 말초 신경 분포영역을 따라 양측 모두 검사해야 한다. 척수의 양 외측으로부터 대뇌로 전달되는 가벼운 자극이 먼저 검사되어야 한다. 만약 손상이 발견된다면,

날카로운 통증, 진동감각을 통한 동측과 반대측 척수를 각각 검사한다.

운동검사(Motor Testing)

근력검사는 근육분절, 말초신경 혹은 근육 장애를 구별하기위해 수동적으로 행해진다. 손상되거나 염증이 있는 신경근은 많은 관련 근육의 약화를 가져온다(표 1-13). 말초신경 손상은 그 신경에 의해 지배되는 몇몇 근육에만 영향을 미치며, 외상시 근육 손상은 하나의 특정 근육에만 약화를 가져온다. 신경 손상은 심각한 통증을 야기시키지는 않으나 현저한 약화를 가져온다. 근육 손상은 보통 약화와 통증을 모두 나타낸다. 새로 발견되거나 진행 중인 신경학적 증상이 있을 시에는 전문의에게 의뢰한다.

요약 | SUMMARY

운동선수 지도자는 가능한 질환의 원인을 평가하기위해 임상적 의사결정 방법을 사용한다. 이 과정은 의학적 병력 청취, 증상 양상의 평가 및 이학적 검사의 수행을 포함한다. 의학적 병력은 질환의 발병, 과거에 경험한 유사한 질환 및 질환의 발생과 경로에 관련된 정보를 제공한다. 증상의 형태와 특징은 잠재적인 전신성 질환을 확인할 수 있다. 이학적 검사는 병력과 증상을 확인하고 임상적 개요를 성립한다. 다음 장에서는 신체의 조직 및 기관계의 기본적인 병태생리학을 다룬다.

자료 | RESOURCES

General Medical References

- atlife.com contains a search engine to thousands of medical sites and information. www.atlife.com/life
- Dr.Koop.com; former US Surgeon General Dr. CE Koop's online medical encyclopedia. www.drkoop.com/conditions/ency
- Emedicine.com online medical textbooks, including: dermatology, emergency medicine and family health, neurology, pediatrics, orthopedics, and sports medicine. www.emedicine.com/cgi-shl/foxweb.exe/onlinebooks@d:/em/ga

- Gray's Anatomy online. www.bartleby.com/107
- Medicalstudent.com full-text manuals for various medical conditions and the basic medical sciences. www.medicalstudent.com
- Medline plus (National Library of Medicine) medical encyclopedia. Medlineplus.adam.com
- The Merck Manual online; a searchable, authoritative medical reference containing information on examination, etiology, signs and symptoms, medical testing, differential diagnoses, medical treatment, and prognosis for thousands of diseases and medical conditions. www.merck.com/pubs/mmanual
- The Michigan Electronic Library's list of online health and medical dictionaries and glossaries. Mel.lib.mi.us/health/health-dictionaries.html
- oso.com illustrated medical encyclopedia www.oso.com/shared/health/adam_index.html
- United States Navy general medical officer manual www.vnh.org/GMO/01Contents.html
- Yahoo directory, includes over 1300 active links to information about specific diseases. dir.yahoo.com/Health/Diseases_and_Conditions

Pharmacology

- atlife.com pharmacology site. www.atpharmacology.com/pharm
- PharmInfoNet. glossary of pharmaceutical and medical terminology. Pharminfo.com/pia_glos.html

Physical Examination Techniques

- Loyola University Medical Education Network's page on physical exam techniques. www.meddean.luc.edu/lumen/meded/medicine/pulmonar/pd/contents.htm

참고문헌 | REFERENCES

1. Goodman CC. Introduction to concepts of pathology. In: Goodman CC, Boissonnault WG, eds. *Pathology: Implications for the physical Therapist*. Philadelphia, Pa: WB Saunders Company; 1998:3-8

2. Hensyl WR, ed. *Stedman's Pocket Medical Dictionary*. Baltimore, Md: Williams & Wilkins; 1987.
3. Anderson MK, Hall SJ. *Sports Injury Management*. 2nd ed. Philadelphia, Pa: Lippincott Williams & Wilkins; 2000.
4. Arnheim DD, Prentice WE. *Principles of Athletic Training*. 8th ed. St. Louis, Mo: Mosby-Year Book; 1993.
5. Hertling D, Kessler RM. *Management of Common Musculoskeletal Disorders*. 2nd ed. Philadelphia, Pa: JB Lippincott Company; 1990.
6. Magee DJ. *Orthopedic Physical Assessment*. 2nd ed. Philadelphia, Pa: WB Saunders Company; 1992.
7. Saunders HD, Woerman AL. *Evaluation, Treatment, and Prevention of Muscluloskeletal Disorders*. Bloomington, Minn: Educational Opportunities; 1985.
8. Arnheim DD, Prentice WE. Other health conditions related to sports. In: Arnheim DD, Prentice WE, eds. *Principles of Athletic Training*. 8th ed. St. Louis, Mo: Mosby-Year Book; 1993:796-819.
9. National Athletic Trainers' Association Board of Certification. *1999 NATABOC Role Delineation Study*. Omaha, Neb: National Athletic Trainers' Associaion Board of Certification Inc; 1999.
10. DeGowin RL, Brown DD. *DeGowin's Diagnostic Examination*. 7th ed. New York: McGraw-Hill; 2000.
11. Bickley LS, Hoekelman RA. *Bates' Guide to Physical Examination and History Taking*. 7th ed. Philadelphia, Pa: Lippincott Williams & Wilkins; 1999.
12. Boissonnault WG, Janos SC. Screening for medical disease: physical therapy assessment and treatment principles. In: Bossonnault WG, ed. *Examination in Physical Theapy Practice: Screening for Medical Disease*. New York: Churchil Livingstone; 1995:1-30.
13. Goodman CC, Snyder TEK. Introduction to the interviewing process. In: Goodman CC, Snyder TEK, eds. *Differential Diagnosis in Physical Therapy: Musculoskeletal and Systemic Conditions*. 3rd ed. Philadelphia, Pa: WB Saunders Company; 2000:37-87.
14. Goodman CC, Snyder TEK. Introduction to differential screening in physical therapy. In: Goodman CC, Snyder TEK, eds. *Differential Diagnosis in Physical Therapy: Musculoskeletal and Systemic Conditions*. 3rd ed. Philadelphia, Pa: WB Saunders Company; 2000:1-36.
15. National Athletic Trainers' Association. *Pharmacology for Athletic Trainers: Therapeutic Medications*. Champaign, III: Human Kinetics; 1997.

16. National Athletic Trainers' Association. *Pharmacology for Athletic Trainers: Performance Enhancement and Social Drugs*. Champaign, III: Human Kinetics; 1997.

17. Hoppenfeld S. *Physical Examination of the Spine and Extremities*. Norwalk, Conn: Appleton & Lange; 1976.

제 2 장

병태생리학

(Pathophysiology)

목 적
PURPOSES

- 세포 구성요소와 기능을 설명한다.
- 염증 과정을 설명한다.
- 조직 형태에 따른 병태생리학을 고찰한다.
- 질환에 대한 세포 순응을 설명한다.
- 항상성의 개념을 설명한다.
- 질환에 반응하는 세포 순응과 조절기전을 설명한다.

개 요 | INTRODUCTION

이 장은 정상 세포구조의 이해 및 생리학을 전문적으로 다루지 않을 것이며 간략하게 정상적인 생리학을 고찰하고 병태생리학의 개념을 소개한다. 이 장의 소제목들은 다음에 다루어질 전신성 질환의 기초를 소개한다. 다양한 참고문헌을 이용하여 세포 병태생리학의 특정 주제에 대해 더 자세한 세부사항을 알아두어야 한다.[1-5]

항상성 (Homeostasis)

*항상성*은 신체내에 복잡한 생화학적 평형을 조절하는 많은 과정에 관여한다. 이 기전은 항상 신체의 세포, 조직, 기관 및 기관계에 있어서 체액, 화학물질 및 에너지 균형을 유지시킨다.[1-6] 정상 기능과 관련해 기관계의 생물학적 균형은 끊임없이 방해되고 회복된다. 예를 들면, 식후 혈액내 포도당 수치가 증가하면 췌장의 세포들은 인슐린과 호르몬을 분비하고, 이들은 포도당을 혈액에서 간과 근육으로 이동시킨다. 혈액내 포도당 수치가 정상으로 돌아가면, 인슐린은 혈액내 포도당 수치가 낮아지는 것을 방지하기 위해 감소한다. 이러한 정상 자극-반응 주기는 건강을 유지하기 위해 필요하다.

그러나, 이러한 건강 상태는 개인마다 약간 차이가 있다. 그러므로 화학적, 기능적 지표의 정상수치는 보통 연령, 성별, 체력 및 유전적 요소에 따라 다르다. 게다가 이러한 수치는 기관-기관계 기능을 유지하기 위해 내 · 외적 환경에 따라 정상 범위를 벗어나기도 한다. 예를 들면, 고지대에 사는 사람들은 대기 산소의 농도가 해수면보다 낮기 때문에 다량의 적혈구를 가진다. 이러한 적혈구 용적의 증가는 대기보다 적은 산소가 있다 할지라도 혈액이 적당한 양의 산소를 유지하게 된다.

병태생리학 (Pathophysiology)

많은 병리학적 과정은 항상성을 방해하여 정상이고 균형잡힌 생화학적 상태로부터 이탈시킨다. 병태생리학은 질환에 대한 세포기전과 그에 따른 기능적 결과를 설명한다. 병리학의 징후 및 증상은 보통 손상된 기관계에 따라 일반적인 양상을 따르나 개인에 따라 다를 수 있다. 신체 조직간의 상호작용과 이해는 정상 생리학의 신체에 미치는 영향의 범위에 대한 이해를 돕는다. 생리학의 연구에 있어서, 세포는 신체 조직의 가장 기본적인 단위이다.

세포 (The Cell)

모든 살아있는 세포는 세포질, 핵, 리보솜, 미토콘드리아 및 세포막과 같은 많은 구조를 포함하고, 이들은 각각 특별한 역할을 가진다(표 2-1).[6] 각 세포는 유전적 인자, 에너지 근원 및 효소들을 포함한다. 세포는 신체적 외상, 독소에 대한 노출, 감염, 유전적 장애, 영양분, 물 및 산소의 결핍에 의해 손상될 수 있다.[1,4] 질환이나 손상은 조직과 기관의 기능을 손상시켜 하나 혹은 그 이상의 세포구조를 파괴하고, 점진적으로 관련된 기관계의 기능에 영향을 미친다. 다른 조직과 기관의 세포들은 주위 조직에 퍼져있는 질환의 결과로 영향받을 수 있다. 세포 손상 후 신체는 항상성을 회복하고자 질환과정을 억제하고 세포복원을 시작한다.

세포 손상이 일어나면, 세포는 순응(adaptation)하거나 파괴된다. 만약 세포가 핵의 기능을 유지하고 회복하기위해 내부반응을 일으킨다면 순응이 일어난다.[1,4] 그러나 순응은 세포의 정상적인 기능에 영향을 끼쳐 차후에 조직이나 기관에 문제를 일으킬 수 있다. 세포는 또한 세포 손상이 일어나기 전에 순응함으로써 환경적 요인에 반응한다.

세포는 여러가지 방법으로 순응한다.[1] 첫째, 세포는 세포의 대사성 수요 감소나 증가에 따라 위축 혹은 비대해 질 수 있다. *위축*(atrophy)은 일반적으로 운동부족이나 손상된 세포성 대사에 의해 야기되는 반면, *비대*(hypertrophy)는 대사성 수요 증가에 따라 세포의 크기가 비후해지는 것을 말한다. 위축되거나 비대해진 세포는 생리학적 결과를 동반하여 소극적이거나 과도하게 활동한다.

노화(aging)는 연령증가에 따라 축적된 세포손상과 같은 다양한 요소에 의해 발생되는 위축성 세포 순응형태이다.

세포는 또한 수, 형태, 구조의 변화에 따라 순응한다. 증식(hyperplasia)은 세포분열 속도나 세포의 기능의 변화 없이 주어진 조직에 세포 수가 증가하는 것으로 만성적 대사 수요 증가, 유전적 이상 혹은 호르몬의 불균형에 적응함으로써 발생한다. 화생(metaplasia)은 종종 물리적 혹은 화학적 자극에 반응하여 다른 형태의 세포로 이환하는 것이다. 이 새로운 세포들은 세포분열 속도나 기능이 변화하는 것이 아니라 특별 조직 내에 다른 세포조직과 적절한 비율을 맞춰 변화하는 것이다.

세포형태가 비정상적으로 변화하고 분열비율 및 세포 수가 증가할 때 이형성증(dysplasia)이 나타난다. 비정상 세포를 생산하는 것을 제외하고 화생과 유사한 이형성증은 만성적 자극이나 DNA복제의 기능부전에 의해 발생한다. 신생물이나 종양의 형성은 이형성증의 예이다. 악성 이형성증은 암(분화되지 않은 세포의 빠른 증식)이라고 불리우는 과정에 신생물을 생산한다. 괴사는 세포의 구조물들이 대사성 수요에 반응하지 않을 때 발생한다. 대량의 죽은 세포들은 기관의 기능을 마비시켜 이와 연관된 신체 기관에 영향을 미친다. 세포 괴사는 질환 혹은 유기체의 죽음을 발생시킨다.

가골(callus) 형성(증식)이나 월경(증식과 화생)과 같은 대부분의 정상 세포성 순응은 항상성을 회복하는 일시적인 생리학적 반응이다. 그러나 다른 순응이나 세포 손상은 일반적으로

표 2-1
세포구조와 기능

구조	기능
핵	세포의 유전적 인자(DNA와 RNA)포함 세포분열과 단백질 합성 조절
세포질	세포의 내부액 환경 제공 모든 내부세포구조 지지
리소좀	세포내 분해 요소 포함 세포 노폐물과 이물질 처리
미토콘드리아	탄수화물, 단백질 및 지방을 ATP로 전환
세포막	복잡한 반투과성의 인지질 및 단백질 구조로 구성 세포의 형체 형성 세포의 내 · 외 환경사이의 물질 배출 및 교환

조직의 구조나 기능을 회복하기위해 발생하는 화학적, 신체적 반응을 나타낸다. 이러한 일반적인 반응을 염증이라 한다. 다른 영향들은 조직-특별 순응(tissue-specific adaptations)에 의해 발생한다. 전신적이고 특수한 반응은 기관기능을 손상시켜 병리학적 징후와 증상을 야기시킨다.

염증 (Inflammation)

다음 장에서 질환의 상태를 설명할 때 전신성 특이 징후와 증상을 다룰 것이다. 그러나, 일반적 염증반응의 징후 및 증상은 이 장에서 설명될 것이다. 세포성 염증반응의 이해는 중요하다. 신체의 모든 조직은 염증을 가진 세포 손상이나 감염에 반응한다. 염증반응은 국소적 증상을 유발하는 손상된 조직에서만 발생될 수 있고, 반대로 전신성 증상을 야기시킬 수 있다(표 1-7). 따라서, 염증은 다양한 조직에 영향을 미쳐 많은 징후와 증상을 나타낸다.

급성 염증(Acute Inflammation)

손상된 세포는 즉시 국소 혈관을 확장하고 투과성을 높이는 화학물질(즉 히스타민, 브라디키닌, 프로스타글라딘)을 분비한다. 이는 그 부분의 혈액흐름을 증가시키고 단백질과 혈장액을 세포 사이 공간에 모이게 한다. 혈액내 단백질은 섬유소와 함께 상호작용하여 손상된 부위에 교원질 반흔을 형성하기 시작한다. 손상된 세포에 의해 분비된 화학물질은 또한 혈액으로부터 백혈구를 손상된 부위로 이동시킨다. 백혈구의 몇몇 유형은 염증반응을 지속시키는 식세포처럼 작용한다. 식세포는 손상된 세포 조각을 화학적으로 용해하고 흡수하여 미생물과 이물질을 파괴한다.

염증반응이 계속될 때, 과도한 간질액의 유입은 모세혈관내 압력과 관련하여 조직압을 증가시킨다. 이 부분의 혈액흐름은 감소하고 건강한 세포와는 달리 허혈성 손상을 일으키며 조직 손상을 증가시킨다. 이 이차 조직 손상은 일차 세포 손상과 근접한 위치에서 가장 심하다.

이러한 기전은 염증의 특정한 징후와 증상을 가져온다. 통증은 조직 손상, 화학적 약물 및 허혈에 의해 나타난다. 부종, 홍반 및 열은 세포사이 공간내에 혈장액과 그 부위의 혈류량의 증가에 의해 나타난다. 조직내 적혈구로부터 반상출혈(ecchymosis)이 발생할 수 있다. 통증은 손상된 조직을 보호하기위해 국소적 근육 경련을 일으키므로 움직임과 기능의 소실을 가져온다. 염증의 급성기는 세포 손상의 범위에 따라 다르나 일반적으로 48-72시간 동안 지속된다.

만성염증(Chronic Inflammation)

대부분의 조직에서 발생할 수 있는 만성염증은 보통 장기간 동안 내부의 대사성 부산물이나 외부의 자극, 반복적인 화학적 자극 혹은 기계적 스트레스에 의해 나타난다. 만성염증은 생화학적 활동과 백혈구 활동이 지속되기 때문에 세포와 조직에 매우 치명적이다. 더우기, 만성 염증반응은 손상되지 않은 조직을 보호하거나 이물질을 고립하기위해 더 많은 섬유소와 교원질을 생산한다. 그러므로 만성 염증은 실제적으로 조직 치유를 방해하거나 제한한다. 징후와 증상은 급성염증과 같지만 강도가 다소 약하다. 만성 염증은 쑤시는 듯한 통증, 함요(pitting) 부종(간질내 체액과 단백질이 모일 때), 경도에서 중도의 근육연축 및 국소 조직 온도의 증가를 가져온다. 만성 염증은 세포 손상의 원인이 사라질 때까지 지속된다.

감염 (Infection)

감염(제 9장 참조) 반응은 특별한 염증반응이다. 감염성 유기체에 의해 야기되는 세포 손상은 위에서 설명되었듯이 염증반응을 발생시킨다. 게다가 면역계의 작용은 또한 전신성 염증반응을 자극하며 이 반응은 국소 조직 상처에 발생하는 것보다 훨씬 더 널리 퍼진다. 혈액내 활성화된 백혈구는 연수내 신경원에 영향을 미쳐 전체적 체온을 증가시킨다. 불수의적 떨림, 광범위한 혈관 수축 및 신체의 움추린 자세는 체온을 상승시키는데 이 과정을 열생산이라 한다. 열은 신체의 대사수요를 현저하게 증가시킨다. 이것은 에너지를 얻기위해 과호흡과 빈맥 그리고 근육과 다른 조직의 이화작용을 야기시킨다. 그러나 지방은 이 과정에서 에너지 생성시 사용되지 않는다. 열은 이상 피로, 권태감, 약화 및 식욕부진을 초래한다. 미생물

(microorganism)이 제거되면, 열은 떨어지고, 체온을 떨어뜨리기 위해 사람은 발한, 혼수, 앙와위자세에서 몸의 신전자세를 취하며, 게다가 열 생산시 소모된 에너지원의 재충전을 위해 식욕은 증가된다. 열이 지속되는 기간은 감염의 정도에 따라 달라진다.

세포의 생리학 및 병태생리학: 세포 손상의 반응 I
CELLULAR PHYSIOLOGY AND PATHOPHYSIOLOGY: RESPONSE TO CELLULAR DAMAGE

뼈 (Bone)

정상적 형태학과 생리학(Normal Morphology and Physiology)

뼈는 신체의 골격형성,근육의 지렛대 역할 및 내장기관(심장, 폐, 신장, 간, 비장, 뇌, 척수)을 보호하는 기능을 가진다. 성숙한 뼈의 세포는 골세포(osteocytes)라고 하는데 이는 골아세포에 의해 생성되며 파골세포에 의해 재흡수된다.[1] 각 뼈는 치밀골(cortical bone)에 영양을 공급하는 신경과 혈관구조를 가진 골외막에 의해 싸여 있다. 해면골(cancellous bone)은 자체의 혈액공급을 가지며 골수를 포함한다. 골수는 황색 혹은 적색이며 적골수는 적혈구를 생산하는 중요한 골수성 조직이다. 대부분의 뼈가 적골수를 가지는 반면, 성인의 경우 편평골(두개골, 늑골, 골반뼈, 척추)에만 적골수를 가진다.[1]

뼈는 관절을 형성하기 위해 다른 뼈와 연결된다. 관절면은 연골로 둘러 싸여 있어 관절하는 다른 뼈와의 마찰을 감소시킨다. 이러한 관절 연골은 조직내 혈관과 신경공급을 받지 않고 극소수의 연골세포로 구성된다.

병리학적 과정(Pathological Processes)

뼈의 물리적 손상인 골절은 뼈조직의 연속성이 단절되는 것으로, 치밀골과 해면골에서 나타나거나 단지 치밀골에서만 생길 수 있다. 피부를 뚫고 나온 골절은 개방성 골절이라 부르며 이는 감염에 노출되기 쉽다. 뼈의 감염은 정상적인 골세포를 파괴하고 뼈를 변형시키는 골수염을 초래한다(제 9장 참조). 골형성부전증(osteogenesis imperfecta)및 골다공증(osteoporosis)과 같은 뼈의 유전적, 대사성 질환은 심각한 변형과 장애를 가져올 수 있다. 과량의 방사선에 노출에 의해 생긴 중독성 손상은 다른 질환의 가능한 원인이 될 수 있다. 관절연골은 물리적인 외상(박리성 골연골증), 염증(골관절염, 류마토이드성 관절염) 및 감염에 의해 손상된다.

질환이나 손상의 반응(Response to Disease or Injury)

골절된 뼈는 적절한 치유환경(정렬, 뼈끝의 접근, 안정성, 영양) 내에서 회복될 수 있다.[1] 골절치유는 여러 단계를 가진다.[1] 첫째는 국소 염증반응으로 출혈과 근육 보호반응을 포함한다. 혈종이 용해되고 섬유소 응괴가 형성됨에 따라 골아세포 활동은 새로운 골세포를 생성하기위해 증가한다. 섬유연골은 골절 주위에 형성된 다양한 단계를 통해 가골이나 골세포 덩어리로 점차적으로 전환된다. 가골이 형성되면, 뼈는 안정되고 체중을 지지할 수 있다. 이러한 과정은 어린이는 약 4-6주 정도 걸리고, 성인은 8-12주 정도 소요된다.[1] 골절 후 1-2년 동안, 뼈는 주어진 환경에 반응하여 재형성된다.

뼈의 감염은 외과적 절제와 고정으로 감염이 제거되는 동안 유사한 기전에 의해 치유된다. 불완전 골생성증(osteogenesis imperfecta) 혹은 골다공증(제 7장 참조)과 같은 유전 및 대사성 골질환들은 질환의 근원적 원인, 기형의 범위, 개인의 건강상태에 따라 치유 유무가 결정된다.

관절연골은 혈액공급을 받지 못하므로 손상시 섬유연골로 전환되거나 전혀 대체되지 않는다. 관절연골이 신경공급을 받지 않기 때문에 연골하골(subchondral bone)이나 활액성 조직이 손상되지 않는 한 통증이 발생하지 않는다. 관절연골의 기능이 섬유연골의 전환으로 유지되지만 이것의 손상은 비교적 영구적이다. 관절연골의 손상은 관절염의 특징인 미세한 관절의 불안정과 활액 염증을 동반한다. 관절연골, 연골하골, 및 활막의 심각한 손상은 관절의 외과적 치환술(surgical replacement)을 요한다.

결합조직 및 상피와 내피 (Connective Tissue, Epithelium, and Endothelium)

정상적 형태학과 생리학(Normal Morphology and Physiology)

결합조직은 *교원질(collagen)*과 *탄력소(elastin)*로 구성되며, 그것은 기관, 뼈 및 근육과 같은 신체 구조물에 부착한다. 교원질의 함유가 높은 부위는 장력(tensile strength)이 강하나 유연성(flexibility)이 적은 반면, 탄력소의 함유가 높은 부위는 유연성이 증가되고 장력이 약하다. 결합조직은 다량의 혈액과 신경공급을 받지만 조직 내에 소량의 살아있는 세포를 포함한다.

*상피*는 피부, 위장관, 호흡기계처럼 신체의 내외벽에 구성되어 있다. 상피는 외부환경과의 경계면을 제공한다. *내피*는 심장, 동맥, 정맥 및 림프계를 포함한 심혈관계를 둘러싼다. 내피는 혈액과 다른 기관사이에서 영양, 대사성 노폐물, 가스, 감염된 미생물 및 독소와 같은 물질들의 교환을 조절한다. 상피와 내피는 모두 여러가지 형태의 세포특수형을 가지고 신체에 다양한 피부층의 두께를 결정한다. 이들 세포들의 복제율은 매우 높다. 따라서, 각층의 세포는 성숙되면 상부쪽으로 이동하여 바깥층의 박리로 인한 소실을 새로운 세포로 대치한다.

병리학적 과정(Pathological Processes)

물리적 손상이나 감염은 조직의 세포 손상을 야기시킨다. 대사성 질환은 또한 결합조직(관절염, 통풍, 혈관염) 내에서 비교적 보편적이고, 반흔조직, 만성 염증, 조직 파괴를 일으킨다. 상피와 내피는 외부환경의 지속적인 노출로 인해 암이나 독소에 손상받기 쉽다. 특히 손상정도가 심한 상피나 내피세포는 조직의 투과성을 변화시켜 체내로 이물질을 쉽게 투과시키거나 원활한 물질교환을 방해한다.

손상이나 질환의 반응(Response to Injury or Disease)

결합조직, 외피, 내피조직은 앞에서 간략하게 설명했듯이 전형적인 염증반응과 감염에 밀접한 관계가 있다. 결합조직은 교원질만 치유한다. 그러므로 일차적 구성요소인 탄력소를 가진 조직은 손상과 치유 후에 유연성을 잃기 때문에 기관의 기능을 제한한다. 예를 들면, 수술 후 복부의 교원질 반흔조직은 음식물이 소화관으로 통과하는 것을 제한한다. 교원질 반흔조직은 재손상없이 최상의 치유환경이 주어진다면 보통 6-8주 내에 원래의 결합조직과 같은 장력을 회복하며 정상 조직과 같은 교원질 섬유로의 재정렬은 6-12개월 걸린다. 이 기간동안 교원질은 일관성있는 조직신장선을 따라 정렬되기 때문에 장력이 회복된다면 적절한 기능을 할 수 있다.

손상된 외피와 내피는 만약 손상이 모든 세포층을 통해 확장되지 않고 유전적 기전의 영향이 없다면, 정상적인 세포로 대체될 수 있다. 이 치유과정은 손상 후 수 일내에 이루어지고 정상적인 긴장도로 회복되기까지는 수 주, 완전히 재형성되기까지는 수 개월이 걸린다. 상처의 범위에 따라 기능도 변화한다. 심한 손상으로 인한 광범위한 부위의 상처는 조직 기능의 심각한 손상을 가져올 것이다. 모든 세포층의 손상시, 조직은 비기능성 교원질 반흔 조직(화생)으로 대체되고, DNA복제기전이 작용시 암의 병변(이형성증)을 형성한다. 비유연성의 교원질을 가진 살아있는 세포로의 전환은 제한과 폐쇄를 일으키고 정상적인 세포교환을 제한하는 비투과성을 야기시킨다. 또한 암성의 병변은 폐쇄를 가져오고 정상적인 조직 기능을 방해한다.

근육과 신경 (Muscle and Nerve)

정상적 형태학과 생리학(Normal Morphology and Physiology)

근육조직은 근세포의 세가지 형태인 횡문근, 심근 및 평활근으로 구성된다(표 2-2). 근육의 주요 기능은 움직임을 일으키고 혈액을 순환시키며 장운동을 통해 음식을 이동시킨다. 신경 세포는 내외적 자극에 의한 전기적 신호를 전달한다. 이러한 신호들은 신체의 움직임, 인식 및 조자율신경계를 통제한다. 중추신경계 (뇌, 척수)내의 신경세포는 특수화된 반면 말초신경계의 신경세포 구조들은 서로 비슷하다. 모든 신경세포들은 세포체, 다른 세포로부터 신

표 2-2
근세포의 형태, 위치 및 기능

형태	기관계	기능
횡문근	근골격	공간을 통해 신체와 뼈의 이동
심근	심장	체내로 혈액의 흐름 유지
평활근	혈관 및 소화기	각각의 기관계를 통해 혈액과 음식의 이동

호를 받는 수상돌기 및 다른 세포로 신호를 보내는 축삭을 포함한다. 화학적 과정은 세포내(나트륨 이온의 교환을 통해 일차적으로)와 세포 사이(신경전달물질에 의해)에서 전기적 자극을 형성한다.

병리학적 과정(Pathological Processes)

골격근은 가장 일반적으로 물리적 손상(타박상, 좌상)이나 감염에 의해 영향을 받으며, 유전적, 대사성 질환(근이영양증, 중증근무력증)에 의해서도 영향을 받는다. 심근과 평활근은 대사성 질환(허혈)과 감염에 의해 흔히 영향을 받는다. 독소는 다양한 형태의 근육, 신경조직이나 신경근 접합부에 또한 영향을 미친다.

신경세포는 물리적 손상, 독소, 감염 및 대사성 불균형에 의해 쉽게 손상된다. 많은 병리학적 과정은 신경계에 직접적, 간접적으로 영향을 주기 때문에 신경계 손상의 징후는 종종 전신성 질환의 조기 지표로 인식된다. 또한 생화학적 기전에 영향을 미치는 질환은 전기적 자극을 증폭시켜 세포기능을 손상시키지만 세포구조는 유지하게 된다.

손상이나 질환의 반응(Response to Injury or Disease)

손상에 반응하는 근세포는 결합조직의 반응과 비슷하다. 손상된 세포와 조직은 정상적인 수축성 근육보다 교원질 섬유로 더 많이 대체된다. 손상의 정도와 범위에 따라 근육내 많은 비수축성의 반흔조직은 기능을 제대로 수행할 수 없다. 그러나, 만약 비교적 일부의 골격근 조직이 손상된다면, 잔여 근육조직의 저항훈련 (resistance training)을 통해 보상될 수 있다. 그러나 만약 내장기관의 평활근이나 심근의 많은 부분이 손상된다면, 이와 연관된 기관에 심각한 장애를 일으키거나 기능의 소실을 야기시킬 수 있다. 특히 회복 불가능한 심근의 손상은 치명적일 수 있다.

신경세포체의 손상은 영구적이며 대체되거나 재생되지 않으므로, 이는 신경세포와 연관된 영구적인 기능상실을 가져온다. 중추신경계의 신경세포(수상돌기, 축삭, 세포체) 손상시에도 또한 영구적인 손상을 가져온다. 그러나, 말초신경계에서 신경은 축삭을 싸고 있는 수초가 손상되지 않으면 다시 재생이 가능하며, 축삭은 먼저 손상 부위의 원위부에서 변성된 후 한

표 2-3
특수화된 세포 형태, 위치 및 기능

세포형태	위치	기능
점막(mucosa)	소화기	영양분을 흡수하고, 보호기능의 점액과 소화기능의 효소를 분비한다.
포상세포(acinar)	외분비 췌장	소화성 효소를 분비한다.
도세포(islet)	내분비 췌장	알파세포는 글루카곤을 분비하고, 베타세포는 인슐린을 분비한다.
간세포줄(hepatic)	간	담즙을 분비하고, 탄수화물을 저장하며 요소(urea)를 형성한다; 콜레스테롤, 지질 및 많은 약물과 독소의 신진대사
신세포(renal)	신장	체액을 조절하고, 요(소변)를 생성한다.
내분비세포 (endocrine)	내분비선	조절기능의 특정 호르몬 분비

달에 약 0.25인치로 수초 내에서 재생한다.

특수화된 세포와 조직 (Specialized Cells and Tissues)

정상 형태학과 생리학(Normal Morphologyu and Physiology)

혈액, 소화계, 간, 신장 및 내분비계의 세포들은 매우 특수화되고 특별한 역할을 한다(표 2-3). 대부분의 기능은 좀더 큰 기관계나 항상성기전에 필수적이다. 그러므로 어느 기관계라도 비정상적 기능은 결과적으로 다른 기관계에 영향을 미친다. 이들의 병리학은 이들 기관계의 기능적 상호작용을 반영하는 표 1-7에서 고찰된 전신성 징후들을 종종 보인다.

병리학적 과정(Pathological Processes)

위장, 간, 신장 세포의 질환은 감염, 대사성과 유전적 변화, 독성에 의해 야기될 수 있다. 직접적인 물리적 외상은 조직과 기관의 기능을 방해할 수 있다. 혈액세포는 감염, 대사성 변화, 혹은 독성에 의해 영향을 받을 수 있고 간접적으로 다른 조직의 외상에 의해 손상될 수 있다. 현저한 조직의 외상은 다량의 혈액손실을 가져오는 출혈을 일으킨다. 출혈은 기관들이 점진적으로 혈액매개성 영양분(bloodborne nutrients)과 산소의 손실로서 치명적인 쇼크를 일으킨다(제 3장 참조). 쇼크의 징후는 말초 혈관수축으로 인한 창백, 저혈압 및 빈맥과 같은 내부장기의 혈액 용량을 유지하기위한 항상성의 반응에 의해 나타난다. 쇼크는 또한 심부전이나 광범위한 말초성 혈관확장(자율신경계의 활동, 전신성 감염이나 과민증)의 반응에 의해서도 야기될수 있다.

내분비선은 직접적인 외상에 의해 손상받기는 드물지만 주위 기관의 손상과 질환에 의해 발생될 수 있다. 일반적으로, 유전적 요소는 비정상적 기능이나 종양의 발달을 유발한다. 환경적인 요소는 또한 잠재적으로 독성을 통해 내분비기능에 영향을 준다. 내분비선의 종양은 특정 호르몬의 분비를 줄이거나 증가시킬 수 있으며 이로 인해 대사성 항상성에 혼란을 가져온다. 더우기 호르몬이 다양한 기관에 영향을 미치기 때문에 징후와 증상은 여러 기관계에 나타날 수 있다.

손상이나 질환의 반응 (Response to Injury or Disease)

소화기, 간, 신장의 조직들은 풍부한 혈액공급을 가지고 있기 때문에 세포손상시 전형적인 염증 반응을 보인다. 이러한 염증반응은 손상된 기관의 기능에 따라 특정한 임상적 징후를 보인다(제 5, 6장 참조). 이 세포들은 재생능력이 떨어지기 때문에 만약 지속적인 세포손상과 염증이 지속된다면 손상은 영구적이 되고 세포는 섬유성 조직으로 대체된다. 반복적으로 지속되는 기관의 심한 손상으로 인해 적절하게 기능을 수행할 수 없고 주위의 정상적인 세포들의 혈류를 제한하여 세포 손상을 증가시킨다. 이러한 형태의 질환의 예로는 간경변, 만성 신부전 및 염증성 장질환이 있다.

혈액세포(Blood Cells)

혈액내 패혈증이나 독성은 신체 전체를 통해 활발한 염증반응을 일으킨다. 이러한 상태에서 생성된 고열은 항상성을 혼란시켜 다른 조직들을 파괴한다. 혈액은 또한 겸상 혈구성 빈혈과 백혈병과 같은 유전적 질환에 의해서도 영향을 받을 수 있다. 이러한 질환들은 또한 경도나 중도의 일반적 염증반응도 가진다.

요약 | SUMMARY

병태생리는 질환의 생물학적 과정을 일컫는다. 항상성이라 불리는 기전은 체내의 화학적, 체액 및 에너지 균형을 유지하기위해 변화하는 내외적 환경에 반응한다. 많은 병리학적 과정은 항상성의 균형을 깨뜨린다. 신체의 기본적 단위는 세포이며 모든 병리학적 과정은 각각의 세포에 영향을 미쳐 나타난다. 세포는 순응되거나 파괴될 수 있는 물리적, 감염적, 대사적, 유전적 혹은 환경적 요인에 의해 손상될 수 있다. 만약 다량의 세포가 손상된다면 조직, 기관, 및 기관계의 기능이 영향을 받는다. 염증과 감염은 세포 손상의 일반적 반응이다. 각 세포와 조직 형태는 다양한 형태의 손상에 따라 특정 반응을 보인다. 징후와 증상은 세포손상의 일반적이고 특별한 반응의 출현이다.

참고문헌 | REFERENCES

1. Gould BE. Introduction to Pathophysiology. *Pathophysiology for the Health-Related Professions*. Philadelphia, Pa: WB Saunders Company; 1997:3-8.
2. Majno G, ed. *Cells, Tissues, and Disease: Principles of General Pathology*. Cambride, Mass: Blackwell Science Inc; 1996.
3. Sell S, ed. *Inmmunology, Immunopathology & Immunity*, 5th ed. Stamford, Conn: Appleton & Lange; 1996.
4. Shaw M, Roy CM, Bartelmo JM, Hendler C, et al, eds. *Pathophysiology Made Incredibly Easy*. Springhouse, Pa: Spinghouse Corporation; 1998.
5. Underwood JCE, ed. *General and Systematic Pathology*. 2nd ed. New York: Churchill Livingstone; 1996.
6. Ganong WF. *Review of Medical Physiology*. 15th ed. Norwalk, Conn: Appleton & Lange; 1991.

제 3 장

심혈관계 및 혈액학계

(Cardiovascular and Hematological Systems)

목 적

PURPOSES

- 기본적인 심혈관 구조와 기능을 설명한다.
- 심혈관계의 병태생리학적 기전을 고찰한다.
- 운동시 심혈관계의 반응을 설명한다.
- 심혈관 질환과 관련된 의학적 병력을 논의한다.
- 심장 질환의 징후와 증상을 확인한다.
- 혈관 질환의 징후와 증상을 확인한다.
- 혈액 질환의 징후와 증상을 확인한다.
- 심혈관계와 관련된 이학적 검사를 시행한다.
- 심혈관계의 몇몇의 병리학적 질환들을 비교, 대조및 논의한다.

개 요 | INTRODUCTION

지난 20년 동안 미국에서의 심혈관 질환의 발병은 감소되어져 왔으나 심장질환과 뇌졸중은 여전히 사망의 주요 요인이다.[1] 대대적인 공중보건교육을 통해 많은 심혈관질환의 위험요소인 흡연, 고혈압, 고혈증 콜레스테롤 및 당뇨병은 현저히 감소되고 있다. 그러나 운동을 통해 심혈관 사고들을 예방함에도 불구하고 질환의 발병은 경기장에서 선수들에게 급작스런 사망을 일으키는 원인이 된다.[2-4] 경기 전 이학적검사의 주요 목적은 심장질환의 급작스런 발병위험을 가진 선수들을 찾아 예방하는 것에 있다.[4,5]

미국스포츠의학협회(The American College of Sports Medicine)와 미국심장협회 (The American Heart Association)는 규칙적으로 운동하는 모든 선수에게 심혈관 질환의 잠재적 징후를 발견하기 위한 정기적 검진을 받도록 권하고 있다.[6] 이것은 관상동맥질환이 운동관련 사망의 주요 원인으로, 활동량이 많은 35세 이상의 성인들에게 특히 중요하다.[2,3,5-8] 그러므로 운동선수 지도자들은 심혈관계 질환의 징후와 증상을 찾을 수 있어야 하고 응급상황에 대처할 수 있어야 한다.

생리학과 병인론의 고찰 | REVIEW OF PHYSIOLOGY AND PATHOGENESIS

심혈관계는 동맥, 정맥 및 림프관을 포함한 심장과 혈관으로 구성되어져 있다. 혈액계의 주요 구성요소인 혈액은 기능적으로 심혈관계에 관련되어 있으며 이 장에서 설명될 것이다. 심근으로 이루어진 심장(그림 3-1)은 각각 두개의 심방과 심실을 가지며 전신의 각 기관으로 혈액을 내보낸다. 중격(Muscular septa)은 심방과 심실사이를 분리시켜 심장을 우측과 좌측으로 나눈다. 심내막이라 불리는 결합조직의 낭은 심장 전체를 감싸며 심외막은 흉곽의 심내막에 부착한다. 심근에 영향을 주는 잠재적 질환은 심부전, 심근병증, 선천적 결손, 외상 및 허혈을 포함한다. 심내막과 심외막은 부종과 감염에 노출되기 쉽다.

동맥, 정맥 및 림프관(그림 3-2)은 다양한 체액을 운반하며 이 모든 구조는 내피의 내막, 탄력섬유와 평활근의 중막, 결합조직의 외막의 세개의 층으로 구성되어져 있다. 이 층들의 두께와 탄력섬유 및 평활근의 구성은 혈관의 형태와 위치에 따라 다르다.

심장으로부터 산소를 함유한 혈액을 운반하는 동맥은 근육이나 탄력섬유로 구성되어 있다. 근육의 비율이 많은 특정기관으로의 혈액흐름을 조절한다. 그러나 체간의 주요 동맥들은 탄력섬유로 구성되어 있어 심장 수축시 혈압의 갑작스런 변화에 순응한다. 이러한 탄력성은 심장이완 동안에도 혈류를 돕는다.

정맥은 근육의 비율이 적어 심장으로 혈액의 운반을 돕기 위해 골격근의 수축이 필수적이

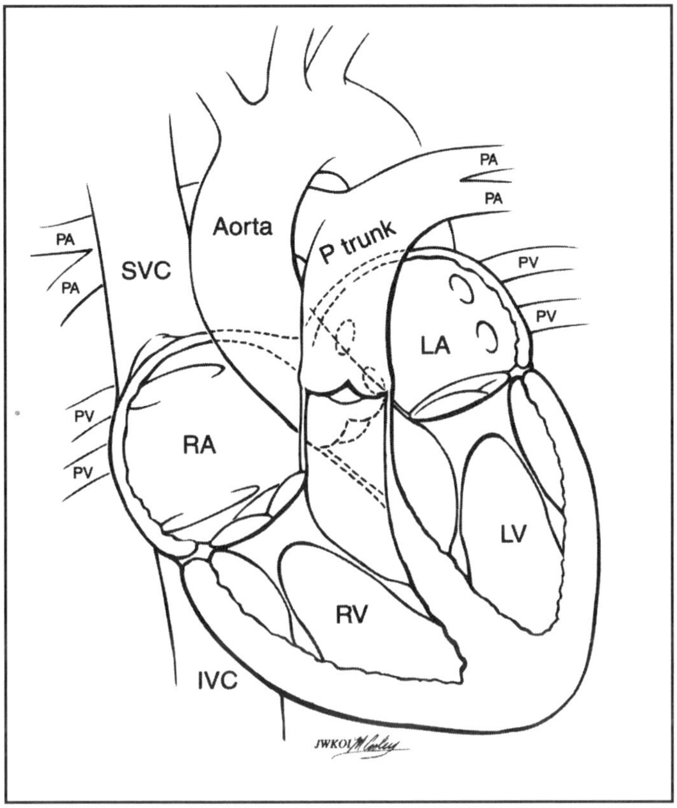

그림 3-1. 심장의 구조(structure of the heart)

약어표 Key:
LA=좌심방 left atrium;
RA=우심방 right atrium;
LV= 좌심실 left ventricle;
RV=우심실 right ventricle;
SVE=상대정맥 superior vena cava;
IVC= 하대정맥 inferior vena cava;
P trunk=폐동맥간 pulmonary trunk

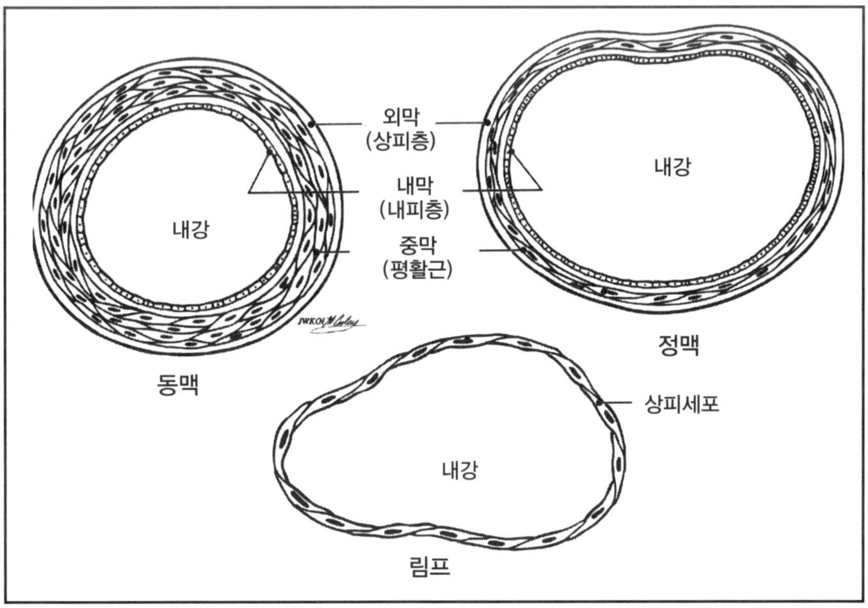

그림 3-2. 전형적인 동맥, 정맥 및 림프관의 횡단면
(Cross-section of a typical artery, vein, and lymphatic vessel)

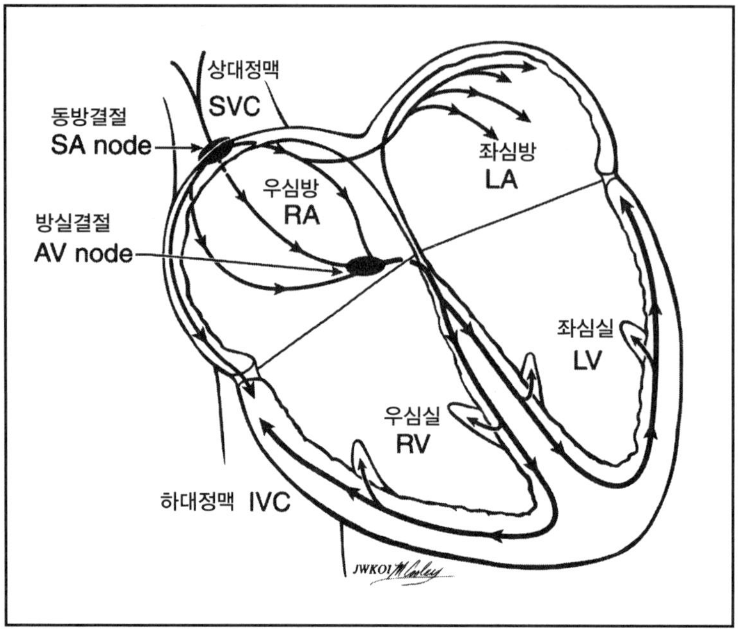

그림 3-3. 심장전도계 (Cardiac conduction system)

다. 흉곽에서의 낮은 혈압은 심장으로의 혈액운반을 돕는다. 게다가 정맥의 판막은 혈액의 역류를 방지한다.

림프계는 체액의 배출 및 여과, 지방의 흡수 및 운반 그리고 면역반응에 관여한다. 림프절은 림프관 내의 작은 결절이다. 모든 림프는 혈류가 상대정맥의 근위부로 유입되기 전에 적어도 한 개의 림프절을 통해 이동한다. 림프의 흐름은 정맥의 흐름과 같은 기전에 의해 발생한다.

심근은 모든 살아있는 조직처럼 산소와 다른 영양소를 필요로 한다. 관상동맥과 그 가지들은 심장전체에 혈액을 공급한다. 좌관상동맥은 우관상동맥보다 더 크므로 심장의 더 많은 부위에 혈액을 공급한다. 관상동맥의 선천성 기형은 격렬한 운동시 위험하다. 대부분의 혈관계에 영향을 주는 질환은 폐쇄성 질환, 말초성 혈관질환, 비정상 혈관운동 반응, 선천성 기형 및 동맥류를 포함한다.

심박동은 근육수축의 파장을 일으키는 전기적 흥분에 의해 시작된다. 첫째, 동방결절(sinoatrial node)은 탈분극하고 심방을 수축시키는 경로를 통해 전기적 흥분을 퍼뜨린다. 탈분극이 방실결절(atrioventricular node)에 도달할 때, 그림 3-3에서 보여지듯이 심실벽을 통해 전달된다. 심실의 수축은 혈액을 대동맥과 폐동맥으로 내보낸다. 심장 흥분 전도계에 영향을 주는 질환은 수축의 리듬, 패턴, 효율성을 변화시킨다. 심전도는 심장의 전기적 활동을 조사하여 질환을 찾아낸다.

심장의 기계적 작용은 혈액을 신체의 모든 세포에 공급하는 것이다. 이완기는 심방과 심실이 모두 이완되는 기간이며 반대로 수축기는 양쪽 모두 수축되는 기간을 말한다. 이완기 동

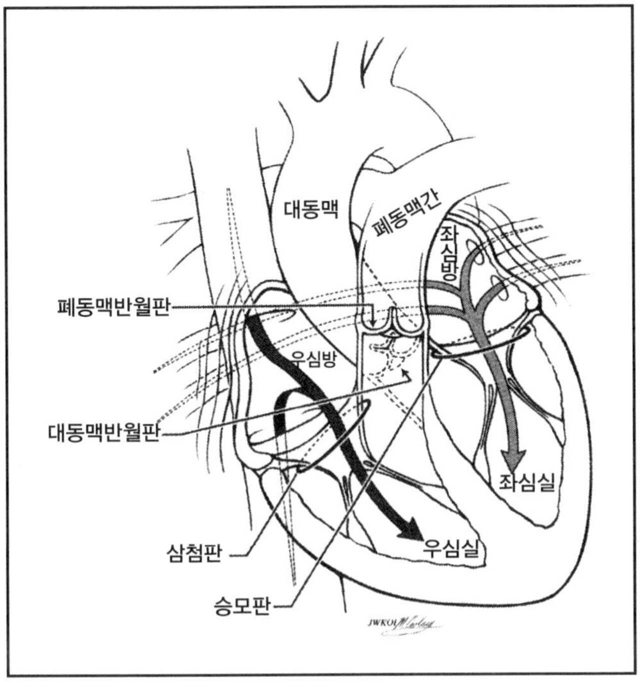

그림 3-4a. 심장 판막의 구조
(Schematic of heart valves)

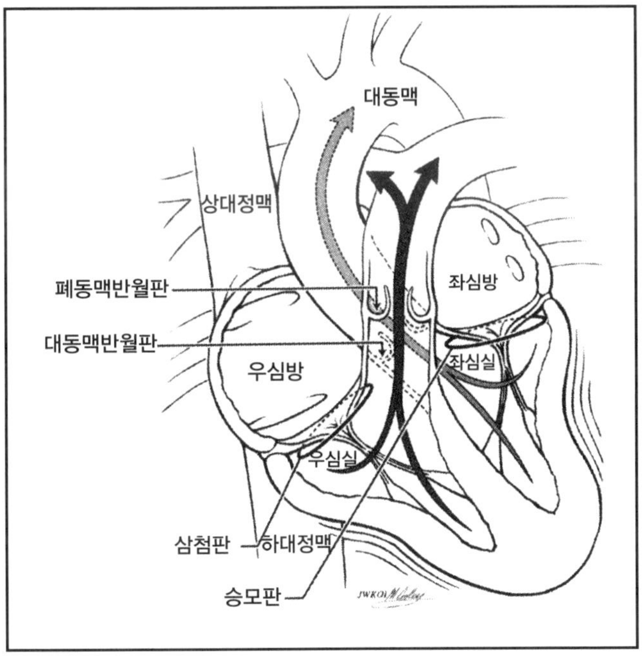

그림 3-4b. 심장 판막의 구조
(Schematic of heart valves)

안 혈액은 심방에서 심실로 내보내어지고 심실의 70%가 이 시기에 혈액으로 채워진다.

심방 수축은 심실수축보다 먼저 일어나고 심방수축은 동방결절의 탈분극 후에 시작된다. 승모판과 삼첨판은 심방압이 심실로 혈액을 밀어낼 때 열린다(그림 3-4a). 심실이 수축하면 승모판과 삼첨판이 닫히고 대동맥반월판과 폐동맥반월판은 열려 신체 전체로 혈액을 내보낸

표 3-1
혈액세포와 기능

세포 형태	기능
적혈구	산소운반
백혈구	식작용, 면역계 반응
혈소판	혈액응고

다(그림 3-4b). 심실이 이완함에 따라 대동맥반월판과 폐동맥반월판은 닫히고 다음 심장 수축을 준비한다. 한번 심실이 수축하는 동안 혈액이 대동맥으로 유출되는 양을 일회 박출량이라 한다. 심박출량은 일회 박출량과 심박수에 의해 산출되며 일분동안 심실에 의해 박출되는 혈액의 양을 말한다.

혈액은 전신을 순환한다. 표 3-1은 기초적인 혈액세포와 그들의 기능에 대해 나열한다. 대부분의 혈액세포는 장골과 편평골의 적골수에서 형성된다. 많은 질환과 병리학적 상태는 혈액세포에 영향을 준다. 혈압은 두부, 내장기관 및 근육의 혈액흐름을 유지한다. 저혈압은 대뇌의 산소 부족을 초래하는 반면, 고혈압은 신체 대부분의 모세혈관을 손상시킨다. 표 3-2는 혈압에 영향을 미치는 몇몇 기본적인 요소 및 기전을 요약한 것이다.

운동에 대한 반응 및 순응 (Responses and Adaptations to Exercise)

운동시 근육은 휴식시보다 훨씬 더 많은 산소를 요구한다. 그러므로, 운동시 심박수와 호흡률은 심장에 부하를 증가시킨다. 규칙적인 유산소 운동은 좌심실의 크기와 용적을 증가시킨다. 이러한 순응은 심장 부하, 정맥환류 및 신체로의 산소운반의 증가를 돕는다.[9] 저항운동은 또한 혈류의 저항증가에 순응하기 위해 좌심실의 부피를 증가시킨다. 그러나, 산소수요는 저항운동시 증가하지 않으므로 좌심실의 용적은 크게 변화하지 않는다.[9]

경기참가전 선별법 (Preparticipation Screening)

적절한 경기참가전 선별법은 심장 발작의 위험을 가진 선수들을 구별하고, 간단한 질문형식으로 행해진다.[6] 고등학교나 대학연령의 선수들은 경기전에 의학력, 심장 및 폐의 청진 그리고 휴식기 혈압을 포함하여 적어도 2년에 한 번씩 점검해야 한다.[6] 병력은 운동시 흉통, 실신, 몽롱한 상태(light-headedness), 어지러움 및 심장 질환과 관련된 가족력에 대한 질문들을 청취해야 한다.[5] 이러한 질문들에 대한 양성 반응에서 특히 이 반응이 운동을 방해한다

표 3-2
혈압에 영향을 미치는 기본 요소

요소	혈압의 영향	기전
감소된 혈액용적	감소	압력을 유지하기 위해 혈관계내 불충분한 체액으로 야기된다.
광범위한 혈관확장	감소	전체 용적은 체액 부피를 초과한다.
증가된 세포외액	증가	모세혈관의 증가된 압력차에 대한 영양분을 확산하기 위해 혈압의 증가가 요구된다.
신부전	증가	신장의 모세혈관내 증가된 압력차에 대한 체액을 확산하기 위해 혈압의 증가가 요구된다.

면 심장질환의 50%이상의 위험률을 가진다.[3,7]

심장질환을 가진 선수들의 선수성 적격을 위한 의학적인 정보를 제공하는 제26회 Bethesda 회의에서의 전체 보고서가 미국심장학협회(American College of Cardiology, Heart House, 9111 Old Georgetown Rd, Bethesda, MD 20814-1699)를 통해 이용가능하다. 이 보고서의 요약은 스포츠와 운동에 관한 의약과 과학이라는 특정 발행물로 1994년에 출판되었다.[8,10-14]

징후와 증상 | SIGNS AND SYMPTOMS

흉통 (Chest Pain)

흉통은 심장 질환의 주요 증상이다. 이 통증은 좌측 흉부에 발생하며 좌측 목이나 어깨 및 팔에 방사통을 초래한다. 이것은 신체적 활동시 악화된다. 발한이나 창백과 같은 자율신경계 반응도 나타날 수도 있다.

호흡곤란 (Dyspnea)

호흡곤란은 신체 내 이용 가능한 산소가 감소하기 때문에 심박출량을 감소시킨다. 호흡곤란은 일반적으로 휴식시 완화되고 활동시 악화된다. 심장과 관련된 호흡곤란은 자세에 의해 영향받지 않는 반면 폐질환과 관련된 호흡곤란은 앉은 자세시 완화된다.

피로 (Fatigue)

심박출량이 감소함에 따라 신체의 세포들은 대사작용을 감소시키면서 천천히 순응한다. 이러한 현상은 신체활동을 수행하기 위한 능력의 감소를 의미하며 피로라고 일컫는다.

심계항진 (Palpitations)

*심계항진*은 심장이 빠르게 혹은 불규칙하게 뛰는 것으로 심장의 전기적 활동의 방해로 초래된다. 협심증, 호흡곤란, 피로, 가벼운 상기를 동반하는 심계항진은 심장질환을 의미한다.

실신 (Syncope)

실신 혹은 기절은 대뇌 혈액공급의 급격한 감소로 인한 의식의 완전상실과 자세 긴장의 소실을 말한다. 실신의 세가지 주요 원인중 첫째는 기립성 실신(orthostatic syncope)이라 알려진 갑작스런 말초성 혈관확장이다. 사지의 갑작스런 혈액흐름은 대뇌로의 혈액공급을 감소시켜 의식불명을 일으킨다. 두 번째 원인은 대뇌에의 원활한 혈액흐름을 방해하는 두개내 출혈로 인한 두개내압의 상승이다. 세 번째 원인은 심박출량의 급격한 감소이다. 갑작스런 실신은 심각한 부정맥이나 심장질환을 나타내고 응급의학처치를 요구한다.

발작, 대사성 장애, 중독 및 신경학적 장애와 같은 질환들은 의식의 변화를 일으킨다. 그러나, 이러한 증후군은 의식상실이나 자세긴장의 소실이 지속적으로 나타나지 않는다.

파행 (Claudication)

손상된 보행상태를 의미하는 파행은 하지동맥의 혈류가 막혔을때 발생한다. 결과적으로 근육으로의 산소공급은 충분하게 도달하지 못한다. 파행은 경련, 동통 및 사지의 이상 피로를 가져온다.

피부와 손톱의 온도, 색깔 및 외형
(Skin and Nail Temperature, Color and Appearance)

혈관운동 장애는 피부의 온도 및 색깔변화 (밝은 적색, 청색, 자색)를 일으킨다. 쇼크상태나 심각한 심장질환을 앓고 있는 환자는 창백하고 냉습한 피부를 나타내며, 다양한 만성 심혈관장애는 피부의 궤양이나 병변 및 곤봉지(그림 3-5)와 같은 증상을 보인다.

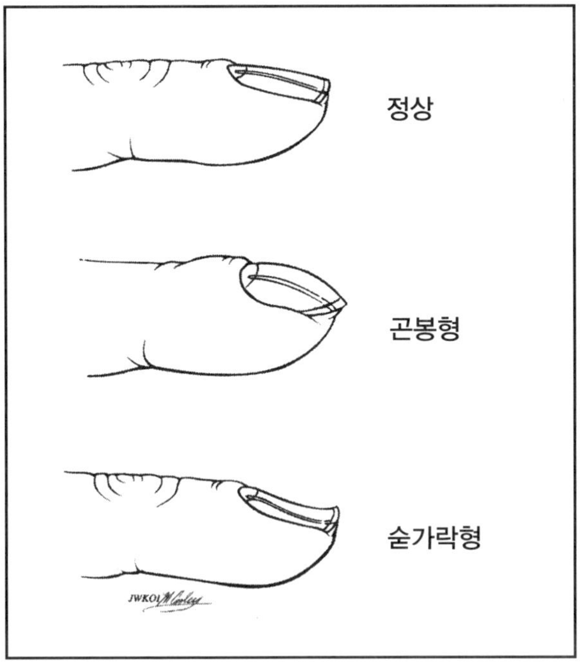

그림 3-5. 손톱의 곤봉형과 숟가락형
(Clubbing and spooning of the fingernails)

감각이상 (Paresthesia)

감각이상은 신경학적 병변과 연관되어 있지만 사지의 혈액흐름의 폐쇄로 인해 초래될 수 있다.

부종 (Edema)

세포사이 공간사이에 체액이 고여있는 상태인 부종은 만성 심장질환이나 정맥 및 림프관의 폐쇄시 발생한다. 이러한 경우 혈액내 과도한 체액은 혈관에서 주위 조직으로 이동한다. 심부전은 전신성 부종을 일으키나 혈관성 질환은 폐쇄부위의 원위에서 부종을 일으킨다.

통증양상 | PAIN PATTERNS

심장 통증 (Cardiac)

심장은 척수영역 C3-T4인 목과 인후부터 좌측 팔의 내측면까지에 걸쳐 통증을 나타낸다.

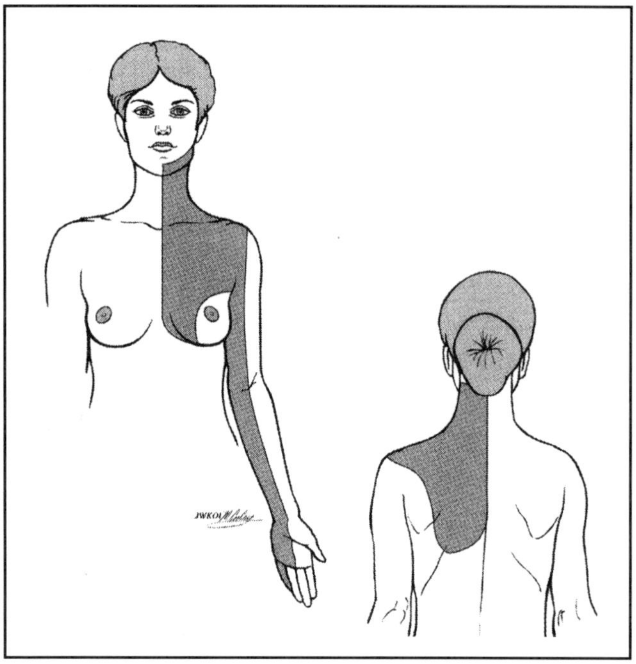

그림 3-6. 심장의 통증양상 (Cardiac pain pattern)

대부분 분쇄통(crushing)이나 압박감이 흉부에서 시작되어 좌측 팔로 방사한다(그림 3-6).

혈관 통증 (Vascular)

날카롭고 격심한 통증으로 묘사되는 혈관 통증은 손상된 혈관 부위에 발생한다. 이차적 증상은 손상된 혈관 공급을 받는 조직이 영향을 받을 때 나타난다. 이러한 증상들은 손상된 조직이나 기관계에 따라 다르게 나타난다. 근육경련, 약화 및 근피로, 감각이상에 관여하는 신경 및 내부장기는 각각 그들의 기능을 멈추거나 변화시킨다.

의학적 병력과 이학적 검사 I

MEDICAL HISTORY AND PHYSICAL EXAMINATION

가족력 및 개인병력 (Family and Personal History)

40세 이하의 갑작스런 심장사의 가족력은 심장이상의 잠재성을 나타낸다.[5] 신체적 비활

표 3-3
마르팡 증후군의 징후

- 크고 마른 체형
- 팔이 신장보다 더 긴 상태
- 불균형적으로 긴 하지
- 흉추 후만증
- 흉골의 기형(돌출흉, 함몰흉)
- 관절의 과다 이완
- 시각장애

동, 흡연, 고혈압, 고혈중 지질(high blood lipids), 비만, 당뇨, 마르팡 증후군 혹은 결합조직 장애의 개인병력은 발달하는 심혈관 질환의 발병을 증가시킨다.[1,3,6] 운동 선수들의 급작스런 사망 원인 연구 결과를 통해 대부분의 운동 선수는 가족력을 가졌고 사망전 약 20%는 운동시 협심증, 호흡곤란, 실신, 이상 피로, 심계항진, 알려진 심잡음 혹은 혈압증가와 같은 증상을 호소했다.[2-5,7,15]

증상 (Symptoms)

심장 통증은 지속적인 급성통증 혹은 주기적으로 나타나는 아급성통증으로 나눈다. 심장의 통증은 흉부에서 시작되는 압박감으로 묘사되고 운동시 나타나는 흉통은 또한 심장질환을 나타낸다.[16,17] 심외막 질환과 연관된 통증은 앙와위 자세에서 악화되고 앉은 자세에서 경감된다.[16]

팔, 인후, 턱 혹은 요부에 2분-10분 정도 계속적으로 방사하는 흉통은 허혈성 심장 질환의 특징이다.[18] 휴식시 갑작스런 협심증을 나타낸 환자의 30%는 석달 내에 심근경색을 초래한다. 특히 운동시, 흉통과 함께 원인불명의 실신, 심계항진 및 호흡곤란을 호소하는 사람은 심혈관 질환이 의심되므로 의학적 검사를 위한 의뢰가 필요하다.[5,18]

혈관 질환의 증상들은 경련, 중압감, 약화, 부종, 피로, 한기나 청색증을 띤 사지를 포함한다. 이러한 증상들은 운동시 악화되고 휴식시 완화된다.[19-23]

시진 (Inspection)

특정한 신체적 특징은 심혈관계의 질환과 관련된다. 예를 들면, 80-90% 의 마르팡 증후군은 대동맥의 기형으로 인한 파열과 사망을 초래한다(표 3-3).[9,11,24,25] 게다가 대동맥판과 승모판은 청진시 '짤까닥 하는 소리(clicks)' 를 일으킨다.[24,25] 마르팡 증후군을 나타내는 두 개 이상의 신체적 징후는 의학적 심장 선별검사를 위해 의뢰해야 한다.[25]

정상적인 흉추 만곡의 결손이나 기형 혹은 변형된 흉골은 또한 선천적 심장 기형을 의미하며 소아에게 나타나는 흉벽의 특정 기형은 의사에 의해 검사되어져야 한다.

청진 (Auscultation)

청진은 청진기를 사용하여 내장기관의 음을 듣는 것이다. 임상검사법 2[2-4,15,16,26,27]에서 설명된 심장 청진시에는 심장 판막의 주기적인 정상심음 ('lub-dub')이 아닌 다른 잡음을 청취할 수 있다. 제 1심음은 심실 수축기의 시작으로 승모판과 삼첨판의 닫는 소리를 의미한다. 제 2심음은 심실 수축기 끝에서 대동맥반월판과 폐동맥반월판이 닫히는 소리이다. 비정상적인 심음은 판막의 기형과 잡음에 의해 야기되는 특정한 심음, 둔탁한 심음, 마찰음이나 치찰음을 포함한다.

복부동맥, 상완동맥, 대퇴동맥과 같은 주요 혈관들은 청진될 수 있다. 정상적으로 심장박동음은 혈류의 주기적인 거친음과 동반되어 희미하게 찾을 수 있다. 잡음, 브뤼라고 불리는 비정상적인 혈류음은 시끄러운 짤까닥 하는 소리, 두근거림이나 지속적인 거친(rushing)음을 포함한다. 병리학적으로 좁혀졌거나 변형된 동맥에서의 증가된 거친소리는 잡음을 생산한다.

심박수 (Heart Rate)

심박수의 수는 매 분마다 맥박 촉지부위에서 심장의 첨부위이나 경동맥에서 촉지될 수 있다. 심박수, 특성, 속도, 리듬 등의 평가시에는 반드시 기록해야 한다.

정상 심박수의 범위는 70-100bpm이다. 서맥이라 불리는 느린 휴식시 심박수와 빈맥이라 일컫는 빠른 휴식시 심박수가 있다. 정상적인 심장 리듬은 반드시 규칙적이고 강해야 한다. 약하거나 불규칙한 맥박은 잠재적인 심장 응급상황의 지표이다. 운동선수들 사이에서 나타나는 휴식시 서맥(60bpm이하)은 일반적으로 문제는 되지 않는다.[2,3] 이같이 운동을 하는 동안 빨라진 심박수는 정상이나 운동을 멈춘 후에는 수 분내에 정상범위로 되돌아와야 한다. 휴식시 매분 100회 이상의 과도한 심박수는 비정상으로 간주되어야 하고 전문의의 의뢰가 요구된다.[18]

호흡률 (Respiration Rate)

호흡률은 정상적으로 분당 10내지 15회이고 심박수나 혈압측정시 쉽게 평가될 수 있다. 휴식시 호흡률은 깊이가 규칙적이고 적당하여 적은 노력이 요구된다. 강제호흡, 명백한 호흡곤

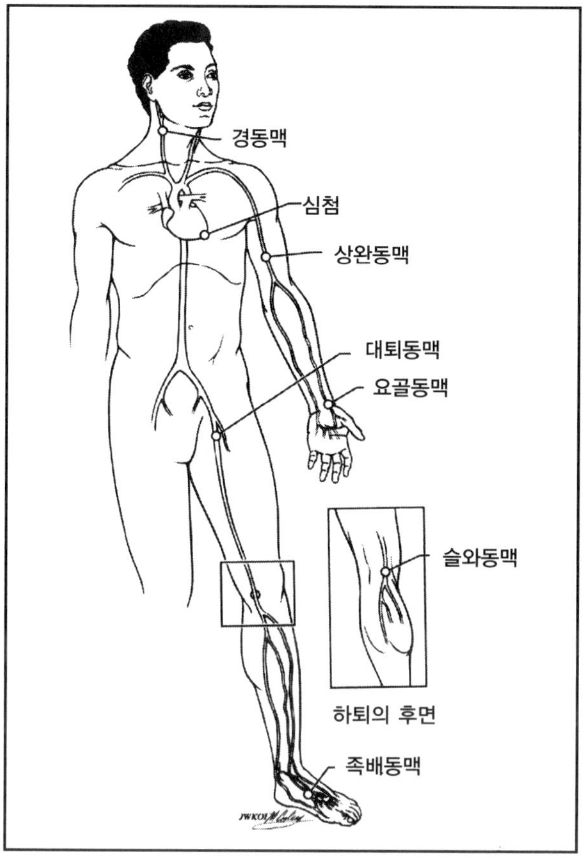

그림 3-7. 맥박 촉지 부위(Location of pulse sites)

란, 빠르고 얕은 호흡은 비정상을 의미한다. 제 4장은 호흡의 평가와 폐의 기능을 설명한다.

혈압 (Blood Pressure)

혈압은 수축기와 이완기 동안 동맥내압을 측정하는 것이다. 혈압은 임상 검사법 3에서 설명된 것처럼 보통 혈압계를 가지고 상완동맥에서 측정한다(257쪽).[3,4,15,18]

정상적인 수축기 동맥압(최고혈압)의 범위는 100-140mmHg이고 이완기 동맥압(최저혈압)은 70-90mmHg에 이른다. 혈압은 지속적으로 140/90과 같은 수치를 보이거나 이보다 높은 것은 고혈압을 가리키며 면밀한 의학적 평가가 필요하다.[18] 눕고 앉고 서있는 자세 변형 시의 휴식기 혈압의 큰 차이는 신경학적이나 심혈관계의 질환을 나타낸다.

촉진 (Palpation)

맥박은 피부와 근접한 주요 동맥에서 촉진될 수 있다(그림 3-7). 맥박은 혈관 폐쇄 증후군시 감소되거나 결손된다. 동맥류는 손상당한 동맥에 다수량의 박동성 덩어리처럼 촉진될지도 모른다. 정상 동맥 맥박보다 더 광범위하게 촉진가능한 복부 맥박은 대동맥류를 나타내기도 한다. 촉진이 가능하고, 부풀어 오르고, 부드럽거나 혹은 딱딱한 림프관이나 림프절은 비정상을 의미하며 이들은 감염, 외상 혹은 교합(폐색)을 가리킨다.

병리학과 병인론 | PATHOLOGY AND PATHOGENESIS

급사 [Sudden(Cardiac) Death]

운동과 관련된 사고로 인한 사망은 고등학교나 대학연령의 남학생의 경우 50,000-200,000분의 1, 여학생의 경우 200,000-769,000분의 1이다.[4,7,9,15,28] 비외상성 급심장사는 운동시 증상이 한 시간 이내에 나타낸다. 선천성 관상동맥류, 비후성 심근병증, 심장 전달장애 혹은 후천성 심근염은 운동선수들에 있어서 급사의 가장 흔한 원인이다.[1-3,5-9,15,28] 다른 위험요인으로는 운동의 육체적 스트레스, 전해질 불균형(탈수 결과), 고체온(고온과 습도의 조건에서 한 운동의 결과) 및 격한 활동의 갑작스런 중지(쇼크와 비슷한 혈관확장 및 혈압의 감소 야기) 등이 있다.[3,5,9,15]

다른 급심장사의 원인에는 대동맥 파열(마르팡 증후군과 관련), 대동맥 협착증, 선천적 뇌혈관 장애, 폐질환, 말초성 색전증, 약물남용이 있다.[2-4,7,9,15] 가슴의 무딘 외상은 특히 만약 일차적인 구조성 이상이 존재한다면 심각한 심실부정맥(ventricular arrhythmia, commotio cordis)이 야기되며 완치는 불가능한다.

심근및 관상동맥의 장애 (Disorders of the Myocardium and Coronary Arteries)

심부전(Heart Failure)

심부전은 불충분한 심장 펌프 기전으로 심박출량이 감소할 때 야기된다. 심부전의 여러 형태는 영향받은 심장쪽(오른쪽 혹은 왼쪽)과 급성 및 만성부전 등에 의해 확인될 수 있다. 급성 심부전은 생명을 위협하는 반면 만성 심부전을 앓고 있는 환자는 점차적이나 진행적인 전신성 부전을 보인다. 표 3-4는 이러한 상태의 각 영향을 나열한 것이다. 폐심성(Cor pulmonale)은 폐질환의 결과로서 우측 심부전에 사용되는 용어이며[29] 이 질환의 징후 및 증상은 폐질환의 징후와 동반되는 만성 우측 심부전과 유사하다(제 4장 참조).

표 3-4
심부전의 형태, 결과 및 징후

위치	결과	징후
급성 좌측	흔히 심근경색과 관련, 신체로 보내지는 혈액운반의 문제, 폐부종	호흡곤란, 폐부종, 분홍빛의 거품같은 가래, 청색증, 저혈압
만성 좌측	신체로 보내지는 혈액운반의 문제, 폐부종	운동시나 수면시 호흡곤란과 이상 피로, 빈맥, 차가운 피부, 청색증, 폐부종
급성 우측	폐동맥색전증 동반, 폐로 보내지는 혈액운반의 문제, 전신성 부종	차가운 피부, 저혈압, 청색증
만성 우측	폐로 보내지는 혈액운반의 문제, 전신성 부종	호흡곤란, 피로, 복부 불편함, 식욕감소, 말초성 부종

심근허혈(Myocardial Ischemia)

심근에 혈액이 불충분하게 공급되는 상태로, 그결과 흔히 심근의 산소수요량과 관상동맥 산소공급 사이의 불균형으로 인한 협심증(angina)이 나타난다.

예를 들면, 관상동맥의 이상형성은 운동시 협심증, 호흡곤란 및 실신을 일으킨다.[2,3,5,9,15]

동맥경화증을 포함하는 관상동맥 질환은 35세 이상의 신체 활동이 활발한 성인에서 주요 심장과 관련된 사망을 일으킨다.[4,9] 만약 관상동맥질환으로 관상동맥이 폐색된다면, 허혈성과 괴사성으로 구분되는 심근경색을 일으킨다. 대부분의 심근경색은 노동이나 운동과 같은 심한 활동시에 발병한다.[7]

심근에 영향을 미치는 허혈성 장애는 보통 협심증, 이상피로, 어지러움, 실신과 같은 전형적인 심장 징후와 증상들을 나타낸다.[2-4,9] 급성의 심장 응급상황시에서 활력징후는 급격히 변화한다. 이러한 징후들을 가진 사람은 징후가 야기된 현장으로부터 즉시 벗어나 응급처치를 해야 한다.

비후성 심근병증 (Hypertrophic Cardiomyopathy)

비후성 심근병증이나 혹은 심장비대는 세가지 형태로 전신성 심근비후(양 심실), 좌측 심실 비후 및 우측 심실 비후가 있다. 선수들의 전신성 심근 비후는 만성 유산소 운동에 가장

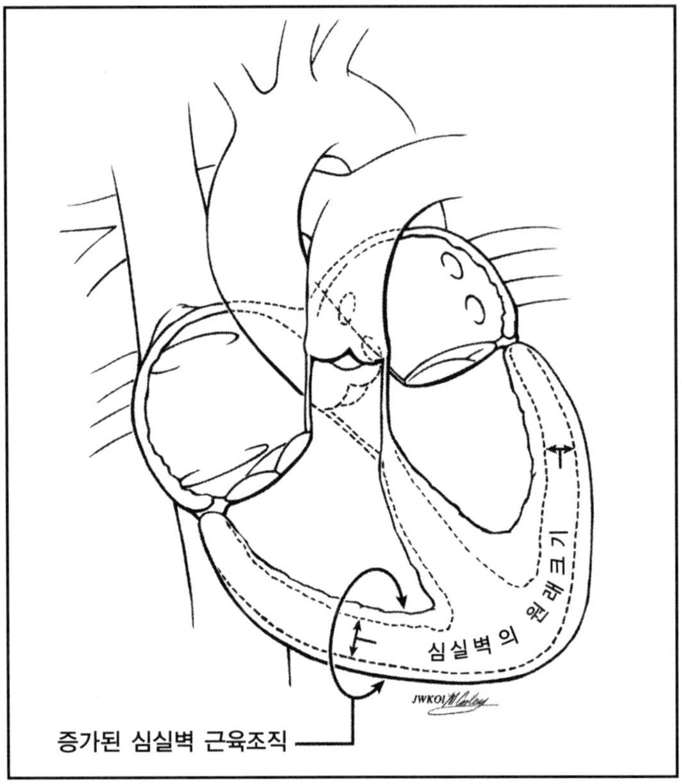

그림 3-8. 심근 비후
(Cardiac hypertrophy)

흔한 정상적 순응이다.[28] 그러나 병리학적 질병에 있어서, 비정상적인 심근 섬유는 심실폐쇄와 부정맥을 야기시키는 비대칭적 비후를 형성한다. 조사된 500명의 젊은 성인 중 한 명꼴로 잠재성 비후성 심근병증의 징후를 나타낸다.[2-5,7,15]

결과적으로 비후성 심근병증은 선천성 심부전, 허혈성 심근손상 혹은 치명적인 부정맥을 일으킨다.[1] 이러한 질환들을 가진 많은 사람들은 50세 이하로 급사의 가족력을 갖거나 실신, 협심증이나 호흡곤란의 설명되지 않는 개인병력을 가진다.[3,5,28] 발살바법(임상 검사법 2참조) 검사시 증가된 잡음은 가끔 심첨의 내측으로, 좌측 흉골연의 하부에서 청진된다.[9,28,30] 정확한 진단은 초음파 심장조영술로 검사되어진다.[2,4,28]

비후성 심근병증은 몇몇 경우에 있어서 약물, 활동제한 및 수술을 통해 치료된다.[31] 부정맥의 위험은 증가된 심장요구와 증가한다. 그러므로 26th Bethesda 회의에서는 병리학적 심근 비후를 가진 선수는 격렬한 스포츠에서 제외된다고 조언한다. 그러나 많은 선수들은 주의를 무시하고 치명적인 심장사고의 위험을 택한다.[13,15]

판막 장애 (Valve Disorders)

심장의 판막은 선천적 기형이나 후천성 질환에 의해 영향받을 수 있다. 예를 들면, 판막을

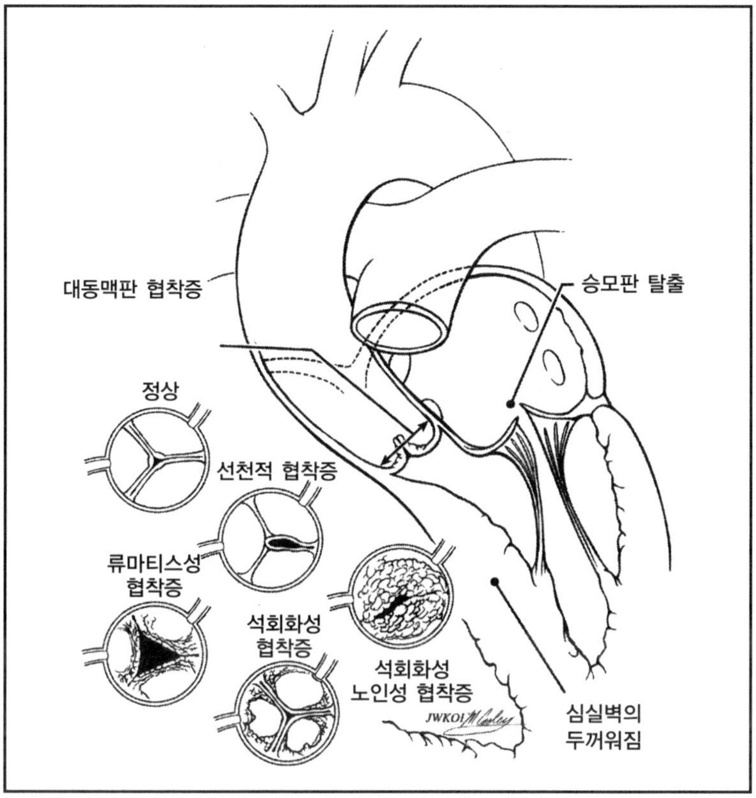

그림 3-9. 흔한 판막 장애 (Common valvular disorders)

통해 혈류를 제한하는 협착증이나 판막을 통해 혈류를 허락하는 구조성 기형(예, 탈출)등이다. 판막 장애는 청진시 변형된 판막을 통해 생성되는 몹시 거친 혈류음을 야기시킨다. 심장판막장애는 종종 다른 심장이나 전신성 질환을 일으키기도 한다.

일반적으로 정상적인 심박수와 리듬, 심장크기 및 심장기능을 가지는 판막장애를 가진 선수들은 경기참가로부터 제외되지 않는다. 전기적, 구조적 변화 혹은 심장 기능에 영향을 주는 심각한 판막 기형의 경우에는 장애의 심각성에 근거되어 판단되어진다.[10]

가장 일반적인 판막장애인 승모판 탈출은 심실 수축기시 대동맥내로 부풀어오른 변형된 승모판 소엽에 의해 생기며 이는 혈액을 역류시킨다(그림 3-9). 실신, 급사의 가족력, 부정맥, 실지로 나타난 역류나 과거에 나타난 심장과 관련된 사고없이 승모판탈출을 가진 환자는 운동에 제한이 없다.[13]

심장전도 장애 (Cardiac Conduction Disorders)

양성의 심방 부정맥은 서맥을 유발하는 운동의 결과로, 소수의 개인에서 발생한다.[3] 그러나 병리학적 부정맥은 심실세동과 급성심부전을 일으키는 비정상 혹은 폐쇄된 전달로에 의해 나타난다.[5,32] 심각한 부정맥은 초음파 심장조영술에 의해 진단된다.

심각한 부정맥을 가진 대부분의 환자들은 운동시 심계항진이나 실신이 나타날 수 있으며 운동시 실신은 심부정맥의 주요 지표이다.[5,32] 따라서 심실부정맥의 징후를 가진 선수들은 적어도 6개월 동안에는 경기로부터 제외되고,[14] 복귀 전에는 초음파심장조영술로 확인되어야 한다.[32] 운동의 제한은 확립된 지침서를 참조하며 부정맥의 형태와 심각성에 의존한다.[14]

부정맥야기성의 우심실 이형성증 (Arrhythmogenic Right Ventricular Dysplasia ; ARVD)

부정맥야기성의 우심실 이형성증에는 지방의 침투와 우심실의 섬유증이 있다.[5,9] 이 질환은 유전적인 요소를 가지고 심실 빈맥이나 생명을 위협하는 심실부정맥을 야기시킨다.[5,9] 이 질환 환자들은 운동시 심장징후와 증상의 병력을 가지므로, 경기참가 전에 검사를 시행할 수 있다.[9]

고혈압 (Hypertension; HTN)

고혈압은 세번 연속 측정시, 휴식시 혈압이 140/90이상일 경우를 말한다.[12,33] 경도의 고혈압은 최저혈압이 90-104mmHg(혹은 최고혈압이 140-159mmHg), 중도의 고혈압은 최저혈압이 105-114mmHg사이(혹은 최고혈압이 160-179mmHg)에 있고, 중증의 고혈압은 최저혈압이 115mmHg이상(최고혈압 180mmHg이상)을 말한다.[26,29,33] 일차적인 동맥성 고혈압의 원인은 알려지지 않으나 유전적 및 환경요인(예, 도시생활, 다이어트, 비만, 만성스트레스, 흡연)으로 야기된다. 다른 질환으로 인한 이차적인 고혈압은 신장, 호르몬, 대사성 장애에 의해 초래된다.[29]

고혈압 환자들은 자각 증상없이 후두부의 두통과 비출혈을 호소한다. 두통은 경미한 정도로 최저혈압이 120mmHg초과시에 야기되고, 걸을 때 나타나며 약간의 활동 시에는 사라진다.[34] 운동시 극도의 혈압반응(최고혈압 240mmHg나 그이상)은 심혈관 질환의 징후이기도 한다.[35]

장기간의 고혈압 합병증은 심장질환, 뇌졸중, 시각장애, 신부전 및 말초성 혈관질환을 포함한다.[29] 관련된 기관의 손상이나 심장의 질환을 가지지 않고 단지 경도에서 중도의 고혈압을 가진 환자들에게는 경기참가를 제한할 필요는 없지만 적어도 매 2-4개월마다 재평가가 이루어져야 한다. 심각한 고혈압은 생활방식이나 약물에 의해 조절되고, 기관 손상이 평가될 때까지는 격렬한 스포츠(예, 역도)를 피하도록 요구된다.[12]

치료법으로, 고혈압에 처방되는 아세틸콜린에스테라아제(ACE) 억제제와 칼슘 경로 차단제들은 운동제한과 관련한 어떤 특별한 주의를 가지지 않는다. 그러나 이뇨제와 베타 차단제를 복용하는 환자들은 각각 탈수증과 약물에 의해 감소되는 심박수에 대해 면밀한 주의가 필요하다.[33] 최고 심박수의 60-70%에 있어서 규칙적인 유산소 운동은 특히 경도의 고혈압의

경우의 휴식기 혈압을 감소시킨다.[12,33]

혈액 장애 (Disorders of the Blood)

빈혈(Anemia)

빈혈은 의학적으로 헤모글로빈 수치나 적혈구 용적이 정상범위보다 낮은 수준으로 감소된 상태로 정의된다.[36,37] 적혈구내 헤모글로빈이 산소를 운반할 때,[38] 빈혈은 산소운반능력을 감소시키므로 운동선수의 신체와 경기진행에 영향을 미친다.[37]

빈혈의 일차적인 위험요소로는 영양실조와 만성 질환이 있다. 다른 위험요소로는 불리한 사회경제적 지위(영양실조유발), 심한 신체훈련(적혈구 파괴), 지속적인 진통제 사용(손상된 적혈구형성), 가족력, 증가된 월경량(적혈구의 감소) 등이 있다.[37] 빈혈은 창백, 부풀어 오른 혀, 스푼형 손톱(그림 3-4), 양끝이 균열된 비늘모양의 구순, 집중력의 손상을 발생한다.[37] 경기선수들을 위해, 청소년 남자의 경우 적어도 한번, 여자일 경우 매 2-3년마다 빈혈을 측정한다.[37]

스포츠 빈혈 혹은 가성빈혈이라 알려진 희석빈혈(Dilutional anemia)은 선수들 사이에서 흔히 나타난다. 운동은 혈장 용적을 증가시키지만 적혈구 양에는 영향을 주지 않으므로 혈액검사는 빈혈을 가리킬지도 모른다(혈액용적과 관련한 낮은 수치의 적혈구). 그러나 이 형태의 빈혈은 징후가 나타나지 않고 조혈제에 의해 영향을 받지 않으며 운동으로 야기되지 않는다(전체 산소 운반과는 무관).[37,39]

대부분의 연구에서는 운동으로 인해 진성 빈혈의 발병 및 악화시키지 않는다고 보고된다. 월경으로 인한 만성 혈액 손실과 스트레스, 심한 운동 및 경구 피임약은 빈혈을 일으키거나, 혹은 저혈중철 (low blood iron)을 나타낸다. 경도의 철 결핍만으로는 신체적 활동에 영향을 주지 않을 것이다.[37]

겸상 혈구성 빈혈(Sickle Cell Anemia[SCA])

SCA는 산소와의 결합을 억제하는 비정상적으로 생긴 적혈구를 생산하는 퇴행성의 유전적 특성시 발생한다.[40] 모든 진성 빈혈과 같이 산소운반이 감소된다. 8-10%의 아프리카계 미국흑인사이에는 유전적 겸상적혈구빈혈 소질을 옮기고 약 1%는 겸상 혈구성 빈혈을 가진다.[40]

급사의 관련 위험요소는 겸상적혈구빈혈소질을 옮기는 아프리칸계 사람들이 소질없는 아프리칸계 사람들보다 27배 높고, 다른 인종보다 40배 높다.[9] 사망은 색전(겸상세포는 쉽게 응고하는 경향이 있다), 겸상(적)혈구발증(기관 경색과 쇼크를 생산하는)으로 일으킬수 있다. SCA는 또한 무더운 날씨에서 격렬한 운동시 일반적으로 발생하는 급성운동횡문근변성(골격근의 갑작스런 퇴행성 붕괴)의 위험요소를 가진다.[9,41,42] 이러한 상태에는 마이오글로빈과

효소는 혈류로 흘러들어가 급성신부전, 쇼크, 사망을 일으킨다.[42]

혈우병(Hemophilia)

혈우병은 혈액응고에 필요한 요인의 손상으로 인한 유전적 출혈장애이다. 혈우병의 여러 형태는 혈액내 혈액응고 요소의 결손이나 결핍에 따라 구별되어진다. 몇 형태는 지속적이고 심각한 혈액손실을 가져와 운동 출전 선수들에게 더욱 위험해진다. 혈우병의 심각한 형태를 가진 환자를 위한 일반적인 조언으로는 충돌적이고 접촉이 많은 스포츠를 피하는 것이다.[43] 더군다나, 스포츠 참가 중 심각한 출혈을 방지하기위해 대체 의학(혈액응고 요소의 전환)이 추천되기도 한다. 혈우병을 가진 환자들에게 근골격계 손상으로부터의 회복은 장기간의 치료기간을 요한다.[43]

혈관 장애 (Vascular Disorders)

외상(Trauma)

특히 손이나 손가락의 반복되는 무딘 외상(예, 야구공 잡기)은 모세혈관과 소동맥을 손상시켜 손상원위부의 허혈을 일으킨다.[22,44] 증상으로는 손상된 부위에 비대칭적으로 나타나는 창백, 추위에 대한 과민증 및 무감각 등이 있고,[22,44] 치료는 한랭환경을 피하고 휴식을 취하며 혈관확장제를 투여하는 방법을 사용한다.[44]

폐색증후군(Occlusion Syndromes)

폐색이 흔히 일어나는 부위는 쇄골하동맥, 액와동맥, 대퇴동맥이다.[20,23] 만성 동맥폐색은 간헐적인 근육경련, 원위부의 맥박감소, 청진시 잡음, 위축성의 피부와 손톱, 피부의 궤양 및 원위부쪽 털의 소실 등과 같은 증상이 나타난다.[18] 반면에 급성 동맥 폐색은 통증, 창백, 맥박소실, 감각이상 및 폐색원위부의 마비를 일으킨다.

흉곽출구 증후군(Thoracic Outlet Syndrome)

흉곽출구 증후군은 쇄골과 제1늑골사이의 사각근에 의해 쇄골하동맥이 폐쇄되거나 액와동맥이 소흉근밑에서 압박될때 일어난다. 보통 팔을 머리 위로 움직여야만 하는 심한 활동을 반복할 때나 일상 사무와 같이 견갑골의 돌출된 자세(예, 사무)를 오랫동안 유지할 때 야기된다. 증상은 운동시 증가하는 팔의 통증의 확산, 야간에 증가되는 감각이상, 사지의 쉽게 찾아오는 피로 및 사지의 간헐적인 부종을 포함한다.[23] 임상적인 징후는 다양하나 원위부의 온도 변화, 청색증 및 양성으로 판명된 임상검사들은 요골측 맥박[예, 애드슨 검사, 경추가 신장된 상태(military bracing) 혹은 머리 위에서 주먹을 꽉 쥔 상태의 반복]을 평가한다.[45,46]

다른 폐색 증후군은 선수들에게서 발생할 수 있다. 외상후 급성이나 만성 구획증후군(활동시 간헐적)은 안면구획에 있어서 동맥을 폐색할 수 있다. 예를 들면, 하퇴의 전면구획의 구획증후군은 배측굴곡, 발의 엄지발가락과 둘째발가락 사이의 무감각 및 족배동맥의 약화나 결손을 발생한다. 흡연과 관련한 부뤄거 병(Buerger's disease: 폐색성 혈전혈관염)은 구획적인 염증, 소동맥의 폐색을 일으키며 동시에 담배의 금단으로 인해 생기는 원위부 상지와 하지에 폐색징후를 가져온다.[20]

심부 정맥혈전증 및 폐 색전증[Deep Vein Thrombosis(DVT) and Pulmonary Embolism(PE)]

심부 정맥혈전증과 폐색전증은 석고붕대 후 또는 다른 고정 후에 나타날 수 있다. 정맥의 울혈시에 혈전(응집된 혈액 세포의 덩어리)이 형성되고 이들은 순환을 통해 이동(색전)한다. 하지에서의 심부정맥 혈전증의 전형적인 징후와 증상에는 하퇴부의 심각한 압통, 정맥 팽창, 원위부 부종, 수동적으로 배측굴곡(호만스 징후)시 통증이 있다. 그러나 실제로 심부정맥 혈전증을 가진 환자의 1/3보다 적은 수의 사람들에게 이같은 증상들이 보여진다. 하지가 고정되었거나 석고붕대로 고정된 환자들은 심부 정맥혈전증을 방지하기 위해서 하루에 수차례 걷거나 능동적인 관절가동범위 운동을 해야 한다.[47] 만약 활동이 가능치 않다면 항응고제 투여와 간헐적인 압박이 사용되기도 한다.[47] 그러나, 심부 정맥혈전증의 징후가 나타난다면 약물이 혈전을 감소시킬 때까지 제한될 필요가 있을지도 모른다.

폐색전증은 색전이 폐로 이동시 발생하여, 폐조직의 경색과 괴사를 일으킨다.[48] 증상으로는 심각한 흉통, 호흡곤란, 기침이나 객혈(혈담의 배출), 발한, 불안, 과호흡이 있다. 광범위한 폐구역의 손상시 실신, 쇼크, 사망과 같은 응급상황을 야기시키기도 한다.[48-50] 적절한 치료가 이루어진다면 서서히 회복될 수 있다.[48]

동맥류(Aneurysm)

동맥류는 보통 동맥경화증이나 경색으로 인한 혈관벽이 약화된 상태를 말하며 그 부위에서 혈관벽의 모든 층의 확장을 야기시킨다(그림 3-10).[20,51] 동맥류는 율동적인 통증, 잡음, 비대칭적 원위부 박동을 발생한다. 그것은 만약 치료되지 못하면 심각한 내장 출혈, 쇼크, 사망을 일으켜 파열되기 쉽다. 동맥류의 일반적인 부위로는 대동맥(주로 다른 동맥류의 징후와 복부통증을 발생하는 마르팡 증후군), 주요 혈관(장골, 쇄골하), 대뇌동맥들(신경학적 징후를 보임, 제 8장 참조)을 포함한다.

가성 동맥류는 스포츠나 다른 신체 활동으로 인한 외상 후에 발생할 수 있다. 혈관벽은 찢어져서 혈관에 섬유성 반흔조직을 발달시키는 혈종을 야기시킨다(그림 3-10). 그러나 혈관내강이 변화하지 않으므로 혈류는 영향을 받지 않는다.[20] 부풀어 오른 반흔조직은 주위 신경이나 다른 혈관을 압박하기도 한다. 병력은 회복되지 않은 국소적 외상손상을 포함한다. 통

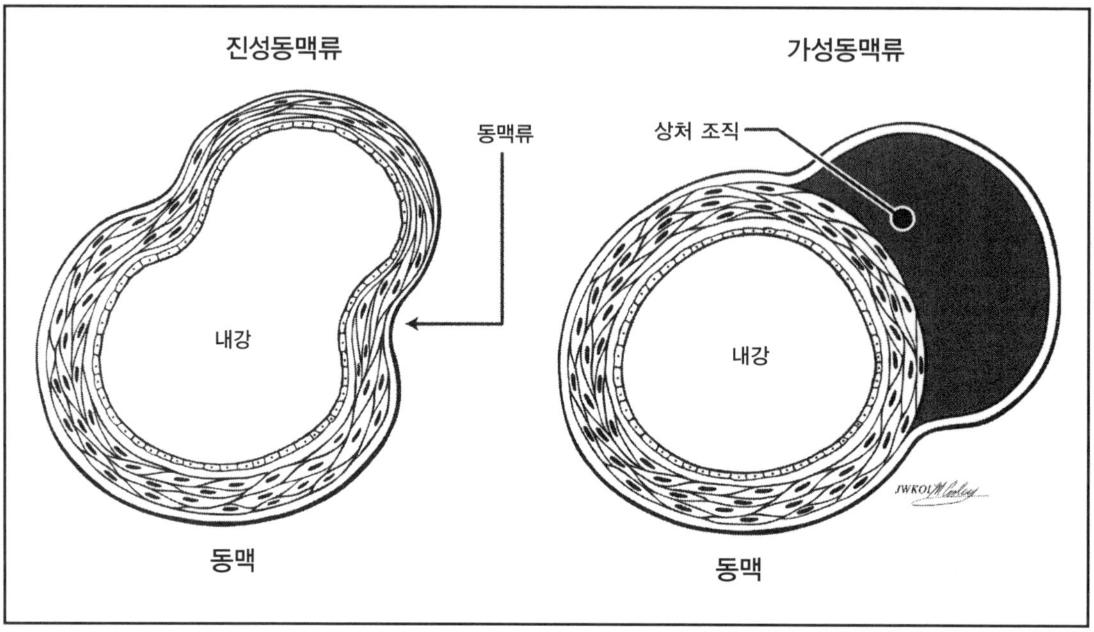

그림 3-10. 동맥류와 가성동맥류(Aneurysm and false aneurysm)

증이 있고 박동성의 덩어리가 종종 촉진되기도 하나 원위부의 박동은 정상이다.[19,20] 치료로는 외과적 수술과 휴식이 있다.

두통(Headaches)

편두통은 흔히 편측으로 심한 쑤시는 듯한 통증을 일으키는 혈관계 장애로, 구역, 구토, 광선공포증 및 소리공포증과 연관된 증상을 나타낸다.[34] 편두통을 겪고 있는 대부분의 환자들은 가족력을 가진다.

군집 두통(cluster headache)은 보통 편측의 안구 주위에 현존하고 있는 격렬한 통증으로, 유루(눈물), 비루(콧물), 비울혈, 발한, 편측의 축동(동공수축), 하수증 및 정신운동적 흥분을 일으킨다. 증상 발현은 45분 이상 지속될 수 있으며 밤에 재발되기도 한다.[34] 일반적으로 악화시키는 요인으로는 정신적인 스트레스 및 술이나 흡연을 포함한다.

중독성 혈관두통(toxic vascular headache)은 치관 주위 전체에 확산적, 쑤시는 듯한, 심각한 통증을 나타낸다.[34] 원인으로는 감염(흔히 열과 동반), 술이나 카페인의 오용이나 금단, 저산소, 저혈당 및 대사성 장애를 포함한다.[34]

혈관성 두통을 가진 환자는 깨어있고, 열도 나타나지 않으며 음성 신경학적 검사를 나타낸다(제1과 8장 참조).[34] 만성시 치료법에는 조용하고 어두운 방에서의 휴식과 약물치료가 있다. 만약 전신성 징후와 심각한 두통이 동시에 발생한다면, 응급처치가 요구된다.

소아과 질환 | PEDIATRIC CONCERNS

소아성 흉통 (Pediatric Chest Pain)

어린이들은 드물게 심장의 흉통을 경험한다. 소아성 흉통은 보통 근골격계 질환이거나 특이한 경우에 기인할 수도 있다.[16] 천식, 우울, 불안 장애, 과호흡, 자율면역 질환, 빈혈, 학교나 가족으로부터의 스트레스, 남용은 비심장성(noncardiac) 흉통을 일으킬지도 모른다. 그러나, 흉통을 호소하는 심장질환의 가족력을 가진 어린이는 의학적 검사를 위해 의뢰되어야 한다.[16]

선천성 심장질환 (Congenital Heart Conditions)

대부분의 선천성 심장 문제는 중격이 결손되거나 혈관의 기형이 있다. 이러한 장애들은 종종 유아기에 발견되어 외과적으로 치료된다.[5] 그러나 매우 경미한 경우에는 가끔 진단하기 어렵다. 심장질환을 앓는 어린이들은 빈번한 병의 의학력을 가지고, 성장지연, 내구성저하, 불안 및 다른 만성 질환 징후를 가진다. 잠재적 심장질환의 징후는 곤봉형 손톱, 청색증, 실신, 피로, 호흡곤란, 청진되는 심외성 마찰음, 잡음, 짤까닥 하는 소리를 포함한다.[16]

대부분의 선천성 심장 질환들은 운동에 의해서 영향받지 않으나 비후성 심근병증과 선천성 관상동맥 이상(둘은 정기적 선별검사로는 찾기 어렵다), 마르팡 증후군의 심장 합병증, 전염성 심근염 및 주요 심장 혈관의 기형 등의 질환에 영향을 미칠 수 있다.[11] 어린이는 반드시 개별적으로 고려되어 필요시엔 신체활동은 제한한다. 일반적으로, 초음파 심장 조영술과 혈압으로 측정하는 기준선 및 매년마다 실시하는 운동 검사는 어린이가 성장할 때 병의 진행을 확인하기 위해 시행되어야 한다.[11] 제 26회 Bethesda회의 지침서를 참조한다.[8,10-14]

요약 | SUMMARY

심혈관계는 혈액학계의 주요 기관인 혈액을 순환시킨다. 심장 질환의 특징은 상완, 목의 전면, 얼굴, 턱 및 흉벽의 후면에 나타내는 흉통으로, 흔히 일어나는 다른 증상들로는 호흡곤란, 이상피로, 심계항진과 실신이 있다. 혈관성 질환의 증상들은 체온변화, 무감각, 경련, 활동시 통증 및 활동시 사지피로를 포함한다. 심혈관계는 관찰, 청진, 심박수, 맥박의 촉진 및 혈압으로 검사될 수 있다. 질환은 젊고 건강한 운동선수들 사이에서조차도 심근(비후성 심근병변), 관상동맥(심근 경색), 심장판막(잡음) 및 심장 전도체계(부정맥)과 관련된 질환이 야기된다. 빈혈과 혈우병은 신체 활동이 활발한 사람에게도 나타나는 혈액학적 질환이다. 경기참가 전 면밀한 의학적 검사는 심각한 심혈관질환의 위험요인을 찾아낸다.

자료 | RESOURCES

Auscultation (Cardiac)

- Cardiac Auscultation site with audio of cardiac sounds. www.xs4all.nl/~medicine
- UCLA School of Medicine auscultation assistant site with audio of cardiac sounds. www.med.ucla.edu/wilkes/index.htm
- Virtual Stethoscope site with audio files for breath sounds (from McGill University). www.music.mcgill.ca/auscultation/auscultation.html

Cardiovascular

- American Heart Association (AHA). www.americanheart.org
- AHA's Heart and Stroke Guide.
  www.americanheart.org/Heart_and_Stroke_A_Z_Guide
- atlife.com cardiology site. www.atcardiology.com/cardiology
- Cardiac News on the Net updates of recent developments in cardiology.
  207.158.219.110/cardiology.htm
- Vascular Web contains very basic information about the vascular system, includinganatomy, physiology, andoverview of diseases.
  www.rogers3.com/vascular
- Yahoo directories:
  dir.yahoo.com/Health/Diseases_and_Conditions/Heart_Diseases
  dir.yahoo.com/Health/Diseases_and_Conditions/Circulation_Diseases
  dir.yahoo.com/Health/Diseases_and_Conditions/Blood_Disorders

참고문헌 | REFERENCES

1. National Institutes of Health Consensus Development Panel on Physical Activity and Cardiovascular Health. Physical activity and cardiovascular health. *JAMA*. 1996;276(3):241-246.
2. O'Connor FG, Kugler JP, Oriscello RG. Sudden death in young athletes: screening for the needle in a haystack. *Am Fam Physician*. 1998;57(11): 2763-2770.
3. Franklin BA, Fletcher GF, Gordon NF, et al. Cardiovascular evaluation of the athlete: issues regarding performance, screening, and sudden cardiac death. *Sports Med*. 1997;24(2):97-119.
4. Maron BJ. Risk profiles and cardiovascular preparticipation screening of competitive athletes. *Cardiol Clin*. 1997;15(3):473-483.
5. Basilica FC. Cardiovascular disease in athletes. *Am J Sports Med*. 1999; 27(1):108-121
6. American College of Sports Medicine and American Heart Association. Recommendations for cardiovascular screening, staffing, and emergency policies at health/fitness facilities. *Med Sci Sports Exerc*. 1998;30(6):1009-1018.
7. Thompson PD. The cardiovascular complications of vigorous physical activity. *Arch Int Med*. 1996;156:2297-2302
8. Thompson PD, Clock FJ, Leaven BD, et al. 26th Bethesda Conference: recommendations for determining eligibility for competition in athletes with cardiovascular abnormalities, task force 5: coronary artery disease. *Med Sci Sports Exerc*. 1994;26(10):S271-S260.
9. Footman LG, Myerburg R. Sudden death in athletes: an update. *Sports Med*. 1998;26(5):335-350.
10. Cheitlin MD, Douglas PS, Parmley WW. 26th Bethesda Conference: recommendations for determining eligibility for competition in athletes with cardiovascular abnormalities, task force 2: acquired valvular heart disease. *Med Sci Sports Exers*. 1994;26(10):S254-S260.
11. Graham Jr TP, Bricker JT, James FW, et al. 26th Bethesda Conference: recommendations for determining eligibility for competition in athletes with cardiovascular abnormalities, task force 1: congenital heart disease. *Med Sci Sports Exerc*. 1994;26(10):S246-S253.
12. Kaplan NM, Deveraux RB, Miller Jr HS. 26th Bethesda Conference: recommendations for determining eligibility for competition in athletes with cardiovascular abnormalities,

task force 4: systemic hypertension. *Med Sci Sports Exerc*. 1994;26(10):S268-S270.

13. Maron BJ, Isner JM, McKenna WJ. 26th Bethesda Conference: recommendations for determining eligibility for competition in athletes with cardiovascular abnormalities, task force 3: hypertrophic cardiomyopathy, myocarditis, and other myopericardial diseases and mitral valve prolapse, *Med Sci Sports Exers*. 1994;26(10):S261-S267.
14. Zipes DP, Garson Jr A. 26th Bethesda Conference: recommendations for determining eligibility for competition in athletes with cardiovascular abnormalities, task force 6: arrhythmias. *Med Sci Sports Exerc*. 1994;26(10): S276-S283.
15. Maron BJ. Cardiovascular risks to young persons on the athletic field. *Ann Intern Med*. 1998;129(5):379-386.
16. Anzai AK. Adolescent chest pain. *Am Fam Physician*. 1996;53(5):1682-1690.
17. VanCamp SP. Sudden death. *Clin Sports Med*. 1992;11(2):273-289.
18. Boissonnault WG, Bass C. Pathological orgins of trunk and neck pain, part II: disorders of the cardiovascular and pulmonary systems. *J Orthop Sports Phys Ther*. 1990;12(5):208-215.
19. Bandy WD, Stong L, Roberts T, et al. False aneruysm - a complication following an inversion ankle sprain: a case report. J Orthop Sports Phys Ther. 1996;23(4):272-279.
20. Cohn SL, Taylor WC. Vascular problems of the lower extremity in athletes. *Clin Sports Med*. 1990;9(2):449-470.
21. Karas SE. Thoracic outlet syndrome. *Clin Sports Med*. 1990;9(2):297-310.
22. Rettig AC. Neurovascular injuries in the wrists and hands of athletes. Clin Sports Med. 1990;9(2):389-417.
23. Sotta RR. Vascular problems in the proximal upper extremity. *Clin Sports Med*. 1990;9(2):379-388.
24. Herbert PN, Hricik D. Inherited disorders of connective tissue. In: Andreoli TE, Carpenter CCJ, Plum F, et al, eds. *Cecil's Essential of Medicine*. 2nd ed. Philadelphia, Pa: WB Saunders Company; 1990:444-446.
25. McKeag DB. Preparticipation screening of the potential athlete. *Clin Sports Med*. 1989;8(3):373-397.
26. Bickley LS, Hoekelman RA. *Bates' Guide to Physical Examination and History Taking*. 7th ed. Philadelphia, Pa: Lippincott Williams & Wilkins; 1999.
27. DeGowin RL, Brown DD. *DeGowin's Diagnostic Examination*. 7th ed. New York: McGraw-Hill; 2000.
28. Smith AN, Bell GW. Hypertrophic cardiomyopathy and its inherent danger in athletics.

Athletic Training. 1991;26(4):319-323.

29. Gould BE. *Cardiovascular and Lymphatic Disorders. Pathophysiology for the Health-Related Professions*. Philadelphia, Pa: WB Saunders Company; 1997:159-212.
30. Bryan G, Ward A, Rippe JM. Athletic heart syndrome. *Clin Sports Med*. 1992;11(2):259-272.
31. Miles WM, Zipes DP. Myocardial and pericardial disease. In: Andreoli TE, Carpenter CCJ, Plum et al, eds. *Cecil's Essentials of Medicine*. 2nd ed. Philadelphia, Pa: WB Saunders Company; 1990:105-112.
32. Carson AJ. Arrhythmias and sudden cardiac death in elite athletes. *Pediatr Med Chir*. 1998;20:101-103.
33. Tanji JL. Exercise and the hypertensive athlete. *Clin Sports Med*. 1992;11(2):291-302.
34. Dimeff RJ. Headaches in athletes. *Clin sports Med*. 1992;11(2):339-349.
35. Palatini P. Exaggerated blood pressure response to exercise: pathophysiologic mechanisms and clinical relevance. *Journal of Sports Medicine and Physical Fitness*. 1998;38(1):1-9.
36. Frenkel EP. Anemias. In: Beers MH, Berkow R, eds. *The Merck Manual of Diagnosis and Therapy*. 17th ed. Whitehouse Station, NJ: Merck Research Laboratories; 1999:849-883.
37. Raunikar RA, Sabio H. Anemia in the adolescent athlete. *Am J Dis Child*. 1992;146:1201-1205.
38. Chatard J, Mujika I, Guy C, et al. Anemia and iron deficiency in athletes: practical recommendations for treatment. *Sports Med*. 1999;27(4):229-240.
39. Nichols AW. Nonorthopedic problems in the aquatic athlete. *Clin Sports Med*. 1999;18(2):395-411.
40. Jones JD, Kleiner DM. Awareness and identification of athletes with sickle cell disorders at his-torically black colleges and universities. *Journal of Athletic Training*.. 1996;31(3):220-222.
41. Browne RJ, Gillespie CA. Sickle cell trait: a risk factor for life-threatening rhabdomyolysis. *The Physician and Sports Medicine*. 1993;21(6)80-88.
42. Harrelson GL, Fincher AL, Robinson JB. Acute exertional rhabdomyolysis and its relationship to sickle cell trait. *Journal of Athletic Training*. 1995;30(4): 309-312.
43. Buzzard BM. Sports and hemophilia: antagonist or protagonist. *Clin Orthop*. 1996;328:25-30.
44. Nuber GW, McCarthy WJ, Yao JS, et al. Arterial abnormalities of the hand in athletes.

Am J Sports Med. 1990;18(5):520-523.

45. Hoppenfeld S. *Physical Examination of the Spine and Extremities*. Norwalk, Conn: Appleton & Lange; 1976.
46. Magee DJ. *Orthopedic Physical Assessment*. 2nd ed. Philadelphia, Pa: WB Saunders Company; 1992.
47. Nesheiwat F, Sergi AR. Deep venous thrombosis and pulmonary embolism following cast immobilization of the lower extremity. *J Foot Ankle Surg*. 1996;35(6):590-594.
48. Alexander JK. Pulmonary embolism. In: Beers MH, Berkow R, eds. *The Merck Manual of Dianosis and Therapy*. 17th ed. Whitehouse Station, NJ: Merck Research Laboratories; 1999:593-601.
49. Goodman CC, Snyder TEK. Overview of cardiovascular signs symptoms. In: Goodman CC, Snyder TEK, eds. *Differential Diagnosis in Physical Therapy: Musculoskeletal and Systemic Conditions*. 3rd ed. Philadelphia, Pa: WB Saunders Company; 2000:88-144.
50. Goodman CC. The respiratory system. In: Goodman CC, Boissonnault WG, eds. Pathology: *Implications for the Physical Therapist*. Philadelphia, Pa: WB Saunders Company; 1998:399-455.
51. Hallett JWJ. Diseases of the aorta and its branches. In: Beers MH, Berkow R, eds. *The Merck Manual of Diagnosis and Therapy*. 17th ed. Whitehouse Station, NJ: Merck Research Laboratories; 1999:1776-1784.

제 4 장

호흡기계

(Pulmonary System)

목 적

PURPOSES

- 기본적인 폐구조및 기능을 설명한다.
- 호흡기계의 병태생리학적 기전을 고찰한다.
- 운동시 호흡기계의 반응을 설명한다.
- 폐질환과 관련된 의학적 병력을 설명한다.
- 폐질환의 징후와 증상을 밝힌다.
- 호흡기계와 관련하여 이학적 검사를 시행한다.
- 몇몇 호흡기계의 질환을 비교, 대조 및 논의한다.

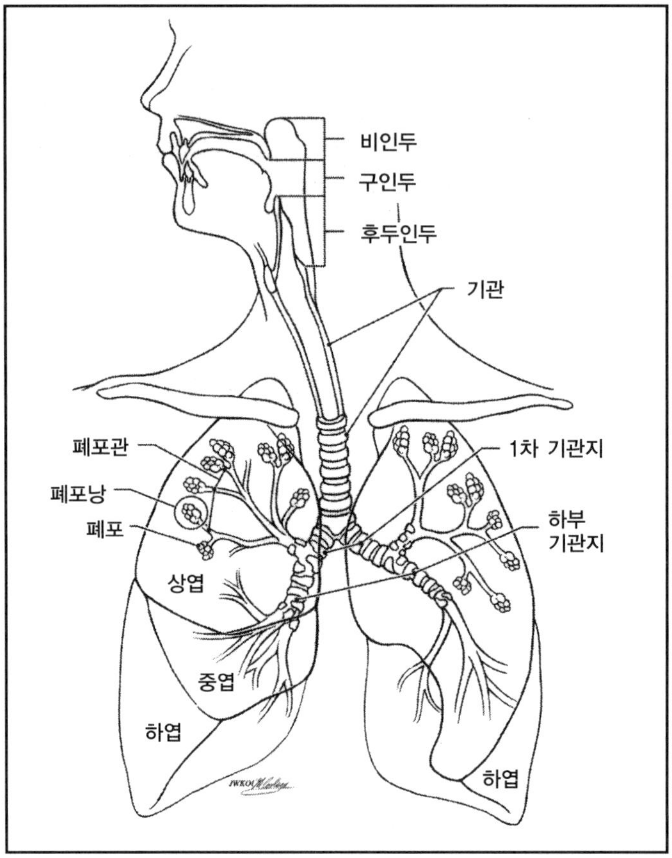

그림 4-1. 폐의 구조(schematic representation of the lungs)

개 요 | INTRODUCTION

호흡기계는 공기로부터 산소를 추출하여 혈액 내의 이산화탄소와 교환함으로써 생명유지에 관여한다.[1,2] 호흡장애는 두 번째로 가장 빈번한 성인병으로 사망의 다섯 번째의 주요 요인으로 손꼽힌다.[3] 만성폐질환은 폐쇄성과 제한성으로 분류된다.[4] 천식과 같은 폐쇄성 질환은 공기흐름을 제한하는 반면에 척추측만성과 같은 제한성 질환은 물리적으로 폐의 확장을 제한한다.[4] 운동선수 지도자들은 폐질환을 가진 많은 사람들을 접하게 되므로 이들과 관련된 병태생리와 징후 및 증상을 염두에 두어야 한다.

해부학, 생리학 및 병인론의 고찰 I
REVIEW OF ANATOMY, PHYSIOLOGY, AND PATHOGENESIS

폐는 호흡기계의 주요 기관으로, 기관지, 폐포 및 풍부한 모세혈관으로 구성된다(그림 4-1). 외부환경으로부터 유입된 가스는 비인두를 거쳐 기관으로 내려가 기관지와 세기관지를 통해 폐포에 도달한다. 폐포는 기도의 마지막 단위로서 모세혈관과 폐포와의 혈액사이에서 가스를 교환한다. 다른 기도 구조는 때때로 사강(dead space)이라 일컫는데 이는 폐순환(가스의 생리학적 교환)에 관여하지 않는 부분이다. 몇몇 폐질환은 폐속의 생리학적 사강의 공간을 증가시키거나 호흡에 기능적 폐쇄를 일으키기도 한다.[1] 상기도(비인두)는 호기시 들어오는 공기를 여과하여 따뜻하고 습하게 한다. 상기도와 기관지에 분포한 점액과 작은 털 모양의 돌출부(섬모)가 이에 관여하며 점액에 엉켜진 작은 입자들은 섬모에 의해 상부쪽으로 이동하여 기침에 의해 배출된다.

환기(ventilation)는 공기가 폐로 들어오거나 나가는 것으로 흉곽내 압력을 변화시킨다. 흡기시 횡격막과 외늑간근의 수축으로 장측늑막과 벽측늑막 사이에 음압이 발생하는데 이때 흉곽내의 압력이 대기압보다 낮아져 공기가 내부로 들어와 정상적으로 폐는 확장된다. 호기는 폐의 탄력성 조직의 반동으로 공기가 빠져나감으로써 수동적으로 일어난다.[2,5]

그러므로, 흡기는 근육의 수축이 필요한 반면 호기는 수동적으로 발생한다 (비록 몇몇 근육이 강제 호기를 유발할수 있을지라도).[2,5] 흡기근의 보조근은 복근, 흉쇄유돌근 및 사각근이다. 견갑거근과 승모근 또한 심각한 호흡곤란시 작용한다. 환기에 관여하는 보조근은 정상적인 호흡시보다는 산소의 수요나 호흡량 증가시에 능동적으로 작용한다.[5]

산소와 이산화탄소는 호흡이라 일컫는 확산과정에 의해 교환되며(그림 4-2) 확산률은 폐포벽 내외의 분압차에 따라 달라진다. 대기중의 산소분압은 폐포의 모세혈관내 산소분압보다 높아 산소는 폐포벽을 가로질러 혈액내로 이동한다. 이처럼 모세혈관내 이산화탄소 분압은 대기 이산화탄소 분압보다 높아서 이산화탄소는 폐포로 이동하게 된다.

많은 복잡한 기전들은 폐에서의 가스교환에 영향을 미친다. 환기 혹은 폐혈액흐름이 방해될 때 산소와 헤모글로빈이 결합하는 과정은 손상된다.[1] 이때 혈액내 산소 수치는 급격히 떨어지기 시작하며 심각한 생리학적, 대사성 결과를 초래한다.[1]

호흡은 여러가지 기전에 의해 유지된다.[1] 첫째, 연수는 혈액내 이산화탄소와 수소이온농도 수치에 반응한다.[2,5] 혈액내로 운반된 이산화탄소와 대부분의 대사부산물은 산성으로 수소이온농도를 낮춘다. 이러한 호흡중심의 자극은 산성의 노폐물들을 배출하기위해 환기률과 깊이를 증가시킨다.[1,5] 둘째, 대동맥궁과 경동맥동에 존재하는 압수용체가 감소된 혈압을 감지한다. 같은 곳에 위치한 화학수용체는 감소한 혈액산소의 수치를 감지한다. 이러한 기전들

은 혈액산소농도를 유지하기위해, 환기시 증가된 반사를 유도하기 위해 작용한다.[1,5]

마지막으로, 신경계가 호흡에 관계한 여러가지 과정들을 조절한다. 늑간근내의 신장수용체는 흡기를 멈추고 호기를 시작하게 한다.[5] 호흡근(횡격막, 늑간근, 보조근) 을 조절하는 신경원은 횡격막신경(제 3–5 경추신경근), 제 11뇌신경 및 늑간근을 지배하는 구획 흉곽신경을 통해 지나간다.[5] 호흡의 수의적 조절은 횡격막 및 늑간 신경원으로 대퇴피질척수로(corticospinal tracts)를 통해 전달된다.[1] 척수영역 제 3번째 경추(C3)혹은 제 4번째 경추(C4)이상의 척수손상은 일반적으로 환기장치의 사용을 필요로 한다.[1]

환기와 호흡은 운동시 정상적인 변화를 보인다. 첫째, 폐는 심박수와 일회박출량(즉 심박출량)이 증가함에 따라 증가된 혈액을 받는다. 다음으로, 운동하는 근육은 폐의 혈액내 감소된 산소분압을 감소시킨다. 결과적으로 흡입된 산소의 대부분은 폐포의 모세혈관으로 확산한다. 마지막으로, 산소 수요량이 증가하면 환기률은 운동의 시작과 동시에 증가한다.[1]

무기폐는 보통 기관지에서 물질이나 점액에 의한 완전히 폐쇄되는 것으로 폐구획의 폐포에 허탈을 초래한다(그림 4–3).[1] 무기폐는 폐의 고혈압 및 폐성심을 일으키고 폐렴의 발병률

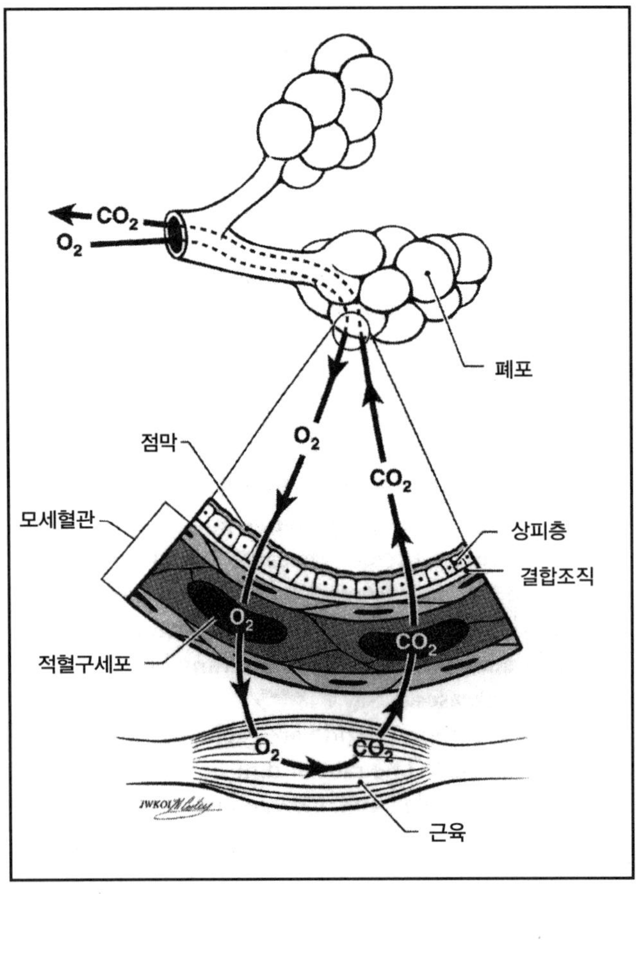

그림 4–2. 폐포벽을 통한 가스확산 (Diffusion of gases across the alveolar wall)

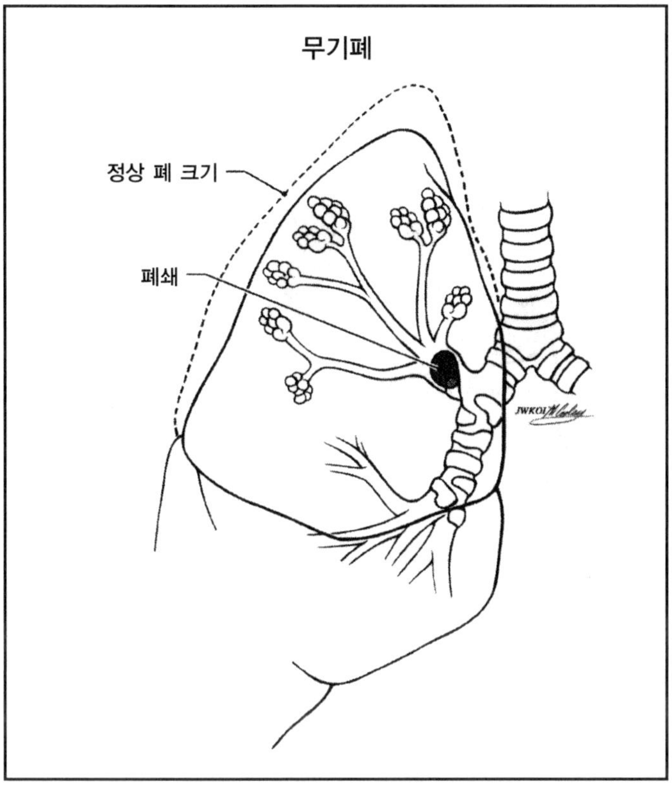

그림 4-3. 무기폐(Atelectasis)

을 증가시킨다. 특히 누워만 있는 환자들은 무기폐를 초래할 수 있다. 운동경기에 있어서, 흉곽의 외상으로 폐좌상은 호흡곤란, 기침, 객혈을 보인다. 청진시 손상된 부위에서 호흡음이나 수포음이 감소된다. 손상된 폐조직의 범위에 따라서 회복이나 운동복귀의 시간이 달라진다.[6]

징후 및 증상 | SIGNS AND SYMPTOMS

호흡곤란 (Dyspnea)

호흡곤란(숨가쁨)은 혈액내 산소수치가 떨어질 때 발생하며 기도 폐쇄, 대사성 불균형, 정신적 스트레스(불안), 폐의 기계적인 제한, 심장 질환 혹은 폐질환시에도 나타난다. 높은 고도에 익숙치 않은 건강한 사람들도 호흡곤란을 경험하는데 이는 표준 산소압이 해수면압보다 매우 낮기 때문에 일어난다.[3,7] 앙와위 자세에서 발생되는 호흡곤란을 의미하는 기좌호흡은 폐로의 체액 이동, 횡격막을 압박하는 비후된 복부기관들, 혹은 좌측심부전에 의해 야기

된다.[3,7]

기침 (Cough)

기침은 기도의 과민상태를 의미하며 다양한 증상과 함께 발생한다.[8] 마르고 객담이 없는 기침은 대부분 주위환경의 자극원에 의한 알러지 반응에 의해 나타나고, 투명한 객담을 보이는 기침은 상부기도의 과민상태를 나타낸다.[3] 화농성이나 불투명한 객담은 또한 하부기도의 염증을 나타내기도 한다.[3,7-9] 객혈(혈담을 동반한 기침)은 손상된 폐조직의 징후로서 신속한 응급처치가 요구된다.[3,7-9]

청색증 (Cyanosis)

청색증은 동맥내 산소농도가 85%이하로 감소할 때 손톱이나 입술 및 얼굴에 푸른빛을 띠며 발생한다.[3,7,8]

비정상적인 호흡양상 (Abnormal Breathing Pattern)

정상이나 비정상적인 호흡양상은 호흡률, 깊이, 노력, 패턴에 의해 설명된다. 성인의 경우, 정상호흡의 의미는 1분에 10-15번의 호흡수와 얕고(약 500ml), 힘들이지 않으며 규칙적인 호흡을 말한다. 아이들의 호흡양상은 약간 빠르다는 것(1분에 20회 이상)을 제외하고는 비슷하다. 이러한 요소들의 변화는 폐의 손상을 의미하기도 한다.

흉통 (Thorax Pain)

특별한 폐엽 부위의 흉통은 폐질환으로부터 야기될 수도 있다. 만약 벽측늑막이 자극되거나 염증이 나타나면 폐의 후면이나 측면에 통증이 나타나기도 한다.[3]

통증 양상 | PAIN PATTERNS

호흡기계의 질환에 의한 통증은 징후나 증상(기침, 천명, 인두통, 호흡곤란 등)을 동반하지

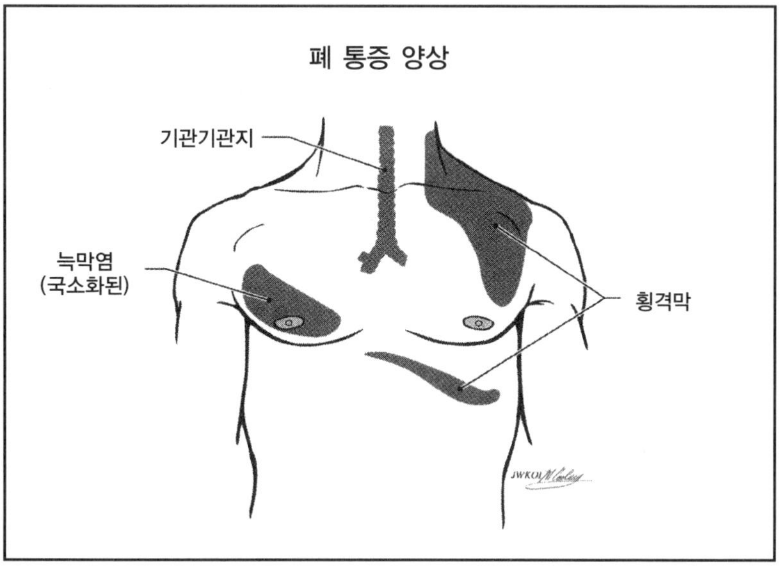

그림 4-4. 폐구조물의 통증 양상(Pain patterns of pulmonary structures)

않은채 드물게 발생한다.[10] 폐의 구조는 그림 4-4에서 보여지는 것과 같이 가슴이나 목 그리고 어깨부위로 방사통을 일으키기도 한다.[2,10]

폐 (Lung)

폐첨부의 종양(폐구종양)은 상완신경총과 혈관구조물들을 압박하여 상지에 통증이나 혈관계 증상(마비, 창백, 경련)을 야기시킨다.[10] 또한 기침이나 호흡곤란 혹은 흉통을 야기시키는 기관지 위를 압박할 수도 있다. 폐조직의 통증은 일반적으로 염증이 벽측 늑막에 확산되지 않는다면 나타나지 않는다.[11]

기관기관지 (Tracheobronchial)

기관과 근위 기관세지는 이들 구조의 바로 위인 피부에 통증을 방사시킨다.[2]

횡격막 (Diaphragm)

횡격막의 통증은 일반적으로 동측 어깨에 나타나지만 목이나 늑골 혹은 척주에 나타나기도 한다.[2,8,10] 복부출혈은 횡격막 중앙의 자극으로 인한 방사통과 비슷한 통증으로 구분된다(제 5장 참조).[2]

늑막염 (Pleurisy)

늑막염은 벽측늑막의 염증을 나타낸 상태로 영향받은 부위 위로 날카롭고 찌르는 듯한 통증을 야기하고 진전시 기침 혹은 강제흡기를 동반한다.[3,7,8,10,11] 늑막염은 외상, 감염, 종양 혹은 폐질환과 함께 발생할 수 있다.[2,3]

의학적 병력과 이학적 검사 I
MEDICAL HISTORY AND PHYSICAL EXAMINATION

가족력과 개인 병력 (Family and Personal History)

흡연은 사실상 모든 폐질환을 일으키는 위험요소 중 하나이다.[10] 더우기 가족력은 과거에 발견하지 못했던 만성폐질환(호흡, 기침, 혹은 재채기를 동반하는 간헐적 증상)이나 감염(열, 최근감염, 피로)을 나타내기도 한다.[10] 가슴의 둔한 외상 혹은 갑작스런 체간의 감속 또한 폐 손상을 일으키기도 한다.[12]

증상 (Symptoms)

호흡곤란, 기침, 압박감 그리고 감소된 운동용량은 일반적인 폐와 관련된 증상들이다. 이들은 신체활동과 운동에 연관이 없을 수도 있으나, 심호흡시나 말할 때 혹은 웃을 때 변화된다.[2,4,13,14]

시진 (Inspection)

흉곽과 척주는 함몰흉(pectus excavatum, 그림 4-5a), 돌출흉(pectus carinatum, 그림 4-5b), 측만증처럼 흡기에 영향을 미치는 명백한 기형이나 비대칭을 검사해야 한다. 비만은 흉곽의 확장이나 횡격막의 수축을 제한하여 호흡기전을 방해한다.[9]

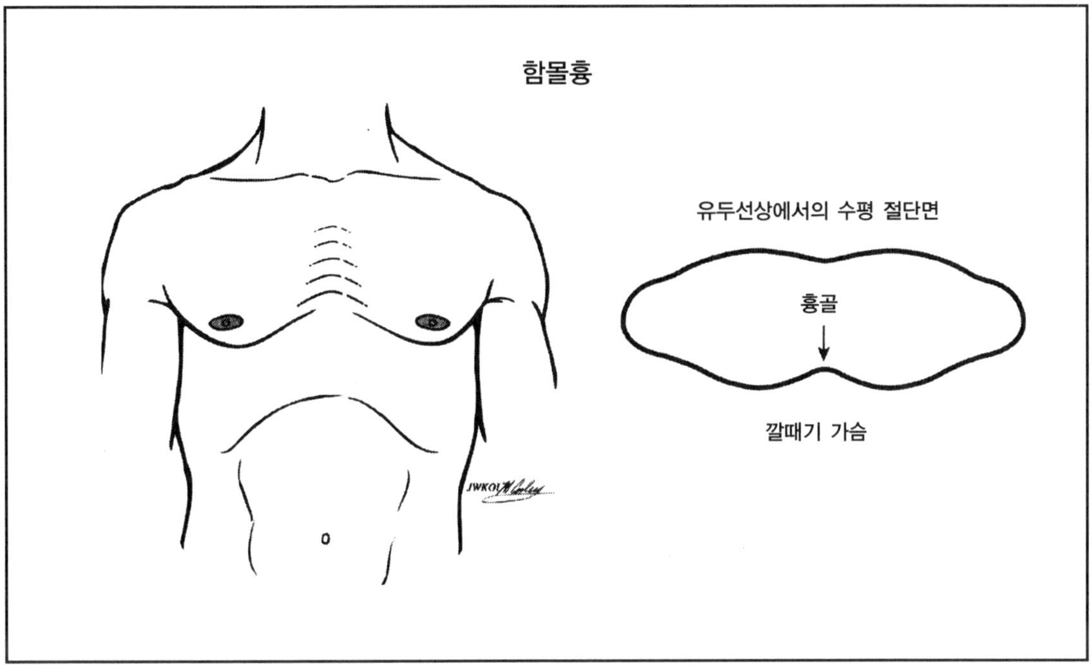

그림 4-5a. 함몰흉(Pectus excavatum)

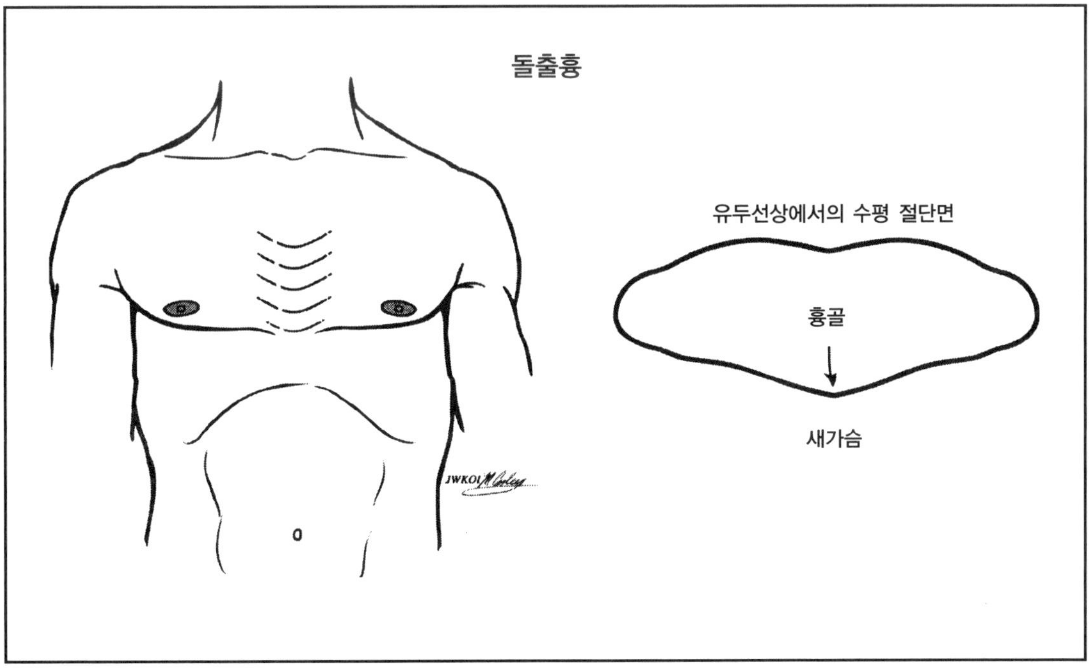

그림 4-5b. 돌출흉(Pectus carinatum)

촉진 (Palpation)

흉곽의 움직임에 대한 촉진 및 시진은 앉은 자세나 앙와위 자세에서 호흡기전을 평가한다. 양측 촉진은 흉곽의 상부, 전부, 하부, 후부에서 행해져야 한다. 정상흡기시, 흉곽은 대칭적으로 움직이고 늑골과 복부는 함께 위로 이동한다. 예를 들면, 비정상적인 양상은 복부가 먼저 올라가고, 흉곽에는 어떤 움직임도 일어나지 않으며 호흡보조근(흉쇄유돌근, 복근, 견갑거근, 승모근)의 과도한 사용과 비대칭형의 흉곽의 확장 및 수축이 나타난다.[8] 촉진은 또한 피하조직의 공기의 누출을 가리키는 염발음이나 폐와 늑막부종을 가리키는 진탕음을 발견할 수 있다.[12]

타진 (Percussion)

임상 검사법 4(258쪽)는 호흡기계와 관련된 타진을 설명한다.[9] 양쪽의 같은 부위를 교대로 타진하는 것은 양측을 비교하기에 매우 효과적이다. 공명과도는 기흉발생시 흉곽에서의 비정상적인 공기강(호흡기계의 폐포관, 폐포낭, 폐포)을 의미한다.[12] 폐부종이나 흉막부종은 폐부분에 정상적인 공허한 소리(hollow sound)보다 다소 둔탁한 '퍽' 하는 소리를 발생한다.[9] 타진시 흉곽 부위에 비정상적인 소리가 청취되면 즉시 청진을 실시한다.[9]

청진 (Auscultation)

딱딱한 상기도를 통한 공기의 통과는 정상적으로 청진될 수 있는 거친소리를 만든다. 그러나, 부드러운 폐포에서는 소리의 전달이 완충되는 경향이 있다. 임상검사법 5는 폐 청진의 과정을 설명한다.[9,15]

정상적인 호흡음이라 할지라도 청취되어야 할 부위가 아닌 다른 부위에서 들린다면 이는 비정상을 의미한다(그림 4-6).[9] 정상적인 기관음과 기관지음은 금속관을 통과하는 거친 바람소리와 같으나 기관지음이 약간 더 둔탁하다. 호식기의 소리는 보통 흡식기의 소리보다 훨씬 크게 들린다. 낙엽의 바삭거리는 소리와 같이 기관지음보다 좀더 저음을 가진 폐포음은 흡식기에 좀더 두드러지고 대부분의 흉곽부위에서 들린다. 기관지 폐포음은 흡식시의 폐포음과, 호식시 기관지음과 유사하다.[9]

명확히 들리는 말하는 소리(기관지성), 속삭임 같은 소리(작은 소리의 흉성), 고음이나 양명성음은 모두 비정상음이다.[9] 흉막의 염증, 기관지의 폐쇄, 혹은 무기폐는 정상호흡음보다 작게 들리거나 호흡음이 들리지 않는다.[8,9]

비정상적인 청진음(후천성음)은 수포음(파열음), 건성수포음(천명음), 협착음, 폐마찰음을

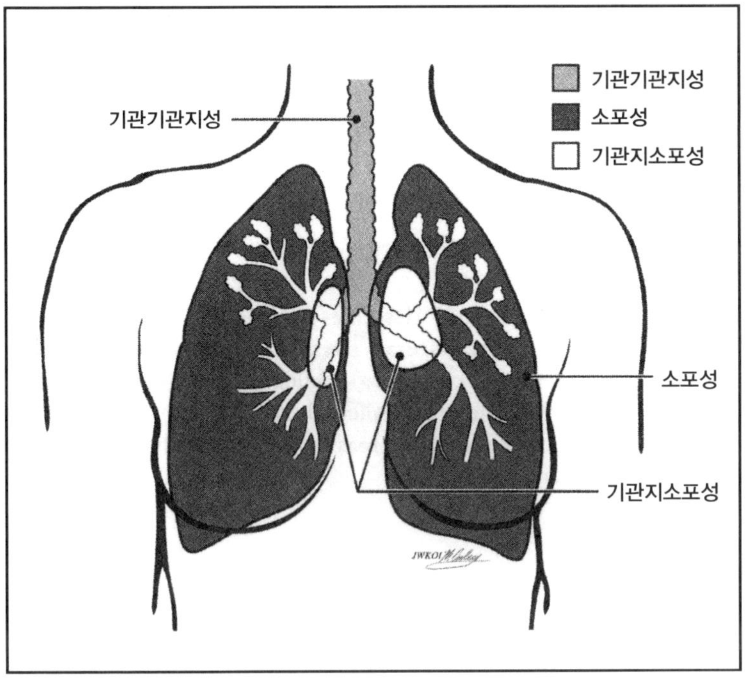

그림 4-6. 청진된 호흡음의 정상위치(Normal locations of auscultated breath sounds)

포함한다.[9] 수포음은 흡기시 펑하는 소리의 연속이나 파열음으로, 폐쇄된 기관지가 원위부 세기관지와 폐포의 허탈을(즉 무기폐) 야기시킬 때 발생한다.[8,9] 건성수포음은 흡기과 호기시 계속적으로 덜그럭 거리는 소리가 들리는 것으로서 거친 공기의 독특한 음을 생산하는 기관지나 하부 기관의 부분적 협착을 의미한다.[8,9]

흡기시 들리는 거칠고 고음의 협착음은 이물질이나 염증에 의한 기도의 갑작스런 완전폐색에 의해 나타난다.[9] 천명은 크루프 혹은 가막성후두염이라 불리는 호흡기병의 증상으로, 기침시 발생한다. 천명이 들리는 환자는 응급상황으로 간주되어 즉시 병원으로 후송되어야 한다.

마지막으로 장측흉막과 벽측흉막에 염증이 있는 경우, 흉막의 마찰음이 청진된다. 흡기의 마지막에서 삐걱거리거나 딸깍거리는 소리와 같은 마찰음은 흉곽의 후부와 외측부위에서 가장 일반적으로 청진된다.[9] 게다가 통증은 환자로 하여금 흡기와 호기시 호흡을 멈추게 한다.

호흡 수와 깊이 (Respiration Rate and Depth)

성인은 정상적으로 1분에 12-15회 숨쉰다. 흡기과 호기의 시간 비율은 1:1이고, 흡기과 호기의 기간 또한 비슷하다.[1] 그러나 폐색성 폐질환을 앓고 있는 환자는 호기단계가 흡기단계보다 매우 길다.[9]

환기(1분에 20회 이상)와 깊이(750ml 이상)의 증가를 과호흡이라 일컫는다. 혈액내 산소농도가 감소될 때 환기의 깊이는 증가되나 빈도는 정상과 같다. 대사성 과호흡을 앓고 있는 환자일 경우 저혈액 산소농도에 만성적으로 적응되어 결국 호흡수는 증가할 것이다. 반대로 깊이의 증가없이 호흡률이 증가된 상태를 과환기라 하는데 이는 혈액내 이산화탄소 농도의 감소를 초래하여 수소이온농도(PH)를 증가시킨다(알칼로시스).

대사성 과호흡과 과환기는 호흡의 일시중지와 분별된다. 과호흡 환자는 숨을 참기 어려워 과산소혈증을 증가시키므로 이들의 상태는 나아지지 않는다. 다른 호흡징후(청색증, 흉통)는 보통 응급상황을 나타낸다. 과환기는 호흡의 일시 중지시 야기되는 질환으로, 이산화탄소농도와 수소이온농도(PH)를 정상으로 회복시키고 응급상황은 아니다.

심박수 (Heart Rate)

제 3장 참조

혈압 (Blood Pressure)

제 3장 참조. 혈액내 산소농도가 감소할 때 조직으로의 산소운반을 위해 고혈압이 나타난다.[3]

최고 유량계(손으로 쥘 만한 크기의 폐활량계) (Peak-Flow Meter[Hand-Held Spirometer])

폐활량계는 환기시 폐용량을 측정하고 운동선수 훈련 상황에서 전형적으로 사용되는 기구이다. 실험자는 충분히 숨을 들이마신 후에 작은 관으로 내뿜을 때 아날로그 바늘이나 다이얼이 가리키는 최고 호기 유량(Peak Expiratiory Flow)을 기록한다. 최고 호기유량은 천식과 같은 질환에 의해 손상되는 기도의 기능을 나타낸다. 개인 최대의 최고 호기 유량이 기록되면, 최고 유량계는 신체 활동 바로 전에 측정된다. 중도에서 중증의 천식환자에게서, 개인 최대 80%이하의 최고 호기 유량은 심각한 급성 기관지경련을 나타낸다. 약물치료의 적용으로 호기유량을 회복시킬 수 있으나, 그렇지 않다면 격렬한 활동은 금지되어야 한다.

병리학과 병인론 | PATHOLOGY AND PATHOGENESIS

폐와 흉곽의 장애 (Disorders of the Lung and Thorax)

익사와 익사직전(Drowning and Near-Drowning)

익사는 어린이, 청소년, 젊은 성인들에게서 많은 죽음을 야기시킨다.[3] 호흡기계로 흡인된 물은 무기폐와 전염을 야기시키면서 물리적으로 폐구조물을 손상시킨다.[3] 더우기 이 환자는 후두의 반사연축으로 인해 질식(환기와 호흡부전으로의 사망)할지도 모른다.[3,17] 익사 직전에 구조된 사람들에게는 신경학적 및 신장 합병증이 가장 명백히 나타나고 장애를 초래하는 생리학적 결과를 발생시킨다. 침수의 시간과 물의 온도는 조직 손상의 범위를 결정한다.

무산소증(산소부족)은 몇 분사이에 심각하고 회복 불가능한 신경학적 및 신장 손상을 야기시킨다. 그러나 찬물에서는 대사성 수요를 감소시켜 장시간의 침수(특히 어린이에게)가 가능하게 한다.[17] 그러므로, 익사 직전의 사람에게 응급처치가 적용되기 전까지 소생술(resuscitation efforts)을 계속한다. 익사 중에 구조된 90%는 살지만 20%는 영구적인 합병증을 초래한다. 빠르고 진행적인 호흡부전이 익사 사고 후 12–24시간 내에 발생할 수 있으므로 모든 구조자들은 병원으로 후송되어야 한다.[3]

동요흉 손상(Flail Chest Injury)

동요흉은 다발성 늑골골절로 인해 나타나며 흉곽의 부동성의 구획을 만든다(그림 4–7).[3]

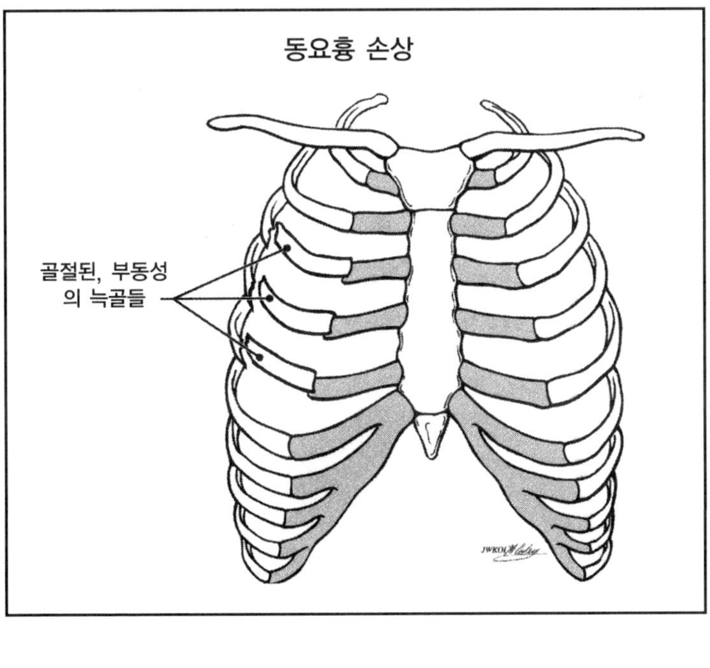

그림 4–7. 동요흉 손상 (Flail chest injury)

이 부분은 호기시 융기하고 흡기시 수축하는 형태로 역행성 호흡(paradoxical excursion)이 일어난다. 동요흉 손상은 응급상황을 의미하며 종종 기흉을 동반하기도 한다.

폐의 폐색 장애 (Pulmonary Obstructive Disorders)

만성 폐쇄성 폐질환(Chronic Obstructive Pulmonary Disease[COPD])

만성 폐쇄성 폐질환은 부분적으로 폐색된 기도에 발생하는 질환의 분류이다. 천식, 기관지염, 폐기종 및 낭포성 섬유증이 그 예이다.[2,3,9,18] 폐색은 기관의 기능부전, 기관지경련이나 염증으로 인해 하기도에서 공기가 차단되거나, 잔기량의 증가 및 환기시 폐활량의 감소에 의해 야기되어진다. 폐에서는 이산화탄소 농도가 증가하고 산소농도가 감소하여 폐포와 모세혈관의 가스교환을 일으키는 확산차이를 손상시킨다.[18] 천식과 운동 유발성 기관지경련은 선수들 사이에서 가장 일반적으로 야기되는 만성 폐쇄성 폐질환이다.

천식(Asthma)

기관지 근육에 대한 자율신경계의 비정상적인 조절인 천식은 기관지경련, 부분 기도폐쇄, 만성 기관지염 및 기관지성 부종을 초래한다.[3,13,18,19] 천식은 인구의 5-10%를 차지하고 유전 및 면역계 요소가 원인이다.[3,19,20] 천식은 간헐적인 급성 기관지경련, 상피세포 손상, 섬유성 세기관지 변화를 야기시킨다. 기도 폐쇄는 염증과 기관지경련의 혼합으로 발생한다.[3,16,19,20]

급성 기관지 경련의 증상들은 압박감, 갑작스런 피로와 불안 등이다.[3,4,21] 임상적인 징후는 호흡곤란, 호기시 천명, 지속적인 호기, 숨찬 어조 등이고, 이들은 또한 앞으로 숙이거나(호흡보조), 청색증(심각한 경우) 및 발작과도 동반된다.[3,16] 과호흡과 빈맥은 호흡이 좀더 어려워지거나 과산소혈증이 증가할 때 발생한다.[3,16] 청진시 감소된 호흡음과 호기건성 수포음이 청취된다.[16]

천식성 기관지경련은 알레르기원, 감염, 차거나 건조한 공기, 약물 및 일정한 감정상태에 의해 갑자기 야기되어진다.[2,13,20] 천식치료의 목표는 기관지염의 제한, 증상 통제, 악화방지, 정상 폐기능 유지, 약물의 부작용 제한을 포함한다. 치료는 흡입기를 사용하거나 경구용으로 사용되는 급성 이완제나 장기간 조절로 분류된다.[19] 항염제는 장기간 조절로 사용되는 반면에 기관지 확장제는 급성 기관지경련으로부터의 빠른 회복을 제공한다.

급성 천식 발작을 치료하기 위해, 환자는 앉은 자세에서 심호흡을 하되 입을 오무린 상태로 호기하여 정신적으로 안정감을 준다.[21] 흡입기의 관리 또한 필요하다.[3] 회복은 점차적으로 1시간 내로 발생해야 한다.[3,16] 이러한 정기적 측정에도 반응하지 않는 심각한 발작은 응급상황을 의미한다. 천식은 기흉, 급성 우심부전, 저산소혈증 및 대사성 허탈을 발생할 수 있다. 운동선수 지도자는 천식을 앓고 있는 선수들이 만성적 증상과 급성발작을 조절하기위해 사용되는 약물을 알아둬야 한다. 처방된 약물관리는 심각한 발작을 방지할 수 있다.[3]

운동 유도성 기관지경련(Exercise-Induced Bronchospasm[EIB])

운동 유발성 기관지경련은 천식보다 더 흔하고, 인구의 약 15%, 천식을 앓은 환자의 90%, 알러지를 가진 사람의 35-40%을 차지한다.[13,22] 운동 유도성 기관지경련은 운동시 5-10분 내에 일어나고 운동을 계속함에 따라 점점 악화된다. 자연적 회복은 운동을 멈춘 후 30-60분에 발생한다.[4,13,14,22,23]

격한 운동시 입을 통해 차고 건조한 공기를 들이마시는 것은 이 질환을 악화시킬 수 있다.[4,13,14,22] 운동시 이상 호흡곤란 및 중앙부의 흉통을 나타낸다. 심한 운동 후 기침은 이 질환과 함께 매우 흔히 일어나고 실신과 청색증은 심각한 경우에 나타난다.[4,13,14,22]

치료법은 잠재적인 천식(만약 존재시), 약물 및 환경성 주의(차갑고 건조한 공기를 피함)의 통제를 요한다.[3,4] 더우기 시합 전 지속적인 준비운동(시합 전 60분, 50% 최고 심박수에 10-15분 운동 후 full exercise session시작 전 15분 휴식)은 경도의 운동 유도성 기관지경련과 불응기를 유발한다. 만약 조절이 이루어지지 않으면, 습하고 따뜻한 환경에서의 스포츠나 운동으로 대치한다. 구강제나 입으로 흡입되는 기관지확장제는 효과적으로 이 질환을 조절하나 신체적 활동(예, 불안, 진전, 빈맥)의 예상치 못한 부작용을 나타낸다. 더우기 이러한 약물은 경기운동 연합에 의해 금지된다.[14,22]

급성 운동유도성 기관지경련은 급성 천식발작과 같이 치료되어진다. 증상이 치료될 때까지 운동을 멈춘 후 감정적으로 선수를 안심시키며 과민증을 평가하고 점검한다. 60분 이상 오랫동안 지속되거나 실신 혹은 청색증을 나타내는 운동 유도성 기관지 경련은 응급상황을 말한다.

운동 유도성 과민증(아나필락시)(Exercise-Induced Anaphylaxis[EIA])

비스테로이드제 항염성 약물의 만성적인 투여와 운동시의 호흡질환의 병력은 격렬한 신체활동에 대한 비정상적 면역반응인 운동 유도성 과민증의 위험을 증가시킨다.[22] 이 질환은 운동시 발열감을 일으키고 빠른 기침, 천명 및 쇼크를 일으킨다.[13] 0.5-1인치 정도의 피부 병변(두드러기, 발진)이 나타난다. 천명과 기관지경련의 다른 징후들은 보통 나타나지 않으나 공명이나 짖는 것 같은 기침(크루프, 가막성후두염)이 병이 진전됨에 따라 나타난다.[22] 저혈압과 빈맥은 쇼크의 발병을 예고한다. 치료로는 기도 유지, 산소 공급 및 응급수송이 있으며 정맥내 약물(아드레날린)은 기도를 열기위해 투여된다.[22]

기도 염증(Airway Inflammation)

기관지염, 비염 및 부비동염은 상기도에서 발생하여 폐쇄를 야기시킨다. 전형적으로 알러지성 반응은 비염을, 감염이나 알러지는 부비동염, 감염이나 환경 자극제는 기관지염을 야기시킨다.[3] 제 9장은 상부 호흡감염에 대해 설명한다.

기관지염(Bronchitis)

급성 기관지염은 전염이나 화학적 자극으로부터 야기된다.[2,3] 조기 징후와 증상은 열, 비습성(nonproductive) 기침, 인후염 및 근골격계성 흉통(격렬하거나 지속적인 기침으로)을 포함한다.[2,3] 급성 기관지염은 가래기침, 천명음 및 전염의 전신성 징후로 진행한다. 기침의 반응억제 물질, 휴식, 수분공급이 일반적인 치료법이다.[3] 만약 치료하지 않으면, 급성 기관지염에 의해 생성된 부종과 자극이 심각한 기관지성 전염을 초래할 수 있다.

자극제의 지속적 혹은 반복된 노출은 기관지의 점막에 염증을 일으키는 만성 기관지염을 야기시킨다.[2,3] 기관지의 직경은 감소하여 공기흐름을 방해한다. 원위 세기관지가 완전히 폐쇄되면, 공기는 폐포안에 고립되어 저산소혈증, 청색증 및 폐 고혈압을 야기시킨다. 증가된 폐긴장(폐성심)에 반응하여 우심실 비후는 말초성부종을 형성한다.[3]

기관지염은 천명음과 호흡곤란 및 체온상승이 나타나기도 한다.[3] 아침과 저녁에 점점 심해지는 기침은 기도의 청결을 유지하기위해 나타난다. 기침은 2년 동안 일년에 3개월 정도 지속되며 호기용적은 감소한다.[2,3,18]

만성 폐질환과 계속된 흡연의 합병증인 폐기종(emphysema)은 신체적으로 활동적인 사람에게는 드물게 나타난다.[18] 폐포벽과 모세혈관의 파괴와 폐탄력성의 소실은 가스교환을 위한 폐의 영역을 감소시킨다. 폐기종은 호흡곤란, 노력성 호흡의 증가, 전염 및 폐성심을 발생한다.[2,3] 폐기종은 회복될 수 없고 예후는 매우 나쁘다.

제한성 폐장애(Restrictive Lung Disorders)

외상, 수술, 화학요법이나 방사선으로 인한 폐의 상처는 폐용적을 제한하여 결과적으로 폐의 기능을 제한시킨다.[4] 신체적 활동은 손상된 호흡기능 및 용량의 감소로 제한된다.[4]

기흉, 혈흉 및 기종격증(Pneumothorax, Hemothorax, and Pneumomediastinum)

기흉(Pneumothorax)

흉막강내에 공기가 축적되어 폐의 허탈상태를 초래하는 것으로 폐의 압력의 갑작스런 증가나 외상으로 인한 흉막손상을 야기한다.[1,3,6,12,24] 정상적으로 흉막강내의 음성 압력은 소실되어 폐는 기관세지쪽으로 퇴축된다(그림 4-8). 음성 흉막압없이는, 폐는 팽창할 수 없다.

증상은 급성 흉막성 흉통과 호흡곤란이다. 과호흡, 청진시 호흡음의 감소나 결손, 염발음(흉곽내 표피조직내의 기포 촉진) 및 공명과도의 징후는 손상된 폐주위에서 관찰될 수 있다.[3,6,12,24] 만약 흉강이 공기를 배출하기 위한 어떠한 기전없이 공기를 계속적으로 축적한다면, 긴장성 기흉이 야기되어 흉곽내압이 재빨리 증가한다(그림 4-9). 기관과 종격동(심장포함)mediastinum은 한쪽으로 편위되고 흉곽은 비대칭적으로 틀어진다.[3,6] 만약 치료하지 않으면, 압력은 심장과 주요 혈관을 압박하여 사망을 야기시킨다. 치료는 흉곽벽을 통해 수술시 삽입한 흉관을 통해 압력을 감소시킨다.

혈흉(Hemothorax)

흉막강에 혈액이 축적된 상태를 혈흉이라 하고, 혈액과 공기가 모두 존재하는 상태는 혈기흉증이라 한다(그림 4-10).[1,3] 징후와 증상은 기흉과 유사하나 튀기는 소리와 같은 소리는 가끔 자세의 변화에 따라 폐하엽에서 청진되기도 한다.

기흉으로 의심될 때는 베개를 안아 흉곽을 고정하여 기침이나 가쁜 호흡을 조절하고, 활력

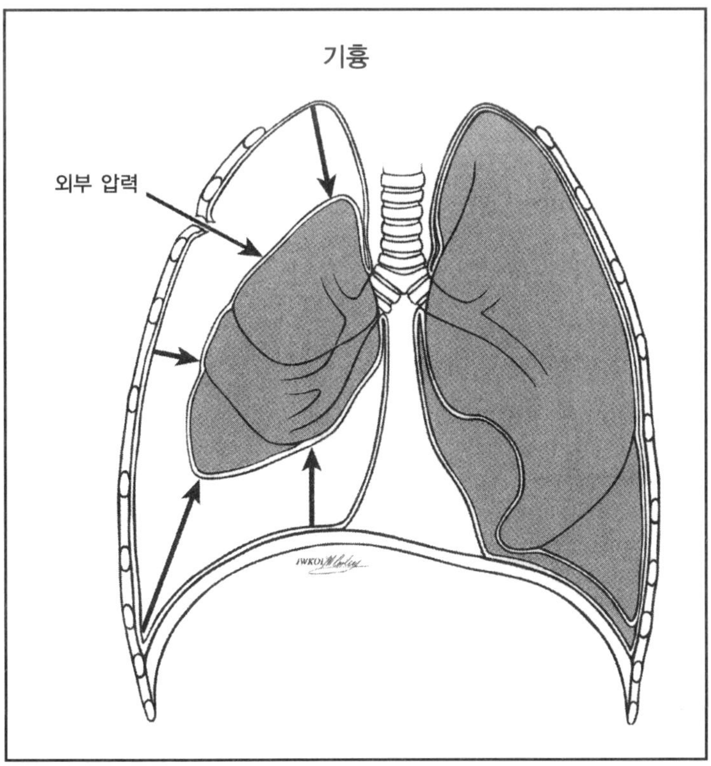

그림 4-8. 기흉 (Pneumothorax)

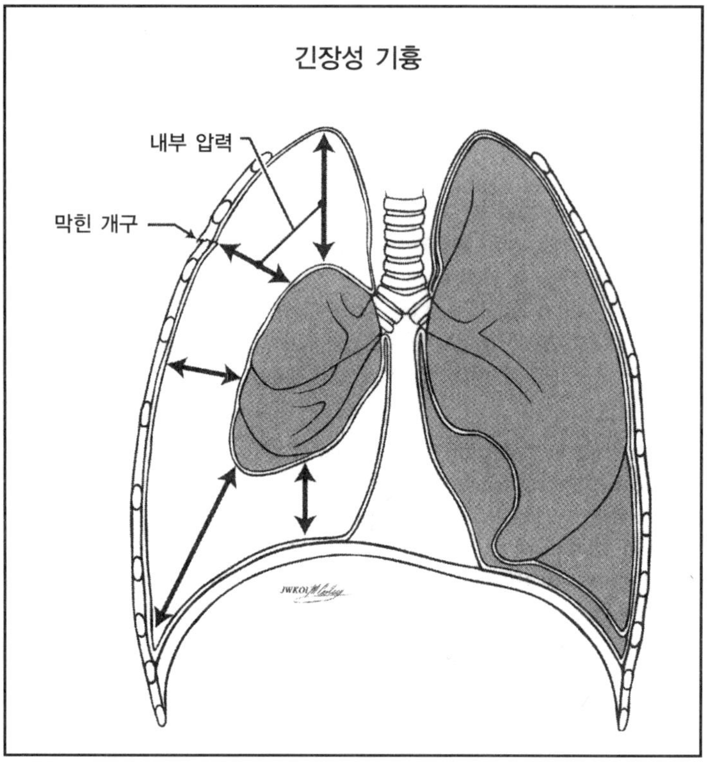

그림 4-9. 긴장성 기흉 (Tension pneumothorax)

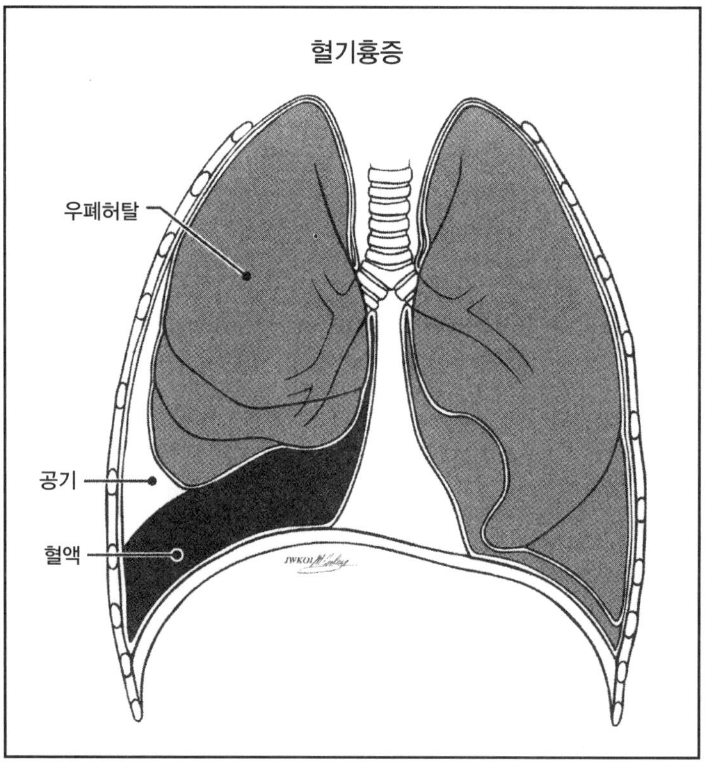

그림 4-10. 혈기흉증 (Hemopneumothorax)

징후를 검사하고 응급처치를 시도한다.[24] 기흉후 다른 손상(늑골 골절)이 나타나지 않는다면 운동복귀는 퇴원 후 며칠내에 가능하다.[6] 긴장성 기흉, 혈기흉증 및 부수적 외상을 가진 기흉은 좀더 면밀한 검사와 장기간의 회복기가 요구된다.

기종격증(Pneumomediastinum)

공기가 자연적으로 종격동으로 이동하는 상태를 기종격증이라 말한다. 자연적 기종격증은 흉곽내 압력을 증가하는 강제성 노력 후 발생한다(발살바법, 기침, 재채기).[25] 천식, 당뇨, 불법적인 약물 사용, 신경성 식욕부진, 폐질환들은 이 질환의 매우 심각한 위험요소이다.[25] 기흉과 유사한 흉통이 나타나지만 외측 흉곽보다 다소 흉골에 국소화된다. 목의 통증이나 연하곤란이 또한 나타난다.[8,25] 기종격증은 만약 더 심각한 질환(폐색전증, 기흉)과 공존하지 않는다면 응급상황이 아니며 보통 10일 내에 치료될 수 있다. 만약 증상들이 사라지거나 재발하지 않는다면, 신체적 활동은 점차적으로 회복될 수 있다.[25]

소아과 질환 | PEDIATRIC CONCERNS

낭포성 섬유증 (Cystic Fibrosis)

낭포성 섬유증은 코카서스계 미국인들사이에서 가장 흔한 유전적 장애이다.[3,4,26] 비정상적인 유전 요소는 일차적으로 호흡기계와 소화관에 있는 외분비선에 영향을 준다.[2,3,26] 이들 선의 농축된 분비물은 기도를 막고 전염되는 경향이 있다.[2,4,18] 폐렴(세균성 폐감염; 제 10장 참조)은 재발성이고 점차적으로 활동성을 억제하여 결국 치명적인 손상을 초래한다. 낭포성 섬유증 환자의 절반만이 30세까지 산다.[3,4,18,26] 치료는 영양공급, 분비물을 배출하기 위한 규칙적인 폐 세척 및 항생제가 있다.[3,4,18,26] 경도에서 중도의 긴장성 운동은 유산소 활동과 기능을 증진시키며 생명을 연장시킨다.[4]

운동신경 질환 (Neuromotor Disease)

호흡 장애는 종종 호흡근이나 호흡의 신경조절에 영향을 주는 만성 신경근 질환을 동반한다(제 8장 참조).[4] 더우기 선천적이거나 후천적인 흉벽의 기형은 폐용적을 제한하여 폐기능을 방해한다.[4] 함몰흉, 돌출흉 및 측만증과 같은 흉곽의 기형들은 근원적인 심장질환이나 선천성 장애를 예방하기 위해 의학적 검사를 의뢰해야 한다.[4]

척추측만증 환자는 만약 만곡이 빠르게 회복되고, 체간의 움직임 및 환기에 제한이 없다면 경기참여에 문제가 되지 않는다.[4] 척추측만증을 치료하기 위해 외과적 척추 고정을 한 선수들의 경기 출전여부는 폐손상과 외과적 장치 혹은 체간의 내구력 및 움직임에 따라 다르다.[4]

요약 | SUMMARY

호흡기계는 흡기와 호기를 통해 신체와 외부환경의 산소와 이산화탄소를 교환한다. 호흡곤란, 기침, 청색증, 흉통 및 비정상적인 호흡양상은 폐질환의 가장 일반적인 징후와 증상들이다. 타진과 청진은 잠재적인 폐질환을 평가하기위해 사용된다. 폐질환은 폐색성 질환(천식, 기관지경련), 제한성 질환(외상 혹은 외과적 상처, 감염, 기형)이나 흉막내강의 허탈(기흉, 혈흉, 기종격증)시 폐조직(외상, 익사)에 발생한다.

자료 | RESOURCES

Auscultation (Pulmonary)

- UCLA School of Medicine auscultation assistant site with audio of breath sounds. www.med.ucla.edu/wilkes/index.htm
- Virtual Stethoscope site with audio of breath sounds (McGill University). www.music.mcgill.ca/auscultation.html

Pulmonary

- American Lung Association. www.lungusa.org
- atlife.com pulmonary site. www.atpulmonary.com/pulm
- Yahoo directory. dir.yahoo.com/Health/diseases-and-Conditions/Respiratory-Diseases

참고문헌 | REFERENCES

1. Ganong WF. *Review of Medical Physiology*. 15th ed. Norwalk, Conn: Appleton & Lange; 1991.
2. Goodman CC, Snyder TEK. Overview of pulmonary signs and symptoms. In: Goodman CC, Snyder TEK, eds. *Differential Diagnosis of Physical Therapy: Musculoskeletal and Systemic Conditions*. 3rd ed. Philadelphia, Pa: WB Saunders Company; 2000:145-180.
3. Goodman CC. The respiratory system In: Goodman CC, Boissonnault WG, eds.*Pathology: Implications for the Physical Therapist*, Pa: WB Saunders Company; 1998:399-455.
4. Homnick DN, Marks JH. Exercise and sports in the adolescent with chronic pulmonary disease. *Adolescent Medicine*. 1998;9(3):467-481.
5. Dantzker DR, Tobin MJ. Anatomical and physiological considerations. In: Andreoli TE, Carpenter CCJ, Plum F, et al, eds. *Cecil's Essentials of Medicine*. 2nd ed. Philadelphia, Pa: WB Saunders Company; 1990:126-135.
6. Amaral JF. Thoracoabdominal in the athlete. *Clin Sports Med*. 1997;16(4): 739-753.
7. Loudon RG. Approach to the pulmonary patient. In: Beers MH, Berkow R, eds. *The Mreck Manual of Diagnosis and Therapy*. 17th ed. Whitehouse Station, NJ: Merck Research Laboratories; 1999:511-521.
8. Dantzker DR, Tobin MJ. Approach to the patients with respiratory disease. In: Andreoli TE, Carpenter CCJ, Plum F, et al, eds. *Cecil's Essentials of Medicine*. 2nd ed. Philadelphia, Pa: WB Saunders Company; 1990:124-126.
9. Arnall D, Ryan M. Screening for pulmonary system disease. In: Boissonnault WG, ed. *Examination in Physical Therapy Practice:* Screening for Medical Disease. 2nd ed. New York: Churchill-Livingstone; 1995:69-100.
10. Bossonnault WG, Bass C. Pathological origins of trunk and pain, part 2: disorders of the cardiovascular and pulmonary systems. *J Orthop Sports Phys Ther*. 1990;12(5):208-215.
11. Stopka CB, Zambito KL. Referred visceral pain: what every sports medicine professional needs to know. *Athletic Therapy Today*. 1999;4(1):29-36.
12. Kizer KW, MacQuarrie MB. Pulmonary air leaks resulting from outdoor sports: a clinical series and literature review. *Am J Sports Med*. 1999;27 (4):517-520.
13. Mellman MF, Podersta L. Common medical problems in sports. *Clin Sports Med*. 1997;16(4):635-662.
14. Virant FS. Exercise-induced bronchospasm: epidemiology, pathophysiology, and thera-

py. *Med Sci Sports Exerc*. 1992;24(8):851-855.

15. Bickley LS, Hoekelman RA. *Bates' Guide to Physical Examination and History Taking*. 7th ed.Philadelphia, Pa: Lippincott, Williams & Wilkins; 1999.
16. Ellis EF. Asthma. In: Beers MH, Berkow R, eds. *The Merck Manual of Diagnosis and Therapy*. 17th ed. Whitehouse Station, NJ:Merck Research Laboratories, 1999:556-568.
17. Dean NL. Near drowning. In: Beers MH, Berkow R, eds. *The Merck Manual of Diagnosis and Therapy*. 17th ed. Whitehouse Station, NJ:Merck Research Laboratories, 1999:2459-2460.
18. Dantzker DR, Tobin MJ. Obstructive lung disease. In: Andreoli TE, Carpenter CCJ, Plum F, et al, eds. *Cecil's Essentials of Medicine*. 2nd ed. Philadelphia, Pa: WB Saunders Company; 1990:140-147.
19. Jain P, Golish JA. Clinical management of asthma in the 1990s: current therapy and new directions. *Drugs*. 1996;52(6):1-11.
20. Spahn JD, Szefler SJ.The ediology and control of bronchial hyperresponsiveness in children. *Curr Opin Pediatr*. 1996;8:591-596.
21. Arnheim DD, Prentice WE. Other health conditions related to sports. In: Arnheim DD, *Prentice WE, eds. Principles of Athletic Training*. 8th ed. St. Louis, Mo: Mosby-Year Book; 1993:796-819.
22. Kyle JM. Exercise-induced pulmonary syndromes. *Sports Wed*. 1994:78(2): 413-421.
23. Nichols AW. Nonorthopedic problems in the aquatic athlete. *Clin Sports Med*. 1999;18(2):395-411.
24. Cvengros RD, Lazor JA. Pnuemothorax: a medical emergency. *Journal of Athletic Traning*. 1996;31(2):167-168.
25. Ferro RT, Mckeag DB. Neck pain and dyspnea in a swimmer: spontaneous pneumomediastinum presentation and return-to-play considerations. *The Physician and Sports Medicine*. 1999;27(10):67-71.
26. Rosenstein BJ. Cystic fibrosis. In: Beers MH, Berkow R, eds. *The Merck Manual of Diagnosis and Therapy*. 17th ed. Whitehouse Station, NJ:Merck Research Laboratories; 1999:2366-2371.

제 5 장

소화기계와 간-담도계

(Gastrointestinal and Hepatic-Biliary Systems)

목 적
PURPOSES

- 소화기계와 간-담도계의 기초적 구조와 기능을 설명한다.
- 소화기계와 간-담도계의 병생리학적 기전을 고찰한다.
- 운동시 소화기계와 간-담도계의 반응을 설명한다.
- 소화기계와 간-담도계의 병리학과 관련된 의학적 병력을 논의한다.
- 소화기계와 관련된 질병의 증상과 징후에 대해 확인한다.
- 간-담도계와 관련된 질병의 증상과 징후에 대해 확인한다.
- 소화기계와 간-담도계와 관련된 신체 검진을 수행한다.
- 소화기계와 간-담도계 중 몇 개의 병리학적 질환들을 비교, 대조 및 논의한다.

개 요 | INTRODUCTION

운동의 강도와 기간은 소화기계의 기계적인 소화과정과 기능을 변화시키므로 운동 선수에게 구역, 구토, 복부통, 설사, 변비는 매우 흔하다. 또한, 이러한 문제들은 일반인에게도 자주 발생한다.[1,2] 예로, 10%의 사람들은 과민성 대장증후군(irritable bowel syndrome)을 앓고 있으며 거의 매일같이 소화증상을 호소하고 있다.[2]

외상, 감염 및 질환은 소화기계(식도, 위, 소장, 대장)에 영향을 미칠 수 있으며 원인은 다르지만 매우 비슷한 증상을 보인다. 소화기계 감염은 제 10장에서 논의되며 소화기계와 관련된 간과 담낭(간-담도계)의 질환은 이 장에서 다룰 것이다. 소화기계와 복부에 관한 외상은 스포츠에서 보기 힘드나 이러한 외상은 인식하기조차 어려워 사망을 초래할 수 있다.[3,4] 그러므로, 복부에 심각한 외상을 입은 운동선수를 면밀히 검사하고 주시해야 한다.[4] 이 장에서는 소화기계와 간-담도계의 병리학적 증상과 징후 및 복부의 이학적 검사를 고찰한다.

해부학, 생리학 및 병인론의 고찰 | REVIEW OF ANATOMY, PHYSIOLOGY AND PATHOGENESIS

소화기계의 구조는 입, 식도, 위, 소장(십이지장, 공장, 회장), 대장, 직장 및 항문을 포함한다(그림 5-1). 상부 소화기계(입에서부터 십이지장까지)의 기능은 음식물을 섭취하고 소화하는 것이며 하부 소화기계(공장에서 직장까지)의 기능은 영양분과 수분을 흡수하고 분비물을 배출하는 것이다. 그림 5-2는 복부 사분면과 그 부분에 속한 기관을 설명한다.[5,6] 각 사분면내에 포함된 해부학적 구조물들의 위치는 복부 검사시 중요하다.

공복(gastric emptying)현상은 운동 시작시 증가되나 운동의 강도가 유산소 용량의 약 75%에 도달되면 공복현상의 속도는 감소된다.[2,7] 운동 중 나타나는 공복 증상은 운동전 기름진 음식을 피하고 수분을 섭취하면 도움이 된다.[2,7] 전체적으로, 하부 위장의 운동력은 규칙적 운동시 증가한다.[2,7] 중력이 위장계를 돕기 때문에 직립 활동은 가동성이 적은 사람의 장 운동력을 증진시킨다.[2] 운동시 소장의 움직임은 일과성 허열(transient ischemia)과 운동 유도성 호르몬(exercise-induced hormone) 때문에 감소되며[7] 대장의 움직임은 설사나 미세한 복부 경련을 초래한다.[4,7] 적당한 수분 섭취는 이러한 운동 유도성 소화증상을 방지할

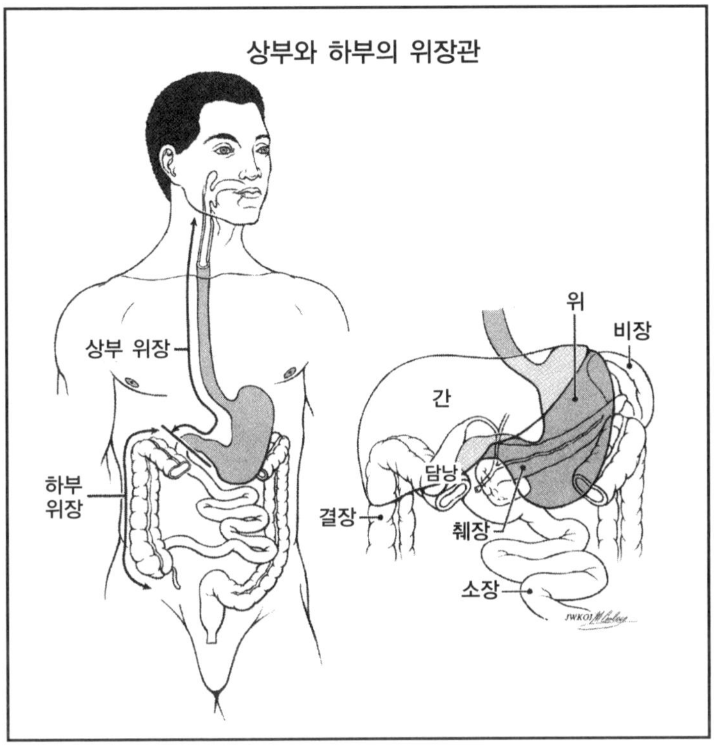

그림 5-1. 상부와 하부 소화기계의 기관(Organs of the upper and lower gastrointestinal system)

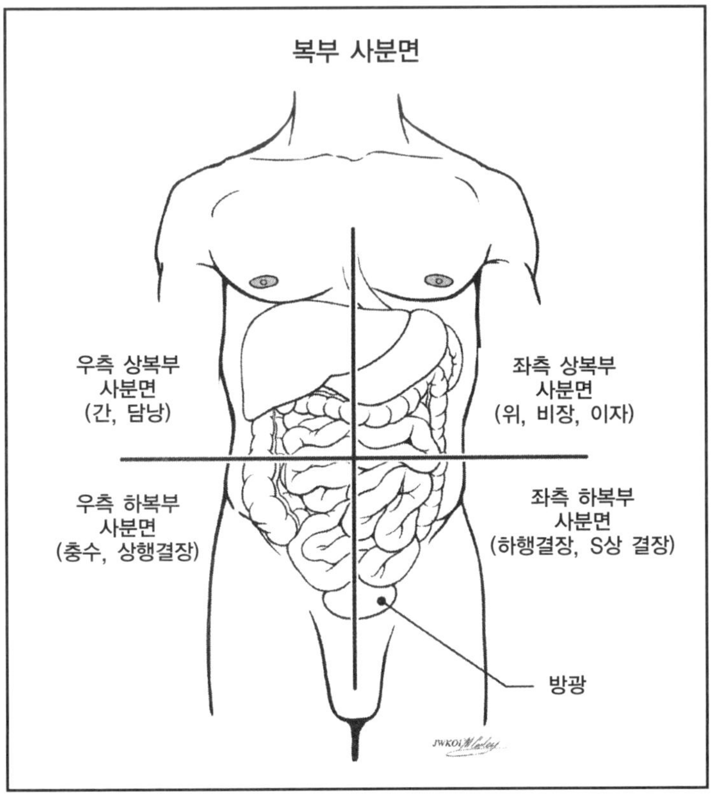

그림 5-2. 복부 사분면과 그 부분에 속한 구조물(Abdominal quadrants and their contents)

수 있다.[2]

간, 담낭 및 외분비성 췌장은 같은 개구(담췌관 팽대부)를 통해 소화 효소를 소장으로 분비한다. 그리고, 간은 혈액이 심장으로 운반되기 전에 장, 결장, 비장 및 췌장으로부터 혈액을 공급받아 영양분을 흡수하고 해독작용을 한다. 또한 간은 지방과 콜레스테롤의 대사작용을 조절하고 탄수화물을 저장하며 소화시 색소(빌리루빈)와 지방을 분해하는 담즙을 형성한다. 대부분의 담즙산염(bile salt)은 위와 간 사이의 순환을 통해 재사용되는 반면 색소는 배설물과 함께 외부로 배설되여 분비물의 색깔을 결정한다. 담즙은 음식이 십이지장에 머무를 때 이 곳으로 흘러 들어가며 평상시에는 담낭에 저장되어 점점 농축된다. 담도계(간과 담낭)의 장애는 혈액내에 노란 색소인 빌리루빈의 수치를 높여 피부, 눈 및 점액의 황달(황색 변색)을 초래한다. 소장내에 담즙산염이 부족하다면 지방의 소화와 흡수는 영향을 받는다.

췌장은 2개의 기능적 부분으로 구성된다. 제 7장에서 논의된 내분비성 췌장(endocrine pancreas)은 혈액의 탄수화물 수치를 조절하는 호르몬(인슐린과 글루카곤)을 분비하고 외분비성 췌장(exocrine pancreas)은 탄수화물, 단백질 및 지방의 소화에 중요한 여러 개의 효소를 분비한다. 그러므로, 외분비성 췌장 질환은 결과적으로 소화계 장애를 초래한다. 그리고 위산을 중화시키는 알칼리성 췌장 효소의 결핍은 십이지장궤양의 발병과 관련된다.[8]

징후와 증상 | SIGNS AND SYMPTOMS

메스꺼움과 구토 (Nausea and Vomiting)

메스꺼움과 구토는 상부 위장 장애의 특징으로 상부 위장 내의 신경 종말이 화학적, 기계적, 자율 신경(미주신경) 자극에 의해 발생한다. 코나 입에 외상을 당한 사람은 순간적으로 혈액을 삼킨 후 구토시 맑은 혈액이 섞여 나오는 경우가 있는데 이를 토혈증(hematemesis)이라 한다.[2,5,9] 상부 위장의 출혈과 같은 질환처럼 위장에 혈액이 축적되면 구토물은 커피 찌꺼기와 같은 색깔을 띤다.[5] 위궤양, 비스테로이드성 항염증제의 과도한 사용, 알콜 중독 및 전신성 질환은 상부 위장의 출혈을 초래할 수 있다.[5] 격렬한 운동은 또한 드물게 급성 위장 출혈과 토혈증을 일으킬 수 있다.[7]

복부 통증 (Abdominal Pain)

복부 통증의 위치(복부 사분면), 통증 정도 및 특성에 대해 염두해 두어야 한다. 통증은 손상된 구조물이나 질환을 분별하는데 도움이 된다. 격렬한 경련 형태의 통증이 주기적으로 나타나는 것은 복부 기관과 복부관(abdominal duct)[10]의 급성 염증이나 폐쇄증을 의미하고 국소화된 급성통증이 계속적으로 나타나는 것은 부분적 복막염을 의미한다.[2,11] 또한 외상이 없는 미세한 복부 경련은 보통 하부 위장 장애를 나타내며 비스테로이드성 항염증제는 일시적으로 위장 통증을 경감시킨다.[9]

복부 강직 (Abdominal Rigidity)

근 복부막의 보호 경련을 강직이라고 부르며 촉진시, 복부에서 보통 느낄 수 있는 유연함이 아닌 딱딱한 느낌을 준다. 강직은 보통 전체보다 특정 복부 사분면이나 특정 부위에서 발생하며 심각한 복부 통증과 체간 굴곡의 어려움을 동반한다. 복부 강직은 즉각적인 응급처치가 요구된다.

식욕 부진과 현저한 체중 감소 (Loss of Appetite and Significant Loss in Body Weight)

식욕 부진은 상부 위장 문제를 의미하며[2,9] 현저한 체중 감소는 영양 실조, 반복된 구토로 인한 탈수 및 만성 질환의 신진대사 수요의 증가에 의해 나타난다.[5] 간염과 암은 식욕 부진과[2] 체중감소를 모두 보인다(11장 참고).

야간 통증 혹은 증상 (Night Pain or Symptoms)

야간에 사람을 깨울 정도의 복부 통증은 매우 심각하다. 야간에 좀더 활동적인 부교감 신경계는 위장 기관을 자극하고 손상된 기관의 활동이 증가할 때 증상을 일으킨다.

식사시, 혹은 식후 증상 (Prandial or Postprandial Symptoms)

식사하는 동안 혹은 *식후*의 증상은 위장이나 담도의 질환을 의미한다.[5,9,11] 위장의 통증은 식후 약 한 시간 후에 시작되는 반면 십이지장의 통증은 식후 두 시간이나 그 후에 나타난다. 음식물은 위궤양을 악화시키지만 십이지장궤양을 경감시킨다.[9,11] 그리고 카페인, 알코올 및 매운 음식은 위식도 역류(gastroesophageal reflux)나 소화성 궤양(peptic ulcer)을 자극하며 기름진 음식은 담낭이나 췌장의 질환을 악화시킨다.[6]

배변 습관이나 배설물의 변화 (Change in Bowel Habits or Stool Quality)

배변의 용이, 빈도 및 규칙성의 변화는 하부 위장 질환을 의미하며[6,9] 배변의 색깔 및 냄새의 변화는 하부 위장과 담도계의 질환을 의미한다.[6] 배변습관의 두가지 장애에는 설사와 변비가 있다.

설사는 장 움직임의 증가, 흡수 장애 증후군, 간염으로 인한 장 운동의 이완 및 활성에 의해 발생하며[5,12,13] 격력한 운동시 가끔 나타난다.[1,2] 어떤 약품은 일시적으로 설사를 초래할 수 있다.[5] 예로 항생제는 장내의 박테리아를 과생산하여 장움직임을 증가시킨다. 변비는 장움직임의 감소나 탈수로 인한 배설물의 비정상적 정체이다.[5,11,12] 그릇된 식습관(고설탕, 저섬유질), 탈수, 의약품(진통제), 스트레스, 비활동성 및 위장 질환은 변비를 일으키며[5,11] 만성적으로 정체된 배설물은 장폐쇄를 유발한다.[11] 좀더 심한 경우에는 변비약(laxatives)이 필요하지만 적당한 식생활의 변화로 완화시킬 수 있다.

직장내의 혈액(Rectal Blood)

배설물에서 발견되는 혈액은 하부 위장 질환을 의미한다.[1,9] 치질이나 항문 열창(anal fissure)이 원인이 될 수 있으나 과민성 대장증후군, 암 또는 기생충성 위장 간염의 여부를 염두해 두어야 한다.[1,7,11] 흑색변은 상부 위장 출혈을 의미한다.[11]

황달 (Jaundice)

황달은 피부, 눈 및 점액막이 과도한 빌리루빈 수치로 인해 누렇게 변하는 것으로 간, 담낭, 외분비성 췌장 또는 담즙관의 질환에 의해 나타난다.[8] 빌리루빈의 수치는 혈액 내에서 증가하고(신장에 의해 소변으로 여과됨) 장 내에서는 감소하여 소변은 점진적으로 짙어지며 배설물의 색깔은 옅어진다.[9,11]

통증 양상 | PAIN PATTERNS

상부 소화기계 (Upper Gastrointestinal System)

상부 위장의 관련통(그림 5-3a)은 심장 연관통과 비슷하나(제 3장 참고) 병력 및 동반된 징후와 증상은 보통 선명히 구분된다.[2,7] 식도는 흉골 하부통을 초래하며, 이 통증은 종종 상위부(epigastrium)에 나타나거나 허리 부위로 방사된다.[5,7,9,11] 상위부 통증은 위장 장애에

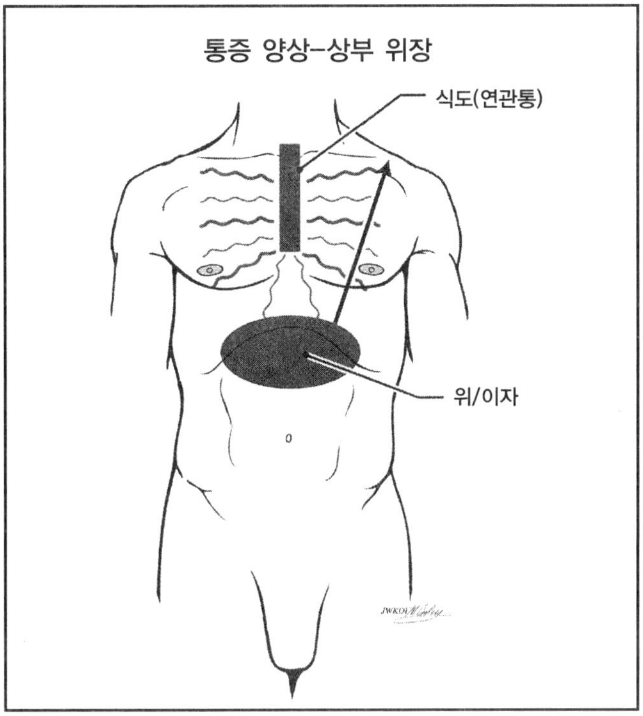

그림 5-3a. 상부 소화기계의 연관통 양상(Referred pain patterns for the upper gastrointestinal system)

의해 야기될 수 있으나 만약 횡격늑막이 과민해지면 통증이 허리나 어깨로 방사된다.[9,11,14]

하부 소화기계 (Lower Gastrointestinal System)

소장과 대장의 통증은 중복부에서 하복부로 통증을 확산시킨다(그림 5-3b).[9,11,14]

충수(Appendix)

충수는 전상장골극(ASIS)에서 배꼽(맥버니점)까지 연결한 선의 상 1/3 지점에서 통증을 유발한다.[9,11,14] 급성 충수염으로 인한 통증은 복부의 중앙부위, 고관절, 대퇴부 및 허리까지 방사된다.[11]

간 (Liver)

간의 통증은 상위부와 우측 상복부까지 방사하고 하측 횡격막이 과민해지면 오른쪽 어깨, 흉추 또는 경추까지 통증을 전달할 수 있다.[9,11,14]

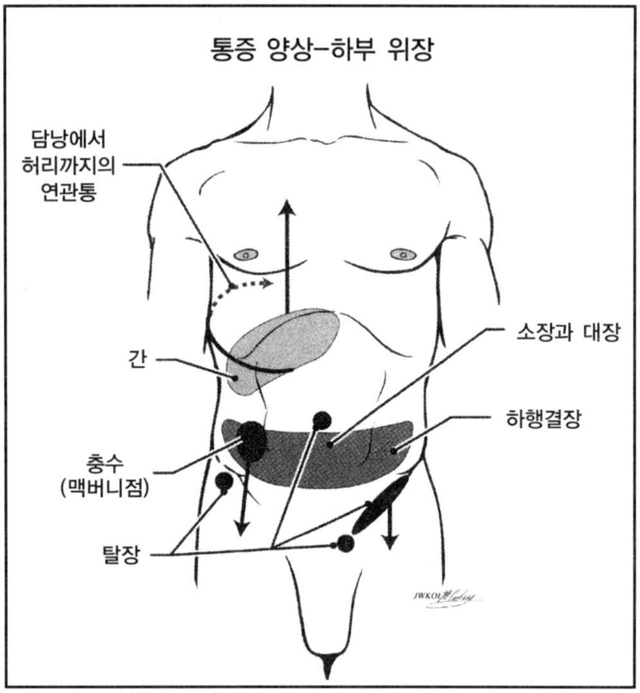

그림 5-3b. 하부 소화기계의 연관통 양상(Referred pain patterns for the lower gastrointestinal system)

담낭 (Gallbladder)

담낭은 우측 T8의 피부 분절을 따르는 특징적 패턴을 형성하고 우측 견갑골까지 날카롭고 찌르는 듯한 감각을 방사한다.[9,14] 담낭의 통증은 가슴쓰림(heartburn)을 특징으로 한다.[11]

췌장 (Pancreas)

췌장은 흉추와 요추까지 방사통을 일으키는 상위부의 통증을 초래한다.[11] 만약 횡격막이 민감해지면 통증은 왼쪽 어깨에서 발생한다.[11]

의학적 병력과 이학적 검사 I

MEDICAL HISTORY AND PHYSICAL EXAMNIATION

가족력과 개인 병력 (Family and Personal History)

일차적 통증요인으로 메스꺼움, 구토 및 복부통을 호소하는 사람에게는 철저한 위장 병력

청취를 실시해야 한다.[2] 최근의 위장 질환, 식단의 변화, 현재의 운동 부위 및 최근의 여행은 위장 질환의 원인과 관련될 수 있으며[1] 과거의 소아과 질환, 최근의 외과 수술 및 비슷한 질환의 병력 또한 항상 확인해야 한다.[10]

식사 중이나 야간에 나타나는 증상은 식후의 가슴 쓰림이나 운동 유도성 소화불량(exercise-induced indigestion)보다 좀더 심각하다.[2,9] 카페인, 알코올, 니코틴, 약물 및 의약품 등의 규칙적인 사용 또한 주시해야 한다.[6,9]

직접적 외상은 소화기계와 간-담도계의 기관을 포함한 내부 장기를 손상시킬 수 있다.[4] 최근의 복부나 흉곽의 외상은 수 시간 동안 증상이 나타나지 않으므로 이 외상에 대한 병력은 현재 호소하는 증상이나 징후보다 더 중요할 수 있다.[3] 둔기(야구 방망이나 자전거 손잡이)의 끝으로 인한 외상이나 그로 인해 발생한 멍 혹은 늑골 골절은 내부 장기의 손상을 의심해 보아야 한다. 마지막으로, 갑작스런 흉곽의 움직임으로 복부 내부 장기들이 흉곽에 충돌하여 손상을 입을 수 있다.[3]

간, 공장 및 결장의 손상은 스포츠 분야에서는 드문 일이다. 활력징후(vital signs)의 점진적인 악화(쇼크)와 계속적인 복부통은 복부 외상 후 여러시간 동안 규칙적으로 증상을 평가해야 할 심각한 징후이다.[4]

시진 (Inspection)

복부 전체가 부어오르는 것은 복수(과도한 복막액), 폐쇄로 인한 장의 팽창 및 장내의 과도한 가스로 인해 초래된다.[10] 복부는 또한 비대칭적으로 나타나는데 보통 중력에 의해 이동된 복수, 간비대(우측 팽창) 및 비종대(좌측 팽창)를 의미한다.[6]

다른 징후는 면밀한 시진을 통해 관측된다. 하복부에, 특히 가벼운 촉진으로 감소되는 작고 부풀어오는 덩어리는 탈장된 소장 및 대장을 의미한다. 맥박은 대동맥이나 장골 동맥류에서 촉진되고(제 3장 참고) 황달은 피부나 눈의 공막에서 나타난다.[10] 심각한 복부근의 경련시 양팔을 서로 교차하여 복부 위에 올려놓고 웅크린 자세를 취하게 된다.

복부 검사 (Examination of the Abdomen)

임상 검사법 6[4,6,10,15]은 청진, 타진 및 촉진과 같은 복부의 기초적인 이학적 검사를 설명한다. 복부장기의 외상과 질환을 근골격계의 외상(늑골 골절이나 복부근의 좌상)과 선별하는 것은 어려울 수 있다. 복부근의 수축(앙와위 자세에서 머리를 올리는 자세)은 근골격계 증상을 악화시키지만 내부 질환의 통증은 감소시킨다.[6] 그리고 왼손을 복부 사분면이나 특정 복부 기관 위에 올려 놓고, 오른손의 척골 가장자리로 가볍게 타진하는것은 손상된 기관에 통

증을 일으킨다.[15]

증상이 일어나는 동측이나 반대쪽 복부에 압박을 가하던 손을 갑자기 떼면 통증이 유발되는데 이는 반동압통(rebound tenderness) 검사를 위한 것으로, 이때 나타나는 통증은 복막염을 의미한다.[4,6,16] 복막염을 진단하는 다른 검사는 "Jar" 또는 마클스 징후(Markle's sign)라고 부른다.[17] 발가락으로 선 자세에서 갑자기 뒤꿈치를 떨어뜨릴 때 날카로운 복부통이 증가하면 복막염의 양성징후를 의미하다.[16]

초기의 신체 검진은 복부 내의 손상을 진단하기 어려우므로 반복된 검진이 요구된다.[4] 초기 이학적 검사시 복부통에 대한 음성반응을 나타낸 환자의 절반 이상은 결국 심각한 복부 손상을 입은 경우가 많다.[2,4] 그러므로, 이러한 복부 손상 후 징후가 감소된다면 신속한 응급 후송이 요구된다.

병리학과 병인론 | PATHOLOGY AND PATHOGENESIS

상부 위장관 질환 (Upper Gastrointestinal Disorders)

소화 불량(Dyspepsia)

가슴이 타는 듯한 통증, 메스꺼움과 구토 및 식욕 부진은 상부 위장관 질환의 특징이다.[2] 가장 흔한 상부 위장 증상은 소화 불량 또는 가슴쓰림(흉골 아래에서 타는 듯한 느낌)이다.[5,13] 약물, 약품, 알코올, 카페인 및 임신으로 인한 상부 위장의 민감성은 소화불량을 초래한다.[5,13] 이 증상은 또한 위식도 역류, 소화성 궤양 및 간 질환과 같은 많은 위장 장애에 공통적으로 나타난다.[13] 그러나 악성 소화불량에서는 체중감소, 복부의 비정상적 덩어리, 혈변 및 열과 같은 징후는 나타나지 않는다. 소화 불량은 식단 변화 또는 처방전 없이 이용할 수 있는 약품 등으로 치료 가능하다.

위식도역류(Gastroesophageal Reflux)

위식도역류는 특정 음식물, 약물 및 카페인이나 알코올 같은 물질을 섭취한 후 식도 괄약근의 기능 부전이 일어날 때 발생한다. 증상은 위에서 분비된 산이 식도로 들어가면서 발생하는데 소화불량과 비슷한 증상을 나타낸다.[5] 달리기와 같은 반복된 수직력이 적용되는 운동은 또한 위식도 역류를 유발할 수 있다.[7] 정신 감성적 스트레스는 미주신경을 자극하여 위 수축과 과도한 위산 분비를 촉진하여 위산이 식도로 들어가게 한다.[5] 위식도 역류는 식단과 생활 양식의 변화(스트레스 관리) 및 제산제(antacids)의 사용으로 치료 가능하다. 만약 이 증상이 신체적 활동을 할 수 없을 만큼 심각하거나 수 주 동안 계속되고 점점 악화되면 전문의에게 의뢰해야 한다. 가끔 약이 필요하나 수술은 거의 드물다.[7]

소화성 궤양(Peptic Ulcer)

소화성 궤양은 위의 점액하층이나 십이지장이 위액에 노출됨으로써 발생한다.[5,6] 헬리코박터 파이로리(helicobacteri pylori)에 의한 만성 간염은 소화성 궤양의 발병과 밀접한 관련이 있다.[18] 근육층 내의 궤양은 후면에 상처와 침식을 일으켜 혈관에 구멍을 만들어 심각한 위출혈을 초래할 수 있다.[5]

소화성 궤양은 상 · 중 복부에 간헐적 통증을 일으키며 흉추와 흉부 및 경부까지 통증을 방사한다.[5,6,9] 이 증상은 종종 식후에 경감되거나 악화되며 사라지더라도 수 주나 수 개월 후 다시 재발한다. 야간의 복부통은 매우 흔한 증상이다. 만약 이 증상이 지속된다면, 재발성 구토와 식욕부진으로 체중감소를 초래한다.[6] 천공성 궤양(perforated ulccr)은 피가 섞인 구토물(토혈물), 커피 찌꺼기와 같은 색깔의 구토물 및 흑색변을 초래한다.[5,6] 급성 천공은 또한 쇼크를 일으켜 수술을 요하기도 한다.[18]

소화성 궤양은 비스테로이드성 항염증제(관절염제)를 투여하는 노인이나 과도하게 담배나 알코올을 섭취하는 사람들에게 가장 흔하게 나타난다. 그러나 정신적, 생리학적으로 스트레스를 받는 운동선수들에게도 발생할 수 있다.[5,6] 제산제의 투여와 자극적인 음식을 피하는 것이 증상 완화에 좋다.[18] 비록 5-10%의 환자에게서 재발 가능성이 있지만, 항생제와 제산제는 소화성 궤양 치유에 효과적이다. 과도한 출혈이나 악성이 의심되는 소수의 궤양만이 수술을 요한다.[18]

위염과 위소장염(Gastritis and Gastroenteritis)

위염은 점액의 침식, 약물의 만성적인 사용(비스테로이드성 항염증제), 헬리코박터 파이로이 감염 및 자가 면역 질환으로 인한 위의 염증을 의미한다.[5,6] 위염은 급성과 만성, 침식성(erosive)과 비침식성(nonerosive)으로 나뉜다. 급성 침식성 위염은 심각한 만성질환으로 고통받는 사람에게 나타나고 만성 침식성 위염은 비스테로이드성 항염증제, 알코올 중독, 과민성 대장증후군 및 바이러스 감염에서 대부분 흔히 나타난다.[18] 메스꺼움, 구토 및 애매한 상복부의 통증은 이러한 경우에 나타난다. 재발의 가능성이 높지만 식이조절과 제산제를 이용한 증상 완화 치료가 일반적이다.

급성과 만성 비침식성 위염은 종종 헬리코박터 파이로이 감염, 위자극제, 점액 파열, 암 및 소화성 궤양의 결과이다.[18] 증상은 침식성 위염이나 소화성 궤양과 비슷하고 치료시 항생제를 사용한다.

위소장염은 보통 감염의 결과로 인한 장의 염증을 의미한다.[12,19] 제 10장에서 논의되듯이 식중독, 여행성 설사 및 바이러스성 "위 인플루엔자(stomach flu)"는 위소장염의 흔한 증상이다.

하부 위장관 질환 (Lower Gastrointestinal Disorders)

하부 위장(공장, 결장 및 직장) 질환의 주요 징후는 지속적인 설사와 혈변이다. 가장 흔히 감염은 설사를 초래하며 흔히 수분을 공급함으로써 5일이내에 해결된다.[13] 환자의 의학 병력 청취시 가족이나 동료 선수 사이에 비슷한 질병 양상을 보인다. 이러한 경우, 감염된 운동선수는 전염을 방지하기 위해 동료선수들과 일시적으로 격리시켜야 한다.

식단의 급진적 변화, 과도한 알코올 섭취, 장거리 달리기에 의한 기계적 진동 및 정신적 스트레스는 또한 일시적 설사를 일으킬 수 있다. 설사로 고통받는 운동 선수는 탈수를 방지하고 적당한 수분을 유지할 수 있을 때까지 휴식을 취해야 한다.

설사는 특이한 색깔이나 냄새 혹은 열, 구토, 및 심각한 복부 경련이 주요증상으로 나타난다. 특히 체중감소나 다른 전신성 징후와 증상(열, 피로)을 동반한 재발성 또는 지속적인 설사는 진단적 검진을 위해 신속히 전문의에게 의뢰해야 한다.[1]

염증성 장질환(Inflammatory Bowel Disease)

염증성 장질환(크론병, 궤양성 대장염)은 유전적 자가 면역 장애이다. 소장과 결장은 자가 세포에 대해 면역 반응을 일으켜 궤양, 섬유화 및 괴사를 광범위하게 초래한다.[5,11,20] 이 질환은 청소년기나 20대 초반에 시작하며 일반적으로 면역 장애와 함께 존재한다. 염증성 장질환은 복통, 만성 설사, 혈변, 체중 감소, 촉진 가능한 복부의 덩어리(특히 우측하복부 사분면), 식욕 부진, 피부 간지러움 및 간헐적 관절통 등 다양한 임상적 증상을 보인다.[5,11,20]

징후와 증상의 만성적 재발은 이 질환을 인식하기 위한 핵심 요소이다. 염증성 장질환은 완쾌될 수 없으나 식생활 변화, 약물 치료 및 수술 등으로 관리할 수 있다.[5] 염증성 장질환 환자는 신체 활동 중 수분을 유지하기 위해 주의를 기울여야 한다. 궤양성 대장염을 앓는 사람 중의 약 30%와 크론병(Crohn's disease)으로 고통받는 사람의 70%는 수술이 요구된다. 대부분은 적절한 관리로 비교적 정상적이고 활동적인 삶을 유지할 수 있다.

과민성 대장증후군(Irritable Bowel Syndrome)

다른 하부 위장 장애와 비슷하나 심하진 않고 좀더 흔한 질환인 과민성 대장증후군은 잘못된 식생활과 정신신체적 스트레스의 작용으로 발병한다고 여겨진다.[21] 복통과 복부 경련을 일으키며 젊은 여성에서 가장 자주 발생한다.[5,11,21] 이 질환은 장운동의 문제로 설사, 변비 혹은 설사와 변비를 반복하는 증상을 나타낸다. 고장증(bloat)이나 복부 팽창이 또한 나타나며 배변 후 복통은 완화된다.[21]

과민성 대장증후군은 간헐적이고 보통 재발되나 장의 염증을 초래하지 않고 수면을 방해하지 않으므로 다른 질병과 구별할 수 있다.[21] 치료로는 스트레스 감소, 식생활 변화, 적절한 신체활동 및 알코올, 니코틴, 카페인의 사용을 줄이는 방법과 현재 사용되는 약물을 참고한 약물 처방은 스트레스 및 증상의 완화를 돕는다.

충수염(Appendicitis)

충수는 마지막 회장이 상행결장으로 연결되는 우측 하복부 사분면에 놓여있다. 충수가 물리적 자극이나 감염에 의해 급성 염증을 일으키면 상위부 복통이 나타나고 결국 이 복통은 점진적으로 우측 하복부 사분면으로 이동한다. 맥버니 점(맥버니점)은 극도로 민감해져 반동압통이나 양성 Jar징후(Jar Sign)를 보인다(임상 검사법 5 참고). 우측 고관절의 능동적 굴곡이나 수동적 신전은 대요근을 자극하여 통증을 일으킨다.[15] 구토는 드물지만 식욕 부진과 메스꺼움은 흔히 나타나고,[3] 열이나 권태감과 같은 다른 감염의 징후들도 나타난다.

비외과적 치료방법이 가끔 성공적이지만 일반적 치료는 충수 절제술을 실시하는 것이다. 수술 후 일상생활로 복귀하기까지 어린이는 1-2주 정도 소요되고 성인은 3-4주 정도 걸린다.[3] 파열된 충수는 복강으로 감염된 물질을 방출하여 심각한 상태를 초래하므로 충수염을 조기에 발견하여 적절한 치료를 실시하면 파열을 방지할 수 있다.

게실증과 게실염(Diverticulosis and Diverticulitis)

장벽의 근육층을 통한 점막과 하점막의 다발성 탈장을 게실증이라 부른다.[5] 미국 인구의 10%와 노인인구의 50% 이상이 이 장애를 앓고 있으나,[5] 대부분 게실증은 증상이 나타나지 않는다.

배변이 탈장 부위를 둘러싸거나 그 부위가 폐쇄될 때 게실염(탈방부분의 감염)이 발병한다. 증상은 허리까지 연관통을 일으키는 좌측 하복부 사면부의 심각한 복부 경련과 지속적인 통증이 있다.[6] 다른 징후로는 교대성 설사와 변비, 열 및 직장 출혈 등이다. 통증과 경련은 식후 몇 시간 내에 악화되며 배변 후 사라진다.[5] 일반적인 치료로는 장운동력을 증진시키기 위해 고섬유질 음식섭취와 가벼운 운동을 실시한다. 감염이나 완전한 장폐쇄(장허열을 일으킴)와 같은 좀더 심한 경우 항생제 사용이나 응급 수술이 요구된다.[5]

탈장(Hernia)

탈장은 기관을 포함하고 있는 체내 근육벽의 결함부위를 통해 기관이나 기관의 일부분이 돌출되는 것을 의미한다.[5,6,22] 소장의 일부분은 서혜관(inguinal canal), 서혜인대 하부의 대퇴관(신경혈관 다발-neurovascular bundle-을 포함함) 및 배꼽 근처의 백선을 통해 탈장될 수 있다(그림 5-4). 서혜, 대퇴 및 제대 탈장(umbilical hernias)은 종종 탈장 부위에 촉진 가능한 팽창을 초래한다.[3,5,6] 간접적 서혜 탈장(indirect inguinal hernia)시 탈장된 부분은 서혜관을 지나 음낭으로 흘러 들어가 목욕이나 자가 검진시 장의 고리(bowel loop)를 촉

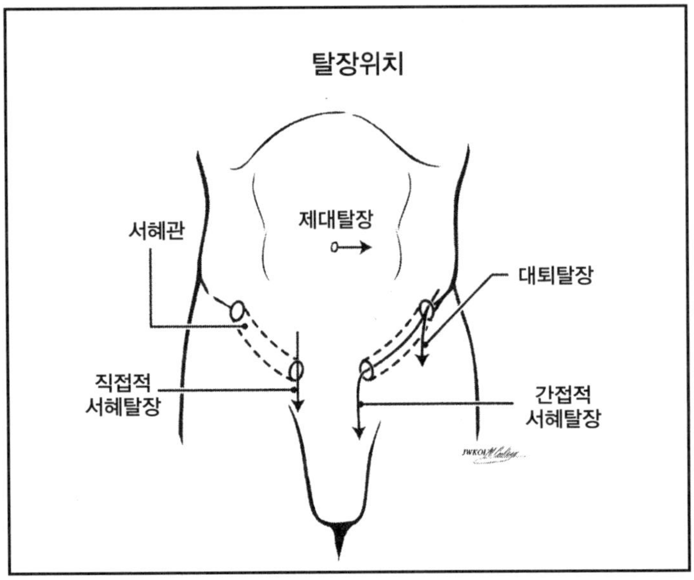

그림 5-4. 간접, 직접 및 대퇴 탈장의 위치(Location of indirect, direct and femoral hernias)

진할 수 있다. 병력 청취시 환자는 운동 중 갑작스럽게 찢어지는 듯한 느낌의 경험을 호소한다. 대부분의 탈장은 단지 의학적 영상검진을 통해 진단 가능하며 대부분은 통증을 느끼지 못한다.[3,6]

탈장의 형태와 상관없이, 주요 증상은 서혜부의 타는 듯한 통증이며 활동이나 복압의 증가(발살바법) 및 신체 자세에 따라 악화된다. 서혜나 대퇴 탈장은 전면 대퇴부 전면에 방사통을 일으키고 제탈장(umbilical hernia)은 복부벽에 통증을 초래한다.[5,6] 장의 일부분은 간헐적으로 탈장되며 간헐적 통증을 초래한다.[5,6] 심한 탈장은 외과적 치료가 요구되는데 복강경(laproscopy) 치료가 일반적이다. 운동복귀는 약 일주일 내에 가능하며[3] 개방성 외과적 치료는 2주 정도의 회복기가 필요하다.[3]

치질(Hemorrhoids)

치질은 직장이나 항문의 정맥류성(확장) 정맥이다. 내치질은 직장의 안쪽에서 발생하는 반면 외치질은 항문을 통해 튀어나오는 것이다. 이 두 경우는 직장이나 항문이 갈라지거나 정맥이 점점 압박되어 허열이 일어나지 않는한 배변시 맑은 붉은피가 섞여 나온다.[5] 특히 앉은 자세에서 외치질은 통증과 가려움증을 동반한다.

증상을 완화하기 위한 치료로는 변비를 감소시키고 식생활을 변화시키며 통증 감소를 위한 국소적 약물치료를 적용한다. 가끔 외과 수술도 필요하다.

복부 외상 (Abdominal Trauma)

늑골이나 복부에 강타를 당한 후 지속적 복통, 국소 압박, 강직 및 상부 위장 징후(메스꺼움, 구토)를 나타내며 응급후송이 요구된다. 만약 운동선수가 강타로 인해 늑골이 골절되거나 복부에 멍, 경련 및 강직이 나타나면 의사는 가능한한 빨리 검진을 시작해야 한다.[3] 운동 시 가장 흔한 복부 기관의 손상은 비장과 간이다.

비장 외상과 비종대(Spleen Trauma and Splenomegaly)

비장은 혈소판과 다른 종류의 혈액 세포를 저장하고 작은 입자와 기형적 혹은 오래된 적혈구 세포를 제거하기 위해 혈액을 여과시킨다. 비장은 제 9-11늑골 뒤에 놓여 있어 좌측 상복부 사분면에 직접적 강타를 당할 경우 손상되기 쉽다.[3] 관련된 증상과 징후는 쇼크, 메스꺼움, 구토, 좌측 상복부 강직, 복부통 및 좌측 어깨의 연관통(케르스 징후) 등이다.[2,3] 가끔 비장 손상의 징후는 매우 천천히 나타나므로 인식하기 어렵다. 병력, 증상 및 현재 나타나는 징후를 통해 비장의 손상이 의심된다면 즉각적인 운동 중단과 의학적 의뢰가 요구된다.

비종대(단핵 세포증과 같은 질환으로 인한 비장의 병적 비대)를 앓고 있는 사람은 신체적 활동을 시작하기 전까지 발병 후 3주가 걸리며 격렬한 운동을 할 수 있기까지는 한달 이상이 소요된다.[2,13] 비종대는 급성 비장 파열의 위험을 증가시키므로 운동 선수들은 운동을 시작하기 전에 반드시 완치되어야 한다.[2,3]

간 외상(Liver Trauma)

간의 외상은 비장의 외상보다 좀더 천천히 진행된다.[2,3,23] 그러나, 지속적인 복통, 우측 상복부 사분면의 압통 및 상부 위장 징후(메스꺼움, 구토)는 신속한 의학 검진이 필요하다.[3,23] 대부분의 간 손상은 수술이 요구되지 않으나 병원에서 하루 정도 주의를 기울여 검진하고 퇴원 후에도 면밀한 주의를 요한다.[3,4,23] 외과적 또는 비외과적 치료시 회복기는 수주 또는 수개월이 걸릴 수 있다.[23] 간 손상 시 수술은 영구적으로 운동을 중단시키기도 한다.[3]

간-담도 질환 (Hepatic-Biliary Disease)

간염(Hepatitis)

간의 염증을 의미하는 간염은 일차적으로 바이러스 감염이나 간독성에 의해 발병한다. 바이러스 감염의 형태(A, B, C, D)는 직접적으로 간에 영향을 미치는 간염성 바이러스에 의해 결정된다.[5,24] A형 바이러스 간염은 밀접한 사람 간의 접촉(구강 경로)이나 화장실 사용 후 손의 청결을 유지하지 않은 채 음식을 만지면서(대변 경구 경로) 전달된다. B, C 및 D형 간염은 신체 체액(혈액, 소변, 배변, 타액, 점액, 눈물, 구토, 정액 및 질 분비물)의 직접적 노출에 의해 초래된다.[24,25] 어린이나 청소년은 보통 A형 간염에 노출될 가능성이 높은 반면 젊은 사람들은 B또는 C형 간염이 발생되기 쉽다. D형 간염은 B형 간염의 합병증으로 발생하며 B와 C형 간염은 A나 D형보다 좀더 심한 간 손상을 일으킨다.[5]

백신치료는 A와 B형 간염에 효과적이다. 건강관리종사자는 만성 질환을 접할 경우가 많으므로 바이러스 감염에 노출될 가능성이 많다.[6] 그러므로 일반적 주의점(장갑, 마스크 및 가운)을 엄수하고 손을 청결하게 유지하는 것이 필요하다.[24,25]

일반적으로, 간염은 세 단계(초기, 황달 및 회복)로 나뉜다. 초기 단계는 전염률이 높으나 증상을 나타내지 않는다.[11,24] 이 기간에서, 일반적인 전신성 증상과 징후(피로, 식욕부진, 구역, 설사, 체중감소 및 관절통)가 나타나며 점점 악화된다.[6,11] 간염이 진행됨에 따라 혈액 내의 빌리루빈이 증가하므로 소변은 짙어지고 배변 색깔은 옅어진다.[6,24] 간은 점점 급격히 팽창되고 촉진이 가능해진다.

감염 후 3-4주간인 황달기(icteric stage)에는 황달이 나타나고 이는 6-8주 정도 지속되나 전신성 징후는 서서히 사라진다.[5] 이 기간의 마지막 단계에서는, 간은 정상 크기로 회복되기 시작하나 비장은 팽창하고 경추의 림프절은 부풀어 오른다.[11] 그러나, 이 시점에서는 전염될 위험성이 없다. 회복기는 네 달 이상 지속되어 회복기에선 피로가 가장 주요 증상이다.[5,11,24]

항바이러스제와 지지 요법(supportive measures)을 적용하나 특별한 치료법은 존재하지 않는다. 감염 방지를 위한 교육(환자와의 접촉이나 음식물을 만진 손의 완벽한 청결)과 예방접종은 간염의 전파를 방지할 수 있다. 대부분의 A형 간염환자는 완전히 회복되며 다른 형태의 간염은 감염의 악화 정도와 중재 시간에 따라 다르다. B형 간염은 치명적이다.

독성 간염(toxic hepatitis)은 항생물질, 피임약, 정신 치료제 및 암 치료를 위한 세포독성 약물과 같은 화학물이나 약물 복용시 발병한다.[11] 이 화학물질은 간세포를 손상시켜 괴사를 일으키며 괴사의 범에 따라 증상과 징후는 다르다. 임상적 증상은 황달, 피로, 식욕 부진, 짙은 색의 소변과 옅은 색의 대변, 관절통 및 우측 상복부 통증을 동반하는 바이러스성 간염과 비슷하다. 치료는 질환을 악화시키는 독성이나 자극제를 제거하는 것이다.[5]

만성 간염은 원인을 알 수 없거나 바이러스 감염 및 독성에 장기간 노출되면서 진행될 수 있다.[5,24] 만성 간염은 간괴사와 간경변증(아래 참고)을 초래하며 관절염, 신장 장애 및 빈혈과 같은 다른 이차적 증후군도 일으킨다. 스테로이드를 적용한 치료는 많은 합병증과 부작용을 초래하여 예후가 나쁘다.

간경변증(Cirrhosis)

만성 간질환과 영양실조로 인해 발병하는 간경변증은 세포손상과 괴사를 일으켜 간의 섬유성 변화를 초래한다. 결국 섬유 조직은 간의 혈관 공급과 기능을 방해하여 복수(ascites), 비종대, 중추와 말초 신경징후 및 소화기계 증상과 징후를 일으킨다.[11] 간경변증은 치유되거나 완치될 수 없으므로 더 심한 괴사를 방지하기위해 근원적인 원인(알콜 남용이나 간염)을 찾아내야한다. 만성 간염과 간경변증은 종종 장기이식이 요구된다.

알콜 남용은 미국에서 간 질환을 일으키는 주요 원인으로 과도한 알코올의 장기간의 섭취는 간염, 간부전 및 사망을 초래한다.[6,11] 이 질환의 경우, 알코올 섭취의 중단이 중요하지만 신체적, 정신적으로 많은 어려움을 초래한다. 제 8장에서는 알코올 남용의 정신적인 측면을 다룬다.

담석증과 담낭 질환(Gallstones and Gallbladder Disease)

담석증(담낭 결석증)과 담낭 질환(담낭염)은 기름진 음식을 섭취한 후 악화되는 간헐적 우측 상복부 사분면의 통증을 일으킨다.[11] 담석증은 거의 성인 입원 환자의 20%를 차지하며 담석증의 위험요소는 연령, 비만, 콜레스테롤이 많이 함유된 음식 및 당뇨이다.[9,11] 에스트로겐 수치(임신 기간, 피임약 복용 및 다산의 경우)의 증가때문에 여성에게 발생률이 좀더 높다.[9,11]

담낭염(cholecystitis)은 담석이 담낭관(공통 담즙관-common bile duct-의 담낭의 부착지)을 폐쇄할 때 발생한다. 열, 황달, 구토, 우상복부 압통 및 우측 견관절 연관통은 급성 담낭 질환을 의미한다.[6,11] 만성 담낭염은 심각한 우측 상복부 사분면 통증을 나타내고 기름지거나 매운 음식을 먹기 힘들며 가슴쓰림, 트림(belching), 변비 및 설사를 동반된다.[9,11] 복강경 수술은 담석을 제거하여 증상을 완화시키며 회복기간은 담석의 범위와 크기에 따라 달라진다.

췌장염 (Pancreatitis)

급성 췌장염은 췌장성 효소가 십이지장이 아닌 췌장 내에서 활성화 되어 췌장 세포의 자가소화(self-digestion)를 초래할 때 발병한다.[26] 이 질환은 심각한 복막염(peritonitis), 갑작스럽고 매우 고통스러운 상위 복통과 좌측 상복부 사분면의 통증, 좌측 견관통, 좌측 상복부 사분면의 강직 및 쇼크로 진행될 수 있다. 감염은 급격히 패혈증(혈액 내의 박테리아)을 야기시켜 사망을 초래할 수 있으며, 급성 췌장염은 응급상황으로 신속한 처치가 필요하다.[26]

요약 | SUMMARY

많은 소화기계 장애는 음식, 니코틴과 알코올 사용 및 신체적 활동의 감소와 같은 생활 방식에 의해 발병한다. 좀더 심각한 장애는 감염, 만성 질환 및 위장통로나 관의 폐쇄에 의해 발생된다. 소화기계 장애의 공통된 증상과 징후는 메스꺼움, 구토, 설사, 변비 및 복부 통증이다. 간, 담낭, 비장 및 외분비성 췌장은 어깨로 통증을 방사시키는 상복부의 통증을 초래한다. 이 기관의 질환은 보통 소화장애를 동반한다. 소화기계, 간-담도계 및 비장을 포함한 복부의 의학적 응급상태는 복막염을 일으켜 복통, 압통, 국소화된 강직 및 양성 반동 압박이나 Jar 징후로 인식 가능하다. 복막염은 진행됨에 따라 열이나 쇼크를 일으키므로 즉각적인 응급처치가 필요하다.

자료 | RESOURCES

Gastrointestinal

- The Acute Abdomen, a site instructing evaluation of acute abdominal pain(North Varolina State University and the Bowman Gray School of Medicine).
  www4.ncsu.edu/eos/users/w/wes/homepage/SIMS/Module2/GE2_4.html
- atlife.com gastrointestinal site. www.atgastroenterology.com/gi
- Yahoo directory.dir.yahoo.com/Health/Diseases_and_Conditions/Intestinal_ Diseases

Hepatic-Biliary

- Diseases of the Liver(Departments of Medicine, Anatomy, and Cell Biology, College of Physicians & Surgeons, Columbia University).
  Cpmcnet.Columbia.edu/dept/gi/disliv.html
- Hepatitis Information Network; the Liver. www.hepnet.com/liver/index.html
- Yahoo directories:
  dir.yahoo.com/Health/Diseases_and_Conditions/Gall_Bladder_Disease/
  dir.yahoo.com/Health/Diseases_and_Conditions/Liver_Disease/

참고문헌 | REFERENCES

1. Butcher JD. Runners' diarrhea and other intestinal problems of athletes. *Am Fam Physician*. 1993;48(4):623-627.

2. Greem GA. Gastrointestinal disorders in the athlete. *Clin Sports Med*. 1992;11(2):453-470

3. Amaral JF.Thoracoabdominal injuries in the athlete. *Clin Sports Med*. 1997;16(4):739-753.

4. Ryan JM. abdominal injuries and sport. *Br J Sports Med*. 1999;33(3):155-160.

5. Goodman CC. The gastrointestinal system. In: Goodman CC, Boissonnault WG, eds. *Pathology: Implications for the Physical Therapist*. Philadelphia, Pa: WB Saunders Company; 1998:456-495.

6. Koopmeiners MB. Screening for gastrointestinal system disease. In: Boissonnault WG, ed. *Examination in Physical Therapy Practice: Screening for Medical Disease*. 2nd ed. New York: Churchill-Livingstone Inc; 1995:101-116.

7. Moses FM. The effect of exercise on the gastrointestinal tract. *Sports Med*. 1990;9(3):159-172.

8. Ganong WF. *Review of Medical Physiology*. 15th ed. Norwalk, Conn: Appleton & Lange; 1991.

9. Boissonnault WG. Bass C. Pathological origins of trunk and neck pain, part I: pelvic and abdominal visceral disorders. *J Orthop Sports Phys Ther*. 1990;12(5):192-207.

10. Stone R. Primary care diagnosis of acute abdominal pain. *Nurse Pract*. 1996;21(12):19-20, 23-26, 28-30, 35-41.

11. Goodman CC, Snyder TEK. Overview of hepatic and biliary signs and symptoms. In: Goodman CC, Snyder TEK, eds. *Differential Diagnosis in Physical Therapy: Musculoskeletal and Systemic conditions*. 3rd ed. Philadelphia, Pa: WB Saunders Company; 2000:260-286.

12. Arnheim DD, Prentice WE. Other health conditions related to sports. In: Arnheim DD, *Prentice WE, eds. Principles of Athletic Training*. 8th ed. St. Louis, Mo: Mosby-Year Book; 1993:796-819.

13. Mellman MF, Podesta L. Commom medical problems in sports. *Clin Sports Med*. 1997;16(4):635-662.

14. Stopka CB, Zambito KL. Referred visceral pain: what every sports medicine professional needs to know. *Athletic Therapy Today*. 1999,4(1):29-36.

15. Bickley LS, Hoekelman RA. *Bates' Guide to Physical Examination and History Taking*. 7th ed. Philadelphia, Pa: Lippincott, Williams & Wilkins:1999.

16. DeGowin RL, Brown DD. *DeGowin's Diagnostic Examination:* 7th ed. New York:McGraw-Hill, 2000.

17. George B, Markle IV. A simple test for intraperitoneal inflammation. *Am J Surg*. 1973;125:721-722.
18. Finn S, Hirschowitz BI. Gastritis and peptic ulcer disease. In: Beers MH, Berkow R, eds. *The Merck Manual of Diagnosis and Therpay*. 17th ed. Whitehouse Station, NJ: Merck Research Laboratories;1999:245-255.
19. Boyce TG. Gastroenteritis. In Beers MH, Berkow R, eds. *The Merck Manual of Diagnosis and Therapy*. 17th ed. Whitehouse Station, NJ: Merck Research Laboratories;1999:283-292.
20. Sachar DB, Walfish J. Inflammatory bowel diseases. In: Beers MH, Berkow R, eds. *The Merck Manual of Diagnosis and Therapy*. 17th ed. Whitehouse Station, NJ: Merck Research Laboratories;1999:302-311.
21. Olden K. Functional bowel disorders. In: Beers MH, Berkow R, eds. *The Merck Manual of Diagnosis and Therapy*. 17th ed. Whitehouse Station, NJ: Merck Research Laboratories;1999:312-317.
22. Bickley LS, Hoekelman RA. *Bates' Guide to Physical Examination and History Taking*. 7th ed. Philadelphia, Pa: Lippincott, Williams & Wilkins:1999.
23. Ray R, Lernire JE. Liver laceration in an intercollegiate football player. *Journal of Athletic Training*. 1995;30(4):324-326.
24. Simon JB. Hepatitis. In: Beers MH, Berkow R, eds. *The Merck Manual of Diagnosis and Therapy*. 17th ed. Whitehouse Station, NJ: Merck Research Laboratories;1999:377-385.
25. Buxton BP, Daniell JE, Buxton BHJ, et al. Prevention of hepatitis B virus in athletic training. *Journal of Athletic Training*. 1994;29(2):107-112.
26. Freedman SD. Pancreatitis. In: Beers MH, Berkow R, eds. The *Merck Manual of Diagnosis and Therapy*. 17th ed. Whitehouse Station, NJ: Merck Research Laboratories;1999:269-274.

제 6 장

신장과 비뇨생식계

(Renal and Urogenital Systems)

목 적

PURPOSES

- 신장과 비뇨생식기의 기본적인 구조와 기능을 설명한다.
- 신장과 비뇨생식계의 병태생리학적 기전을 고찰한다.
- 운동시 신장과 비뇨생식계의 반응을 설명한다.
- 신장과 비뇨생식기 질환과 관련된 의학적 병력의 소견을 논의한다.
- 신장 질환의 증상과 징후를 설명한다.
- 비뇨생식기 질환의 증상과 징후를 설명한다.
- 신장과 비뇨생식계와 관련된 이학적 검사를 실시한다.
- 신장과 비뇨생식계의 주요 질환을 비교, 대조 및 논의한다.

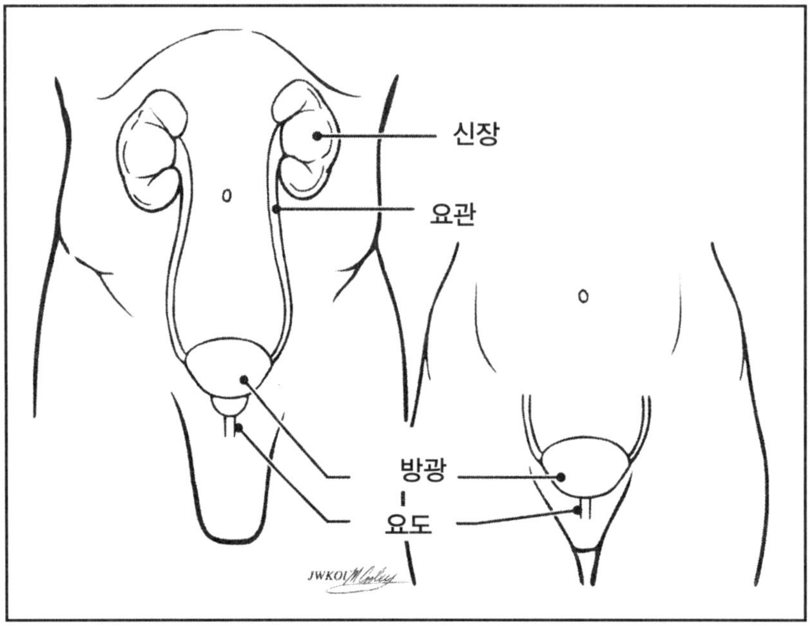

그림 6-1. 신장계의기관과 요로 (Organs of the renal system and urinary tract)

개 요 | INTRODUCTION

신장, 요관, 방광 및 요도를 포함한 신장-비뇨생식계는 혈액을 여과하고 세포 외액의 수치를 조절하며 혈액이나 신체의 대사성 노폐물을 제거한다. 신장은 혈액에서 과도한 수분과 노폐물을 걸러낸다.[1,2] 이 물질은 요관을 통해 방광에 모이고 요도를 통해 소변의 형태로 신체 밖으로 배출된다.[1,2] 신장은 호르몬과 삼투압(액체 균형)을 이용하여 혈압을 조절하고 적혈구 생산 및 칼슘의 수치를 통제하여 항상성에 기여한다.[1-4]

정상적인 소변은 수분, 염분 및 단백질 대사 작용의 부산물(요소, 크레아틴 및 산) 뿐만 아니라 약간의 포도당, 죽은 세포 및 점액을 포함한다. 혈액 세포와 큰 단백질 분자는 신장계를 통해 흡수되지 않으므로 소변에 나타나지 않는다.[4] 요검사시 단백질이 발견되면 항상 병적인 문제를 의미한다.

신장은 외상, 독성, 만성 질환 및 혈액내에 비정상적으로 포도당, 요소(urea) 및 크레아틴(Creatine)이 과도하게 농축되어 있을 때 손상된다.[4] 신장 질환은 신원의 여과과정에 영향을 미쳐 혈액 내의 필수 성분과 불필요한 성분을 추출할 수 없게 된다.[4] 이는 신장 모세혈관 (사구체)내의 삼투압이 점점 혈액내의 삼투압과 비슷하게 되면서 초래된다. 결국, 신원은 적당한 삼투압을 유지하기위해 많은 양의 액체를 흡수한다. 그러나, 증가된 액체는 소변 내에 노폐물을 여과시켜 신장 기능에 영향을 미친다.

시간이 지남에 따라, 대사작용의 부산물은 혈액 내에 축적되고 다른 조직계 특히 심장 혈

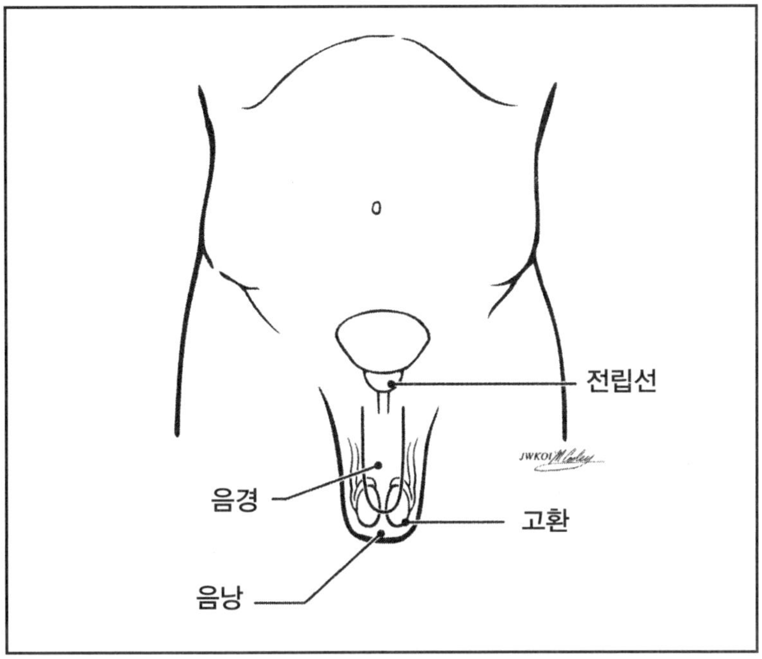

그림 6-2. 남성 생식기관 (Organs of the male genital system)

관계나 신경계에 손상을 유발한다. 신장은 혈압 조절에 중요한 역할을 하므로 고혈압은 종종 만성 신장 질환에 나타난다. 그리고 산-염기 균형의 방해는 중추 신경계를 흥분시키거나 억제시키는 대사적 불균형(산증 또는 알카리증)을 초래한다.

남성 생식계는 전립선, 정삭(spermatic cord), 고환과 정자 생산과 관련된 기관, 요도 및 음경을 포함하며(그림 6-2), 여성 생식기는 난소, 나팔관, 자궁 및 질로 구성된다. 생식계의 기관들은 시상 하부와 뇌하수체 호르몬에 의해 성 호르몬인 에스트로겐(난소)과 테스토스테론(고환)을 분비한다. 이 성호르몬은 성기능을 조절하고 사춘기시 이차적 성징을 유도한다.[2]

외상, 감염, 종양(제 9장), 호르몬의 불균형(제 7장) 및 선천적 질환은 여성과 남성 모두의 생식계의 질환을 초래할 수 있다. 이장은 신체 활동에 영향을 미치는 성별에 따른 성 질환과 비뇨생식계의 질환에 포함되지는 않지만 여성의 유방에 관한 질환도 다룰 것이다.

해부학, 병리학 및 병인론의 고찰 I
REVIEW OF ANATOMY, PHYSIOLOGY, AND PATHOGENESIS

신장은 단독으로 혈압을 조절하는데 이중적인 역할을 한다. 첫째, 신장은 혈관수축을 간접적으로 증가시키는 레닌(renin) 호르몬을 분비하여 혈압을 증가시킨다. 둘째, 신장을 통해

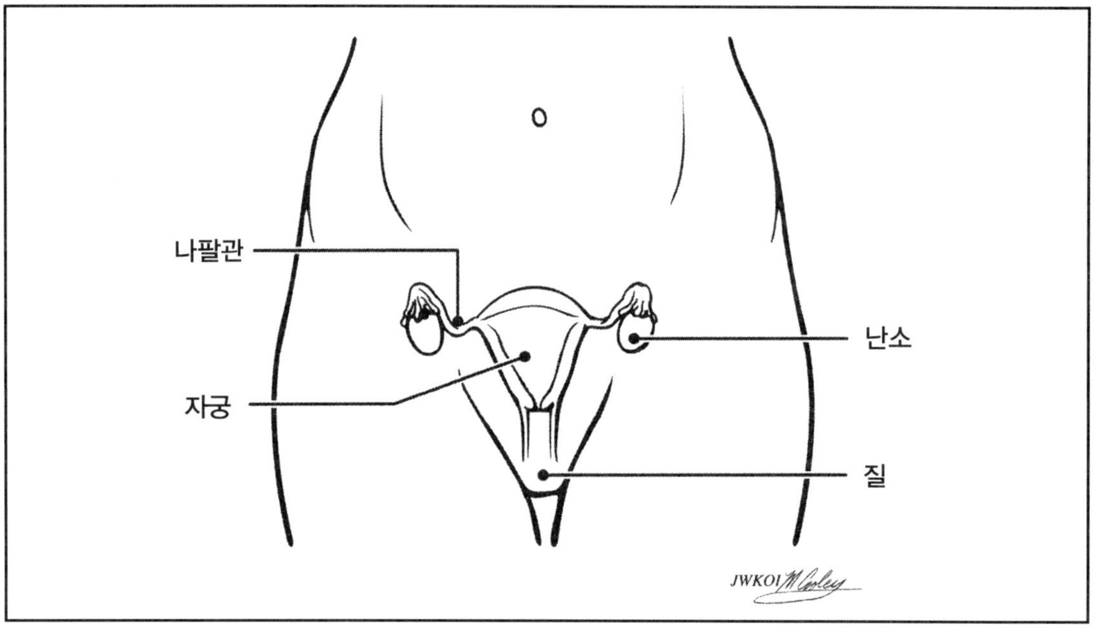

그림 6-3. 여성 생식기관(Organs of the female genital system)

과도한 체액을 제거함으로써 균형적인 신체의 체액 수치를 유지한다.[3,5]

만약 심각한 출혈이나 탈수로 인해 체액 수치가 감소하면, 일차적으로 혈압이 떨어지고 혈관을 수축시키는 레닌을 분비하여 혈압을 증가시킨다. 만약 신장이 과도한 체액을 배설하지 못하거나 혈관내액이 증가(과혈량증 hypervolemia) 한다면, 폐쇄 혈관계내(closed vascular system)의 부피가 혈관벽의 압력을 증가시켜 혈압을 증가시킨다. 레닌의 만성적인 분비나 과혈량증은 전신성 고혈압을 초래한다. 호르몬이나 체액의 불균형에 의해 초래된 만성적 고혈압은 신원을 손상시킨다.

저항운동시 수축기(systolic)와 이완기(diastolic)의 혈압은 운동 부하의 비율을 증가시킨다. 그러므로, 심장 혈관계나 신장 질환을 앓고 있는 사람은 저항 훈련을 피하는 것이 중요하다. 그러나 지구력 운동시, 수축기의 혈압은 점진적으로 증가하여 수평을 이룬 후 천천히 정상 수치로 감소한다. 이완기의 혈압은 지구력 운동시 변화가 적게 일어난다. 그러므로 지구력 운동(Endurance Exercise)은 고혈압 조절에 효과적이므로 고혈압 환자나 심혈관계 및 신장계 질환 환자에게 적절하다.

남성과 여성의 생식기를 포함한 골반의 기관들은 골반 하부근육에 의해 지지된다.[6] 이들 근육은 골반강내에 기관들은 지지하고 비뇨생식계와 성기능을 돕는다. 이들 근육의 손상은 비뇨생식계와 성기능 장애를 초래한다.

시상하부에서 분비되는 여러가지 호르몬은 수정된 난자의 착상을 위한 자궁내막(en-

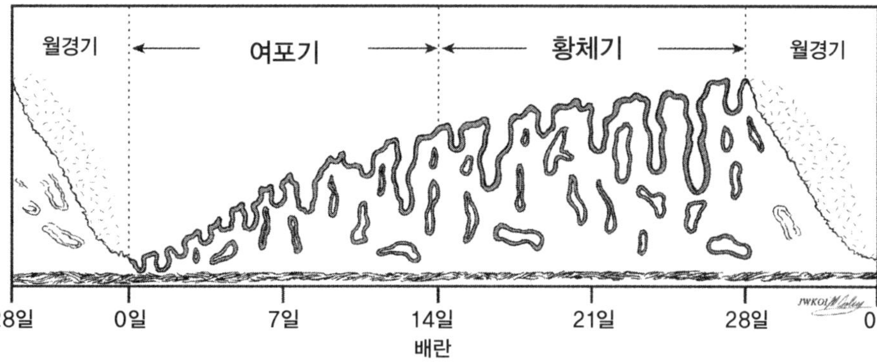

그림 6-4. 월경(Menstruation)

dometrium)을 형성하고 만약 착상이 일어나지 않는다면 그 막을 허물어뜨린다(그림 6-4). 이 시상하부 호르몬은 또한 자궁내에 에스트로겐과 프로게스테론 (progesterone)에 영향을 미칠 호르몬을 분비하기 위해 뇌하수체를 자극한다.[7,8]

에스트로겐과 프로게스테론은 거의 생리 2주 전 자궁에서 난자를 배출하는 배란시 자궁내막의 발달에 상호작용을 한다. 에스트로겐과 프로게스테론의 수치가 감소할 때 두껍고 혈액이 풍만한 자궁내막이 다음 주기를 준비하기 위해 배출된다(월경). 월경 주기는 호르몬 수치와 영양상태에 매우 민감하다. 여자 운동선수 사이에서 매우 흔하게 나타나는 무월경(Amenorrhea)은 임신(수정된 난소의 착상), 내분비계 장애 및 영양 실조시 나타난다.

징후와 증상 | SIGNS AND SYMPTOMS

혈뇨 (Hematuria)

소변 내의 혈액은 신장이나 방광 질환의 징후이거나 장기간의 격렬한 운동의 부작용으로 나타난다. 허리나 복부에 심한 외상과 다량의 혈뇨는 신장, 요도 및 방광의 손상을 의미하므로 응급처치가 요구된다. 신장이나 방광의 감염은 소량의 혈뇨를 생산하며 제 9장에서 다룰 증상과 징후를 동반한다.

운동에 의해 나타나는 혈뇨는 장기간의 운동 유도성 신장 허열, 매우 격렬한 운동이나 활동시 반복된 신장이나 방광의 경미한 외상에 의해 나타난다.[9] 치료는 휴식, 의학적 의뢰 및 점진적으로 운동을 시작하는 것이다. 운동은 회복 후 24시간 후에 가능하다.[9]

성 기능부전 (Sexual Dysfunction)

발기부전(impotence), 성교시 심한 통증, 정자 내의 혈액, 성교시 비정상적 출혈 및 성욕 감소(정신 · 감정학적 성 감소)는 비뇨생식계 질환의 증상이다. 이들 증상을 호소하는 사람들은 전문의의 면담이 필요하다.

생리불순 (Menstrual Irregularities)

무월경과 월경주기의 변화는 여성 생식계의 질환을 의미할 수 있다. 무월경은 보통 임신 중에 나타나나 음식물 제한, 호르몬 불균형 및 운동 선수의 과도한 운동에도 나타날 수 있다. 젊고 건강한 여성의 무월경은 정상적인 징후가 아니므로 의학적 검진이 요구된다.[10] 특징적으로, 청소년은 월경의 분비량과 주기가 매우 다양하다.

통증 양상 | PAIN PATTERNS

신장, 요관 및 방광 (Kidneys, Ureters and Bladder)

신장은 동측성 요부나 복부에 통증을 방사하거나 하부복통을 일으킨다.[11,12] 요관은 보통 서혜부, 대퇴부 및 복부에 심각한 통증을 초래한다.[11,12] 방광은 치골 상부 부위에 통증을 유발하고 허리나 대퇴부에 연관통을 일으킨다.[11,12]

상부 비뇨기관(신장이나 요관)의 폐쇄는 복부나 동측성 요부에 간헐적인 급성통증을 유발하고 동측성 하복부 사분면, 서혜부 및 회음부까지 통증을 방사한다.[1] 하부 비뇨기관(방광, 요도)의 폐쇄는 하복부에 동통을 유발한다.[1]

남성 비뇨생식계 (Male Urogenital System)

고환의 외상은 일시적이지만 뚜렷하고 심한 통증을 초래한다. 10분 이상 통증이 지속된다면 좀더 심각한 비뇨생식계의 손상을 의심해야 한다.[11,12] 고환의 질환은 하복부나 음낭까지 심부 동통을 방사하며 전립선은 요부, 음낭 및 회음부에 연관통을 일으킨다.[11,12]

여성 비뇨 생식계 (Female Urogenital System)

자궁은 흉부와 요부에 통증을 방사하는 반면 난소과 나팔관은 하복부(치골위)와 천골까지 방사통을 초래한다.[11] 가슴통증은 보통 손상당한 가슴 부위에 국한되지만 동측 상완까지 증상을 방사할 수 있다.

의학적 병력과 이학적 검사 I
MEDICAL HISTORY AND PHYSICAL EXAMINATION

가족력과 개인 병력 (Family and Personal History)

치료하지 않은 비뇨기 감염이나 성전파 질환(제 9장 참고)은 장기간의 심각한 질환을 초래한다. 신장 질환의 가족력이나 당뇨, 고혈압 및 겸상 혈구성 빈혈(sickle cell anemia)과 같은 전신성 질환의 개인적 병력은 비뇨생식계 질환의 위험도를 증가시킨다. 중금속, 방사선 물질과 같은 독소의 노출과 항염증제, 항바이러스제 및 마취제와 같은 약물은 신장 기능에 영향을 미친다.[3]

젊은 여성의 경우, 비뇨생식계적 질환의 가족력이 있다면 초경 연령 및 최근의 마지막 생리날짜를 포함한 증상에 대해 반드시 주의해야 한다.[7] 특히 젊은 나이에 발병 유방암의 가족력은 가슴 통증, 덩어리의 촉진 및 분비물의 배출에 주목해야 한다.[13] 비뇨 생식기계와 관련된 증상이 나타날때 규칙적인 자가 검진을 실시하는 것은 여성과 남성 모두에게 중요하다. 성기능부전, 요도 분비물 및 비정상적 월경은 의학적 의뢰가 요구된다.

배뇨 습관의 변화 (Change in Urinary Habit)

개인의 배뇨 빈도 수가 갑자기 또는 점진적으로 변화하는 것은 비뇨 생식기계의 장애를 나타낸다. 배뇨 곤란(dysuria), 야뇨증(밤 동안의 과도한 배뇨), 요실금(incontinence)은 비뇨생식기계 질환의 증상이다. 핍뇨(Oliguria; 매우 적은 빈도 수의 배뇨) 와 무뇨증(anuria; 배뇨의 중지)은 매우 심각한 신장, 비뇨기 및 대사성 질환의 결과이다.

유두분비물 (Nipple Discharge)

혈청, 혈액성 혹은 혈청과 혈액이 섞인 분비물은 유방암, 감염 및 호르몬 불균형과 같은 다

른 양성 유방 질환시 발생한다.[13]

시진 (Inspection)

하지의 부종은 보통 신장질환의 말기 단계에서 발생한다. 다른 비뇨생식기계의 질환은 시진을 통해 발견하기 어렵다.

촉진 (Palpation)

우측 신장은 제 12 늑골의 연골연(늑골척추각) 아래인 척추 근처의 흉곽 후면에서 때때로 촉진 가능하며 촉진시 나타나는 압통은 비정상이다. 신장 바로 윗부분을 직접적으로 타진할 때 발생하는 통증은 염증이나 손상을 의미한다(임상검사법 7 참고).[1,14-16]

운동선수 지도자는 생식기계의 질환에 대한 병력, 증상 및 징후에 대해 알아두어야 한다. 필요하다면, 자가 검진을 실시하여 다른 증상이 나타날 경우 알리도록 한다.

요검사 (Urinalysis)

혈뇨(소변 내의 혈액), 단백뇨(요내의 단백질) 및 당뇨(요내의 포도당)는 계량 봉시약(urine dipsticks)을 이용하여 발견할 수 있다. 이것을 소변에 담근 후 꺼내어 색깔 변화가 일어난다면 좀더 전문적인 의학 검사를 위해 전문의에게 급히 의뢰해야 한다.

소변의 양, 색깔 및 냄새의 변화 또한 비뇨기 장애를 의미한다. 소변은 정상적으로 옅은 노란색이지만 용액이 감소하거나 용질이 용액보다 증가함에 따라 소변의 색깔은 짙어진다. 빨갛거나 갈색빛이 도는 소변은 혈액, 헤모글로빈, 빌리루빈, 마이오글로빈(myoglobin) 및 다른 대사적 단백질을 포함한것으로 비정상적인 증상이다.[3] 혼탁하거나 우유빛 샐깔이 도는 소변은 감염을 의미하며 보통 강한 냄새를 동반한다.[3] 변색된 소변은 적당한 의학적 요검사가 요구된다.

고혈압 (Hypertension)

임상 검사법 2는 혈압 측정을 설명하고 제 3장은 고혈압에 대해 설명한다.

빈혈 (Anemia)

신장 질환은 적혈구 생산을 조절하는 호르몬에 영향을 주어 빈혈을 초래한다. 빈혈의 증상과 징후는 제 3장에서 다룬다.

병리학과 병인론 | PATHOLOGY AND PATHOGENESIS

신장, 방광 및 생식기계의 외상 (Renal, Bladder, and Genital Trauma)

흉부나 요부의 직접적인 외상, 체간의 갑작스러운 굴곡 및 늑골 골절은 신장을 손상시킬 수 있다. 신장 손상의 특징은 혈뇨이고 제 10-12늑골위에 부종이나 압통을 초래한다.[17] 요부의 외상이나 다른 복부 손상 후 소변 내의 다량의 혈액이 발견되면 시급한 진단이 요구된다. 대부분의 신장 외상은 외과적 치료가 필요하지 않으나 면밀한 의학적 검토가 요구된다. 운동복귀는 의학적 영상 자료에 의해 치유가 관찰되기 최소한 6-8주 정도 전에 가능하다.[17] 몸싸움이 심한 운동은 한쪽 신장만을 갖고 있는 사람에게는 금기증이다.

요도와 방광은 신체 활동시 외상을 입을 수 있다. 심각한 방광손상은 운동 선수에게는 드물지만 교통사고시 종종 나타난다. 혈뇨와 하복부통은 보통 방광의 손상을 의미한다. 일반적으로, 경미한 출현은 마라톤과 같은 장기간 동안 시행되는 운동 후 나타난다.

요도 출혈은 생식기나 회음부의 외상에 의해 발생한다. 만약 염증이 요도를 폐쇄한다면 소변을 배출하기 위해 외과적 중재와 회복할 때까지 입원관리가 필요하다.[17] 치료로는 냉찜질을 하거나 신속한 응급 처치가 있다.

신장 장애 (Renal disorders)

요결석(Urolithiasis)

요결석(신결석)은 용해 불가능한 과도한 염분, 칼슘 및 요산이 신장의 여과기에 발생한다. 결석이 소변의 흐름을 차단하거나 요로를 자극할 때 갑작스러운 극심한 통증이 유발된다. 특징적인 임상 증상은 요부와 복부 한쪽면에 심각한 통증을 일으키고 대퇴 전면까지 통증을 방사하며 구토, 창백 및 빈맥(tachycardia)을 나타낸다.[5] 내부 출혈이 발생하지 않으므로 쇼크의 증상(혈압 감소와 빠르고 약한 맥박)은 나타나지 않는다.

작은 신결석은 통증 완화제나 수분을 공급하여 비뇨기계를 통해 결석을 배출시키는 치료

가능하나 큰 결석은 초음파, 충격 및 레이저를 이용해 작은 조각으로 부셔야 한다. 재발 가능성이 있으나 완전한 회복은 가능하다. 신결석은 적당한 음식과 수분 조절로 감소시킬 수 있다.[5]

신부전(Renal Failure)

급성 신부전은 독소 섭취나 요도의 급성 폐쇄에 의해 발병한다. 체중 증가, 전신성 부종, 고혈압 및 좌측 심부전(left sided heart failure)은 신부전의 징후이다.[3]

만성 신부전은 신체 활동이 많은 사람에게는 드물게 나타나지만 만성 신부전은 당뇨, 고혈압 및 다른 신장 질환의 합병증으로써 흔하게 나타난다. 만성 신부전의 초기 단계에서는 증상이 나타나지 않으나 병이 진행됨에 따라 야간 다뇨증, 고혈압, 소화 증상, 인지 기능 부전, 신경 변화(반사 감소, 마비), 골변성(bone degeneration), 근육 기능부전 및 심장 혈관 합병증이 점진적으로 나타난다.[2,5] 만성 신부전은 손상된 신장 세포가 재생될 수 없으므로 완치가 불가능하다.

남성 생식기계의 장애 (Male Urogenital Disorders)

단고환증(Monorchidism)

단고환증 또는 한쪽 고환의 부재는 유전적으로 남성의 0.02%에게 발병할 수 있으나 외상적으로 일어날 수 있다.[18] 이 질환 환자는 한쪽 신장이나 눈만을 지닌 사람처럼 종종 운동선수로써 활동할 수 없다. 드물지만 두개 이상의 고환을 지니거나 무고환인 경우도 있다.[18] 단고환증 환자가 운동을 할 경우 내분비계 의사나 비뇨기계 의사에게 문의해야 한다.

전립선 장애(Prostate Disorders)

전립선 장애는 종종 만성 또는 급성 감염(전립선염)과 관련된 증상을 나타낸다. 전립선 장애의 빈도는 연령에 따라 증가한다. 비록 암이나 다른 비뇨 생식기 질환에 의해 초래될 수 있으나 전립선염의 가장 큰 원인은 감염이다.[5] 배뇨 곤란, 배뇨시 통증, 배뇨 빈도수의 증가 및 야간 다뇨증은 흔한 증상이며 요부나 천골에서 나타나기도한다.[5,11] 전립선은 연령에 따라 팽창되어(양성 전립선 거대증-benign prostatic hypertrophy) 만성 전립선의 증상과 징후를 초래한다.[5,11]

음낭과 고환의 외상(Scrotum and Testicular Trauma)

음낭은 스포츠 외상에 의해 손상되기 쉬우므로 보호 장치의 사용이 필요하나 남자 운동선수들은 종종 이 장치를 계속적으로 착용하는 것을 싫어한다. 대부분의 음낭 외상은 비교적으

표 6-1
단순 음낭 외상과 고환 염전의 비교

	단순 음낭 외상	고환 염전
통증	양측성, 10분 이내	외측성, 10분 이상
음낭 부종	없음	진행적
구토/메스꺼움	없거나 매우 약한 구역	메스꺼움과 구토
고환의 위치	정상	편측성 거상

로 양성이며 위에서 묘사한 것과 같은 전형적이고 일시적인 고환통증을 유발한다. 그러나 고환염전과 같은 좀더 심각한 손상이 발생할 수 있다.[17] 10분 내에 완화되지 않는 음낭 및 고환통증은 좀더 심각한 손상을 의심된다.

고환 염전(Testicular Torsion)

고환 염전은 음낭 발달시 고환과 그 주위의 결합 조직낭의 회전이 나타나기 때문에 일차적으로 청소년기에 발생한다.[18] 정삭(spermatic cord)은 동맥과 정맥을 압박함과 동시에 꼬여서 손상된 고환에 허열을 초래한다.[5]

표 6-1은 양성 음낭 외상과 고환 염전의 전형적인 임상 증상을 비교한다.[17] 흔히 메스꺼움과 구토가 나타난다.[18] 꼬여진 정삭은 정상적인 위치보다 거상되며 자가 검진시 발견할 수 있다. 수기적으로 재회전을 시킬수 있으나 고환을 보호하기 위해 응급 수술이 필요하다.[18]

정삭 정맥류(Varicoceles)

음낭내의 정맥류성 정맥(정삭 정맥류)은 대부분 청소년기에 발생하고 압통이나 중압감을 일으킨다.[5,18] 지름이 1-2cm 정도의 정삭 정맥류는 "벌레 주머니"라고 묘사될만큼 기립자세에서 좀더 뚜렷이 나타난다.[18] 정삭 정맥류는 자연적으로 회복되지 않고 수정(fertility)에 문제를 일으킬 수 있으므로 외과적 수술은 필수적이다.[18] 외상은 고환수종(testicular hydrocele)을 일으켜 정삭 정맥류와 유사한 증상과 징후를 일으킨다. 의학적 의뢰가 필요하다.

여성 생식기계의 장애 (Female Urogenital Disorders)

자궁내막증(Endometriosis)

자궁 내막증은 자궁내막 조직이 자궁 밖으로 성장하는 것으로 보통 30-40대 여성에서 나타난다.[5,6,11] 월경시 통증이 점점 증가하고 월경 분비물의 양은 증가한다. 성교시 통증과 요부의 통증이 일반적으로 나타난다.[6] 섬유화와 불임이 초래될 수 있으므로 신속한 의학적 의뢰가 필요하다. 호르몬 치료와 외과적 수술이 일반적이다.[5]

임신(Pregnancy)

임신은 병리학적 상태는 아니지만 증상과 징후를 나타낸다. 임신은 수정된 난자가 자궁내막에 착상될 때 일어나며 이 시기의 증상과 징후는 임산부가 임신 사실을 자각하기 전에 종종 나타난다. 무월경, 체중 증가, 구토와 메스꺼움 및 월경 전의 복부 통증은 전문의의 의뢰가 요구된다. 증가된 배변 빈도수, 앙와위 자세에서의 저혈압, 말초 신경혈관 폐쇄 증후군(Peripheral nerovascular occlusion syndromes) 및 유방 팽창과 압통은 임신시 나타나는 증상이다.[6] 임신 중 25-30Ibs의 체중 증가는 정상적이나 피로 혹은 근골격계의 좌상 증후군을 초래할 수 있다.[6,19]

임신 초기의 휴식시 심박수(resting heart rate)는 증가하여 정상보다 1분 당 15번 정도 더 빠르게 뛴다.[19] 그러나 혈압은 임신 20주까지 점진적으로 8-10mmHg정도 감소한다.[6] 혈압은 임신 말기의 앙와위 자세에서 좀더 급격히 감소되므로 임신 4개월 이후 이 자세에서의 운동은 삼가해야 한다.[6,19] 급격한 혈압 감소로 인해 어지러움, 메스꺼움 및 실신에 대해 임산부에게 교육을 해야 하며 혈압을 회복하기 위해 자세를 변화하도록 주의시킨다.[6]

임산부에게 운동 프로그램을 교육하기 전 전문의에게 반드시 문의해야 한다. 당뇨, 고혈압, 유산의 병력 및 다쌍성 태아를 임신한 사람은 운동은 일반적으로 금기시되어야 한다. 만약 운동이 가능하다면 15분 정도의 규칙적이고 가벼운 유산소 운동이 적당하다.[19] 운동의 강도와 기간은 체온의 상승, 임산부와 태아의 손상, 탈진(혈액 내의 포도당 고갈) 및 탈수 뿐만 아니라 환경(온도와 안정성)과 영양(임신 기간 중 추가된 300 Kcal/day는 보통 추천된다)을 고려하여 결정해야 한다.[19,20]

규칙적인 운동은 출산 후 수 개월 걸리며 신체적 변화는 출산 후 6주까지 지속된다.[20] 출산 후 삼가해야 할 운동은 덥고 습기찬 날씨(탈수)에서 과도한 운동이나 스트레칭 및 관절 움직임(자궁이완인자 때문) 혹은 자세의 급작스러운 변화(기립성 저혈압-orthostatic hypotension) 등이다.[19] 모유수유를 하는 임산부에게는 기초적 대사 수요를 유지하기 위해 하루에 400-600Kcal가 더 요구된다.[19]

파열된 자궁외 임신(Ruptured Ectopic Pregnancy)

자궁외 임신은 수정된 난자가 자궁외 나팔관에 착상할 때 발병하며 임신의 일반적 징후는 수정 후 나타난다. 배아(embryo)가 성장하여 나팔관을 파열하면 심각한 내부 출혈을 초래한다. 자궁외 임신의 파열은 하복부 통증, 질 출혈, 실신 및 쇼크를 동반한 급성 파열 하복부 통증을 나타낸다.[6,21] 가임 여성의 복부통과 관련된 실신은 항상 신속한 응급처치가 요구된다.[6,21] 배아가 자궁외에 착상할 경우 생존 가능성은 없으며 응급적 수술을 시행하지 않으면

임산부에게도 치명적이다.[21]

여자운동선수의 삼징후(Female Athletic Triad)

여자 운동선수의 삼징후는 건강한 여성임에도 섭식 장애(disordered eating), 무월경(amenorrhea) 및 골다공증(osteoporosis)이 동시에 나타나는 것이다.[7,8] 각 징후는 독립적으로 나타날수 있으나 서로 연관되어 있다. 체중 감소와 유지를 위해 칼로리 섭취를 제한하고 고지방, 고칼로리 음식을 절제하는 것은 운동 선수들 사이에서 나타나는 섭식장애의 가장 흔한 증상이다(제 8장 참고). 영양 실조 또한 섭식 장애와 관련이 있다.[7]

섭식 장애를 앓고 있는 선수는 격렬한 운동과 제한된 칼로리 섭취로 시상하부의 호르몬 분비를 억제시켜 뇌하수체의 활동을 증가시킨다. 뇌하수체 호르몬의 분비가 억제되면 난소의 부적절한 에스트로겐과 프로게스트론의 생산이 일어나 무월경이나(1년에 3번보다 적은 월경이나 세달 연속적으로 월경이 나타나지 않는것) 월경 과소증(35일 이상의 주기를 가지며 일년에 3-6회 정도의 월경을 하는것)을 초래한다.[7,8]

신체 지방의 낮은 비율은 더이상 무월경의 원인으로 여기지 않는다. 제한된 칼로리 섭취는 정상적인 신체 지방의 수치를 지닌 선수에게도 무월경을 초래한다.[7,20] 섭식 장애에 의해 초래될수 있는 무월경은 호르몬의 불균형과 부적절한 영양분의 상호작용으로 나타난다.[7,10,20,22] 무월경의 원인은 항상 의학적으로 검진되어야 한다.

호르몬의 변화와 무월경은 골다공증(부적절한 뼈형성과 미성숙 뼈의 손실)을 유발한다.[22] 에스트로겐은 파골세포(osteoclast)를 억제한다. 불규칙적인 월경은 에스트로겐의 낮은 수치로 인해 파골세포의 활동을 증가시켜 골밀도가 감소된다.[7] 이것은 또한 50이상의 여성에서 공통적으로 나타나는 폐경후 골다공증(post-menopausal osteoporosis)의 기전이다.

골다공증은 무월경이 나타나는 젊은 여성에서도 보여진다. 젊은 여자 운동 선수들 사이에서 나타나는 골다공증은 1년에 2-6% 사이의 골밀도가 감소될 수 있다.[7,8] 골다공증의 완치는 불가능하다. 회복은 치료로 완전히 가능하지 않다. 60-70%의 골밀도는 20세 전에 이루어지므로 골다공증을 호소하는 청소년기 여성은 인생 후기에 골절이나 다른 골질환의 합병증의 위험이 크다.[20]

여성 운동선수의 3징후의 관리는 조기 인식이 중요하다. 섭식 장애의 징후(표 9-5 참고)는 조기에 발견되며 발생률과 치사율이 높으므로 신속하고 정확하게 처리해야 한다(제 8장 참고). 선수에게 무월경 특히 섭식 장애나 골밀도의 감소가 발견될때, 체중을 2-3%정도 증가하기 위해 매일 1200-1500mg 의 칼슘 섭취와 식단 변화 및 운동 강도의 감소가 요구된다.[8]

유방 장애(Breast Disorders)

가슴 모양과 탄력성의 변화, 성인 여성의 가슴에서 촉진되는 덩어리의 수와 크기의 변화 및 압통 혹은 유방 분비물은 특히 유방암의 가족력이 있다면 시급한 전문의의 의뢰가 요구된다. 그러나 청소년기에 나타나는 유방의 형태변화와 자가 검진시 발견되는 일관성 없는 덩어리는 종종 양성을 의미한다.[13] 이러한 양성 유방변화에 대한 공식적 용어는 유방의 섬유낭성 질환(fibrocystic breast disease)이라 불리운다.[13] 유전이나 호르몬의 영향은 카페인이나 다른 생활습관에 의해 나타난다. 양성 유방 질환의 치료로는 관찰, 흡인(aspiration) 이나 생검 및 외과적 수술이 있다.[13]

유방통증은 달리기와 같은 운동으로 인한 반복적 좌상이나 직접적 외상의 결과로 나타난다. 가슴에 외상을 입은 후 얼음을 적용한다.[17] 항염증제는 출혈과 반흔 조직 증가시킬 수 있으므로 피해야 한다. 스포츠 브라의 착용은 반복적인 좌상을 방지할 수 있다.[17]

난소낭포(Ovarian Cysts)

섬유성 낭포(fibrous cysts)(혈관, 체액낭)는 난소를 포함한 여성 비뇨생식기계에서 형성될 수 있다.[5] 보통 통증이 없고 양성이지만 가끔 심각한 상태를 초래한다. 난소낭포는 비정상적 출혈을 초래하고 월경 주기에 영향을 미친다.[5] 만약 난소낭포가 크고 수가 많다면(다낭포성 난소 증후군) 정상적인 에스트로겐의 생산을 방해하여 가슴과 얼굴에 털을 자라게 한다.[5] 난소낭포가 파열되면 급격하고 심각한 내부 출혈을 초래하며 난소낭포의 파열은 복통, 복막염, 쇼크 및 사망을 초래할 수 있다.[5,23,24]

소아과 질환 | PEDIATRIC CONCERNS

일차적 무월경(Primary Amenorrhea)

일차적 월경은 16세까지 초경이 관찰되지 않는 것으로 대부분의 경우 호르몬, 유전 및 생식기관의 장애가 원인이다.[20,22] 의학적 검진의 경험이 없다면 소아과의사나 산부인과의사에게 문의하는 것이 바람직하다. 치료하지 않는다면 일차적 무월경은 위에서 묘사된 다른 형태의 무월경을 유발한다.

신장의 외상(Kidney Trauma)

어린이의 신장 외상은 간이나 비장 손상보다 좀더 빈번히 일어난다.[17] 신장은 청소년기까지 늑골척추각(costovertebral angle) 의 하방에 놓이므로 체간이나 요부에 외상을 입은 어린이는 신장 손상의 징후(혈뇨, 쇼크)와 증상(통증)을 선별해야 한다.

잠복 고환증(Cryptorchidism)

잠복 고환증은 가장 흔한 남성 생식기의 유전적 비정상 질환이다.[18] 일반적으로, 고환은 태어나기 전이나 1살 이내에 복부에서 음낭으로 내려간다.[5] 보통 규칙적 소아과 검진시 유아에서 발견되는 잠복 고환증은 소아기까지 지속된다. 만약 치료하지 않는다면 일반 남성 인구보다 악성이나 불임이 될 가능성은 20배가 높다.[5,18] 잠복 고환증은 또한 서혜 탈장과 관련성이 높다.[18] 이러한 탈장이 발견된다면, 보통 2살 이전에 외과적으로 치유되지만 고환 잠복증의 병력 청취시, 서혜부의 통증은 재발성 탈장을 의미한다.

요약 | SUMMARY

신장비뇨계는 혈액에서 대사성 노폐물을 제거하고 혈압과 신체 체액의 수치를 조절하는 중요한 역할을 한다. 신장 손상의 징후는 혈뇨, 단백뇨, 당뇨 및 고혈압이며 요부와 복부통증, 늑골 척추각의 압통 및 배뇨 습관의 변화(빈도수, 응급상황, 부피)등도 나타난다. 생식기계는 성별에 따른 생식기관을 포함한다. 남성 생식기는 외상을 입기 쉬우나 대부분 양성이고 일시적이다. 편측의 음낭 통증이나 부종은 응급 상황을 의미한다. 월경주기는 여성 생식기 기능을 나타내는 지표이다. 월경시 과다한 분비물, 통증, 불규칙한 주기는 자궁과 난소의 질환을 의미한다. 임신은 병리학적인 문제가 아님에도 특징 징후와 증상이 나타나며 임신 중일 때나 출산후 산모와 태아를 보호하기 위해 주의가 요구된다. 여자 운동 선수의 삼징후는 섭식 장애, 무월경 및 골다공증이 동시발생적으로 나타나는 것이다. 조기 인식과 중재는 장기간의 합병증을 방지하기 위해 필요하다. 쇼크를 동반한 신장이나 생식기계의 질환은 내부 출혈을 의미하므로 응급 조치가 요구된다.

자료 | RESOURCES

Renal-Urogenital

- atlife.com renal(kidney) and urology sites:
  www.atnephrology.com/nephrology
  www.aturology.com/urology

- National Institute of Diabetes and Digestive and Kidney Diseases and National Institutes of Health. www.niddk.nih.gov/health/kidney/kidney.htm
- Yahoo directory.dir.yahoo.com/Health/Diseases_and_Conditions/Kidney_ Diseases

참고문헌 | REFERENCES

1. Goodman CC, Snyder TEK. Overview of renal and urologic signs and symptoms. In: Goodman CC, Snyder TEK, eds. *Differential Diagnosis in Physical Therapy: Musculoskeletal and Systemic Conditions*. 3rd ed. Philadelphia, Pa: WB Saunders Company; 2000:234-259.
2. McLinn DM, Boissonnault WG. Screening for male urogenital system disease. In: Boissonnault WG, ed. *Examination in Physical Practice: Screening for Medical Disease*. 2nd ed. New York: Xhurchill Livingstone Inc; 1995:117-132.
3. Andreoli TE, Culpepper RM, Thompson CS, et al. Section III-renal disease. IN: Andreoil TE, Carpenter CCJ, Plum F, et al, eds. *Cecil's Essentials of Medicine*. 2nd ed. Philadelphia, Pa: WB Saunders Company; 1990:176-252.
4. Ganong WF. *Review of Medical Physiology*. 15th ed. Norwalk, Conn: Appleton & Lange; 1991.
5. Gould BE. Urinary system disorders. *Pathophysiology for the Health-Related Professions*. Philadelphia, Pa: WB Saunders Company; 1997:299-391.
6. King PM, Ling FW, Myers CA. Screening for female urogenital system disease. In: Boissonnault WG, ed. *Examination in Physical Therapy Practice: Screening for Medical Disease*. 2nd ed. New York: Churchill Livingstone Inc; 1995:133-153.
7. Putukian M. The Female athlete triad. *Clin Sports Med*. 1998;17(4):675-696.
8. West RV. The female athlete: the triad of disordered eating, amenorrhea, and osteoporosis. *Sports Med*. 1998;26(2):63-71.
9. Abarbanel J, Benet AE, Lask D, et al. Sports hematuria. *J Urol*. 1990;143: 887-890.
10. Wilson CA, Abdenour TE, Keye WR. Menstrual disorders among intercollegiate athletes and non-athletes: perceived impact on performance, preventative medical care for the female athlete. *Athletic Training*. 1991;26(2): 170-177.
11. Boissonnault WG, Bass C. Pathological origins of trunk and neck pain, part I: pelvic

and abdominal visceral disorders. *J Orthop Sports Phys Ther*. 1990;12(5):192-207.

12. Stopka CB, Zambito KL. Referred visceral pain: what every sports medicine professional needs to know. *Athletic Therapy Today*. 1999;4(1):29-36.
13. Neinstein LS. Breast disease in adolescents and young women. *Pediatr Clin North Am*. 1999;46(3):607-629.
14. Bickley LS, Hoekelman RA. *Bates' Guide to Physical Examination and History Taking*. 7th ed. Philadelphia, Pa: Lippincott Williams & Wilkins; 1999.
15. Boissonnault WG, ed. *Examination in Physical Therapy Practice: Screening for Medical Disease*. 2nd ed. New York: Churchill Livingstone; 1995.
16. DeGowin RL, Brown DD. *DeGowin's Diagnostic Examination*. 7th ed. New York: McGraw-Hill; 2000.
17. Amaral JF. Thoracoabdominal injuries in the athlete. *Clin Sports Med*. 1997;16(4):739-753.
18. Pillai SB, Besner GE. Pediatric testicular problems. *Pediatr Clin North Am*. 1998;45(4):813-830.
19. Artal R. Exercise and pregnancy. *Clin Sports Med*. 1992;11(2):363-377.
20. Teitz CC, Hu SS, Arendt EA. The female athlete:evaluation and treatment of sports-related problems. *J Am Acad Orthop Surg*. 1997;5(2):87-96.
21. Stone R. Primary care diagnosis of acute abdominal pain. *Nurse Practitioner*. 1996;21(12):19-20, 23-26, 28-30, 35-41.
22. Worthington G. Athletic amenorrhea: updated review. *Athletic Training*. 1991;26(3):270-273.
23. Giudice L. Menstrual abnormalities and abnormal uterine bleeding. In: Beers MH, Berkow R, eds. *The Merck Manual of Diagnosis and Therapy*. 17th ed. Whitehouse Station, NJ: Merck Research Laboratories; 1999:1932-1942.
24. Hendrix S. Pelvic pain. In: Beers MH, Berkow R, eds. *The Merck Manual of Diagnosis and Therapy*. 17th ed. Whitehouse Station, NJ: Merck Research Laboratories; 1999:1994-1948.

제 7 장

내분비계와 신진대사계

(Endocrine and Metabolic Systems)

목 적
PURPOSES

- 내분비계의 기초적 구조와 가능을 설명한다.
- 항상성과 신진대사에 관여하는 내분비계의 병태생리학적 기전을 고찰한다.
- 운동시 내분비계의 반응을 설명한다.
- 운동시 기초대사 반응에 대해 설명한다.
- 내분비계와 대사성 질환과 관련된 의학적 병력 소견을 논의한다.
- 내분비계 질환의 증상과 징후를 설명한다.
- 대사성 질환의 증상과 징후를 설명한다.
- 내분비계와 정상적 신진대사와 관련된 이학적 검사를 수행한다.
- 내분비계 질환과 대사성 장애를 비교, 대조 및 논의한다.

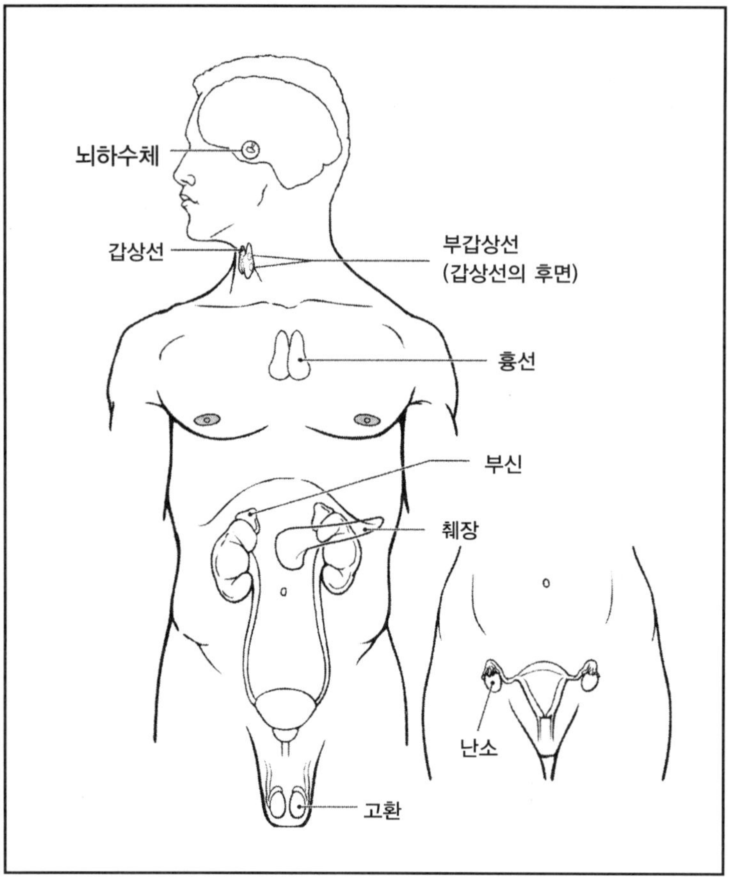

그림 7-1. 내분비계의 선 (Glands of the endocrine system)

개 요 | INTRODUCTION

내분비계는 신체 전체에 걸쳐 여러 개의 선(glands)으로 구성된다(그림 7-1). 호르몬은 내분비선에 의해 혈액내로 분비되는 복잡한 단백질로 신체 기관의 다양한 작용을 일으키며 다른 호르몬을 자극하거나 억제한다. 표 7-1은 내분비 선과 기능을 나열한다. 내분비계는 신경계, 소화기계, 심혈관계, 간과 신장계로부터 자극을 받는다. 호르몬의 작용은 내부환경과 신체기능을 조절하여 항상성(homeostasis)을 유지하는 것이다.

신진대사는 생화학적 기능과 신체 기관의 상호작용으로 정상적 장기활동, 내부 에너지 수요, 환경적 요소 및 영양분의 정상적인 증가와 감소에 반응한다. 대사작용은 내부적으로 호르몬과 기관에 의해 조절되고 외부적으로 물리적 요소와 칼로리, 탄수화물, 단백질, 지방, 수분, 미네랄 및 비타민의 섭취에 의해 조절된다. 그러므로 신진대사는 항상성을 유지하기 위한 내분비계 활동을 나타낸다.

표 7-1
내분비선, 그와 관련된 호르몬 및 기능

내분비선	호르몬	호르몬 기능
뇌하수체-시상하부	성장 호르몬	단백질 합성의 증가
뇌하수체	부신피질 자극호르몬	코티졸을 분비하기 위해 부신피질을 자극함
	부신 자극 호르몬	부신작용의 증가
	여포자극 호르몬	에스트로겐 분비의 증가(여성) 정자 생산의 증가(남성)
	황체형성 호르몬	배란 자극(여성) 테스토스테론 분비의 증가(남성)
	항이뇨호르몬	신장의 수분 흡수 증가
갑상선	갑상선 호르몬	신진대사 증가
	칼시토닌(Calcitonin)	뼈의 광물제거의 감소
부갑상선	부갑상선 호르몬	뼈의 광물을 제거하면서 혈액내의 칼슘 증가
부신	알도스테론(Aldosterone)	신장의 수분 흡수 증가
	코티졸(Cortisol)	항염증, 조직 이화작용, 스트레스에 반응
	에피네플린 (Epinephrine)	스트레스에 반응(심박수 증가, 근육의 혈액량 증가, 내부장기의 혈액량 감소)
	노에피네플린 (Norepinephrine)	혈관수축
췌장(내분비)	인슐린	포도당을 혈액에서 세포로의 이동을 증가시킴
	글루카곤	간에서 혈액으로 포도당 분비
고환	테스토스테론 (Testosterone)	남성의 이차 성징, 단백질 합성 증가. 정자 생산 증가, 황체 형성 호르몬 억제
난소	에스트로겐 (Estrogen)	여성의 이차성징, 월경주기 조절, 황체 형성 호르몬 억제
	프로게스테론 (Progesterone)	여성의 이차성징, 월경주기 조절, 에스트로겐 억제

해부학, 생리학 및 병인론의 고찰 I
REVIEW OF ANATOMY, PHYSIOLOGY, AND PATHOGENESIS

신체 에너지의 조절 (Regulation of Body Energy)

혈액 내의 탄수화물(포도당)은 신체의 일차적 에너지 근원이다. 호르몬은 혈액 내의 탄수화물 수치(정상적으로 약 10mg/dL)를 조절하며, 췌장의 인슐린과 글루카곤, 부신의 에피네플린과 노에피네플린 및 뇌하수체의 성장 호르몬을 포함한다. 인슐린을 제외한 모든 호르몬은 신체 에너지원으로 탄수화물을 사용하기 위해 글루코겐(glycogen)에서 포도당(glucose)으로 변환시킨다. 반대로, 식사 후 혈액 내의 탄수화물 수치가 증가함에 따라 인슐린은 혈액 내의 포도당를 제거하여 간이나 근육 내에 글루코겐으로 저장한다. 운동 중, 대사활동에 필요한 포도당의 수요가 증가함에 따라 인슐린은 감소한다. 포도당은 글루카곤(glucagon)의 영향으로 증가된 에너지원의 수요에 반응하여 생성된다.[3,4] 동시에 근육 내의 인슐린 수용기는 혈액 내의 인슐린 수치의 큰 변화없이 포도당의 흡수를 증가시키기 위해 점점 민감해진다.[3] 에피네플린과 노에피네플린(장기간 운동시 코티졸과 성장 호르몬)은 인슐린 분비를 억제하여 간에서 포도당의 생성을 돕는다.[3]

체온의 조절 (Regulation of Body Temperature)

정상적인 대사 과정은 휴식시에 과도한 에너지를 생산하며 이 에너지의 대부분은 체온을 유지하기 위해 열로써 방출된다. 신체는 환경에 따라 열생산이나 열손실을 조절할 수 있다.[5] 혈액 온도에 민감한 시상 하부는 뇌하수체의 부신 자극 호르몬을 증가시키거나 감소시킨다. 체온이 감소함에 따라 부신 자극 호르몬은 부신 호르몬의 분비를 증가시켜 신진대사를 촉진하여 체온을 증가시킨다. 역으로 체온이 증가하면 부신 자극 호르몬의 분비는 감소되어 신진대사를 억제시킴으로서, 결국 체온을 저하시킨다.

운동 초기에, 심부온도(core body temperature)는 약간 상승하고 생리학적 열방출 기전은 일차적으로 피부에서 수분을 증발시키고(땀) 목과 머리에서 열을 방사하면서 기능을 시작한다. 이상적인 안정 상태는 열생산과 열방산(heat dissipation)을 통해 체온을 유지하는 것이다.[5]

체액 수치의 조절 (Regulation of Body Fluid Levels)

항이뇨 호르몬(ADH)는 시상하부에서 형성되고 뇌하수체에서 분비된다. 항이뇨 호르몬은 신장에서 수분의 재흡수를 촉진시켜 소변의 양을 감소시킨다. 운동을 시작함에 따라 압수용체(baroreceptor)가 감소된 혈액부피를 감지하고 시상하부가 증가된 혈액 용질을 인식하면서 항이뇨 호르몬의 분비를 증가시킨다.[7] 운동 중의 수분 섭취는 수분의 재흡수를 방지하여 항이뇨 호르몬의 분비를 억제한다.

운동시 호르몬의 반응 (Hormonal Response To Exercise)

운동이나 다른 신체적 스트레스는 시상하부, 뇌하수체 및 부신 호르몬의 분비를 촉진하나 만성적으로 운동에 적응함에 따라 이러한 반응은 감소된다. 비교적 단 시간의 강도 높은 운동은 성장 호르몬의 분비를 자극한다. 운동의 강도는 성장 호르몬 분비의 가장 중요한 요소이다. 그러나 지구력 운동은 성장 호르몬의 분비를 감소시키는 코티졸(cortisol)의 수치를 증가시킨다. 그러므로 과도한 훈련은 잠재적으로 성장호르몬을 감소시킨다. 신체적 발달 장애 및 성장 발육 장애와 같은 부작용은 젊은 여자선수 사이에 영양 부족과 과도한 훈련으로 인해 나타날 수 있다. 카테콜아민(catecholamines)(에피네플린과 노에피네플린)은 운동 시작시에는 분비되나 운동이 진행됨에 따라 분비되지 않는다.

빈도수가 잦은 고강도의 운동은 여포 자극 호르몬과 황체 형성호르몬을 억제하여 에스트로겐과 테스트로겐의 분비를 감소시킨다. 감소된 에스트로겐은 젊은 여자선수에게 일차적으로 무월경을 초래할 수 있으나 보통 과도한 운동과 영양 결핍이 동반될 때 나타난다(제 6장 참고). 지구력 운동시 테스토스테론의 순환이 감소되지만 남성의 이차성징 지연에 영향을 미치는 경우는 거의 드물지만 매우 강도 높은 운동은 이 기전을 통해 테스토스테론의 분비를 억제하기 때문에 영향을 미칠 수도 있다. 가끔, 매우 활동적인 남성은 운동으로 야기된 호르몬의 변화가 아닌 탈수, 면역 억제 및 발견되지 않은 전신성 질환에 의해 이러한 현상이 초래될지라도 성욕의 감소와 정관 부피의 감소를 나타낸다.

엔돌핀(endolphins)이나 내인성 아편양제제(Edogenous opiates)로 알려진 신경전달물질은 중간 강도에서 고강도의 운동시 분비된다. 엔돌핀은 진통 효과와 코티졸(운동중 또한 이완된다)에 대한 역작용을 하며 운동시 작용하는 근육에 탄수화물을 제공하기 위해 지방 분해작용(lipolysis)을 촉진한다.

징후와 증상 | SIGNS AND SYMPTOMS

피부 변화 (Skin Changes)

몇몇의 내분비 장애는 피부의 색깔, 조직 및 형태를 변화시킨다. 호르몬은 멜라닌 색소의 (피부 착색) 활동을 조절하고 피부 착색에 영향을 미친다. 피부 두께, 조직, 가동성 및 강도는 내분비계의 병리학적 조건에 반응하여 나타난다.

다한증/발한과 체취/ 호흡 냄새
(Hyperhydrosis/Diaphoresis and Body/Breath Odor)

발한(땀)이나 *다한증*(과도한 땀)은 신진대사가 증가하면서 발병한다. 발한은 운동에 대한 정상적 반응이지만 대사적 불균형이나 내분비 장애는 휴식시 다한증을 초래할 수 있다. 체온의 증가나 카테콜아민(에피네플린과 노에피네플린)의 분비 또한 많은 양의 땀을 생산할 수 있다.

고혈당(high blood glucose)은 신체 내에 그리고 호흡시 매우 단 냄새를 생산한다. 독소의 대사적 분해와 다른 유기 물질은 냄새(알코올이나 약물)로 인식할 수 있는 호흡, 땀 및 소변으로 분비되거나 내뿜어진다.

다음다갈증과 다뇨증 (Polydipsia and Polyuria)

심한 갈증이나 배뇨는 부적절한 항이뇨 호르몬의 분비나 갑상선 장애에 의해 나타날 수 있다.[6]

관절통과 근육통 (Arthralgia and Myalgia)

관절통과 근육통은 내분비 기능이나 신진대사 장애의 공통적 증상이다. 다발성으로 보통 근육이나 관절에 발생하고 양상은 양측성이고 대칭적으로 나타난다.

근위축과 약화 (Muscle Atrophy and Weakness)

근육의 기능과 구조의 변화는 불충분한 영양분 (질환이나 배고픔의 결과)이나 만성적 이화

호르몬(예, 코티졸, 에피네플린)에 의해서 초래된다. 많은 내분비계 장애는 또한 근육 에너지 신진대사에 영향을 주어 비정상적 근약화와 근위축을 야기시킨다.

무월경과 발기부전 (Amenorrhea and Impotence)

생식기의 기능과 기전은 시상하부, 뇌하수체, 난소 및 고환과 관련된 장애에 의해 영향을 받을 수 있다.

혼돈이나 정신상태의 변화 (Confusion or Change in Mental Status)

인지 기능은 저혈당, 탈수, 비정상적 체온 및 불충분한 영양분과 같은 내분비-대사적 장애에 의해 영향받을 수 있다.

감각이상 (Paresthesia)

장기간의 내분비장애 혹은 대사 장애는 신경 세포, 축삭 및 수초의 손상을 초래하여 진행적 말초 감각이상을 일으킨다.

부종과 함요부종 (Edema and Pitting Edema)

세포외액은 내분비계나 대사계 장애에 의해 축적될 수 있다.

대식증 (Polyphagia)

음식의 과도한 섭취는 과도한 갑상선의 생산, 영양 결핍 및 대사작용의 불균형을 초래한다.

기립성 저혈압 (Postural [Orthostatic] Hypotension)

내분비계는 혈액내액의 수치를 조절한다. 만약 혈액 부피가 감소한다면(과도한 배뇨나 탈수를 통해), 혈압은 누운 자세나 앉은 자세에서 선자세로 자세를 변화함으로써 빠르게 감소한다.

기면상태와 피로 (Lethargy and Fatigue)

내분비계는 대사작용을 조절하기 때문에 이 조직의 장애는 산소와 에너지의 가용성(availability)과 이용에 영향을 미친다. 피로와 기면상태(비정상적 나태, 졸음 및 무관심)는 많은 에너지 소비를 요구하는 과활동성 신진대사나 신체의 에너지를 소모하는 비활동적 신진대사에서 나타난다. 많은 내분비 질환은 직접적 또는 간접적으로 수면 기간에 영향을 미치며 불면증으로 인한 피로를 일으킨다.

통증 양상 | PAIN PATTERNS

내분비선은 직접적으로 통증을 일으키는 경우는 드물다. 호르몬 불균형의 징후와 증상은 보통 호소되어지는 통증보다 좀 더 많은 연관성을 가진다.

시상하부와 뇌하수체 (Hypothalamus and Pituitary)

이 부위의 커다란 종양은 뇌를 압박하면서 두통이나 시각 장애를 초래할 수 있다.

갑상선과 부갑상선 (Thyroid and Parathyroid)

목의 전하방측면의 압통은 머리를 신전(전방 목의 신장)하는 동안 발생하며 촉진 가능하다.

부신 (Adrenals)

부신 장애는 넓은 부위의 근육통과 관절통을 초래한다(표 7-1 참고).

췌장 (Pancreas)

췌장은 제 5장의 통증 양상에서 논의했던 것처럼 좌측상복부 사분면 혹은 상위 복부에 통증이 야기되나, 이러한 통증은 췌장 질환이 악화된 후 나타난다.

의학적 병력과 이학적 검사 | MEDICAL HISTORY AND PHYSICAL EXAMINATION

가족력과 개인병력 (Family and Personal History)

당뇨와 같은 대사성 장애는 유전적 요소가 매우 강하므로 가족력이 중요시 된다. 대사성 장애는 환경적 요소(예, 온도, 독소, 신체적 스트레스)에 의해 발병할 수 있으므로 이런 요소들은 의학적 병력 청취시 조사해야 한다. 많은 내분비계 장애는 주의 깊은 의학적 병력을 통해 발견 가능한 증상의 진행이나 특정 양상을 나타 낸다.

이학적 검사 (Physical Examination)

피부 상태와 특징, 이차 성징, 근위축, 여성의 비정상적 머리카락 형태, 다한증, 호흡 냄새 및 발한, 부종, 기립성 저혈압 및 감각이상은 모두 내분비계 장애와 연관되어 있다. 활력징후(vital sign)의 관찰과 검사(특히 심박수와 혈압)는 잠재적 내분비계 질환을 발견하는 유일한 이학적 검사이다. 비후된 갑상선은 쇄골 위의 기도 외측에서 촉진 및 시진 가능하다.[8] 비정상적으로 비후된 갑상선은 갑상선 독성, 요오드 결핍이나 갑상선 질환의 징후이다. 대부분의 내분비계 질환은 진단명을 알기위해 의학적 임상 병리 검사가 요구된다.

병리학과 병인론 | PATHOLOGY AND PATHOGENESIS

당뇨병 (Diabetes Mellitus)

인슐린 의존형 당뇨병(Insulin-Dependent Diabetes Mellitus)(Type I)

인슐린 의존형 당뇨병(IDDM)은 500명의 어린이나 청소년 중 약 1명이 발병하며 자가면역 질환으로 내분비성 췌장의 인슐린 생산 세포를 파괴한다.[3,4] 이 질환의 형태는 간이나 근육에서 포도당 섭취를 촉진하기 위해 하루에 여러번의 인슐린 투여가 요구되며 완치할 수 없다.[9] 환자는 탄수화물의 대사작용을 조절하기 위해 평생 약물 치료와 식단을 조절해야만 한다. 만성 IDDM은 말초 및 자율신경 신경증, 망막증(실명), 심혈관 질환, 고혈압, 신장 질환, 만성 피부 궤양 및 치유 능력 감소 등이 초래된다.[9] 포도당 수치를 정확히 조절하지 못하면 합병증의 위험도가 높아 진다.[10] 규칙적인 유산소 운동은 간접적으로 IDDM 환자에게 약간의 합병증의 진행을 억제한다.

일반적으로, 이 질환은 발병 후 조절을 잘한다면 최소한 10년 동안은 합병증이 나타나지 않는다. 합병증의 위험은 나이가 들어감에 따라 증가한다. 인슐린과 음식 조절을 잘한 어린이나 청소년은 제한없이 모든 운동에 참여할 수 있다 반면, 조절을 잘하지 못한 IDDM 어린이 환자는 심혈관 질환의 실질적인 위험도가 높으므로 의학적 소견에 따라 운동을 해야 한다.[11]

운동선수 지도자는 저혈당과 고혈당의 징후를 인식해야 하고(표 7-2) 응급상황 처치 능력을 길러야 한다.[11,12] 저혈당(hypoglycemia)은 보통 인슐린 투여 후 격렬한 운동을 하거나 운동전 음식을 섭취하지 않았을 경우 나타난다. 반대로, 고혈당(hyperglycemia)은 운동 반응에 따른 포도당의 과도한 생성이나 운동을 시작하기 전 이미(>220mg/dl) 포도당 수치가 높을 때 발생하기 쉽다.[10,11]

운동은 포도당의 수치에 영향을 미치므로 IDDM성 운동선수는 인슐린의 형태, 강도 및 식이요법을 그들의 주치의와 상의해야 한다.[10,11] 게다가, IDDM 선수는 격한 운동 후 6-24시간 내에 심각한 저혈당 반응을 나타낼수 있으므로 운동 후 인슐린의 강도를 감소시키고 적당한 칼로리를 섭취해야 한다.[3,4,11,12] 반대로, 운동 후 인슐린을 투여하지 않을 경우 인슐린의 작용이 억제되고 운동시 포도당이 생성되어 고혈당을 초래한다.[4]

경기 중 운동선수는 인슐린 투여 스케줄, 혈액 내 포도당의 규칙적 측정 및 식단 조절 등 혈액 내 포도당의 수치를 조절하기 위해 특별한 식이요법이 요구된다.[4,9-11]

비인슐린 의존형 당뇨병(Noninsulin-Dependent Diabetes Mellitus)(Type II)

제 2형태의 당뇨병인 비인슐린 의존형 당뇨병(NIDDM)은 인슐린 수치가 정상이거나 약간 높지만 인슐린 수용기의 민감성 감소로 발병한다. 따라서 간과 근육의 포도당 섭취는 점진적으로 감소된다.[3,4] 최근까지 NIDDM은 일차적으로 성인병으로 여겨왔으나 점진적으로 어린이들 사이에서 증가되고 있다.[4,8]

만성적으로 상승된 혈액내의 포도당 수치는 결국 고지혈증(hyperlipidemia; 혈액 내의 증가된 지방 수치), 동맥 경화, 말초 신경증, 만성 감염 및 골격 변화(골다공증)를 초래한다.[8] NIDDM의 가족력과 비만은 이 질환의 주요 위험요소이다.[4] 다음 다갈증(polydipsia)과 다뇨증(polyuria)은 NIDDM의 흔한 증상이며 수분의 섭취가 증가하면 혈액 내의 포도당 축척도가 감소하여 신장의 재분비를 증가시킨다.[8]

약한 강도 및 중간 강도의 운동은 NIDDM 환자의 근육 내의 포도당 섭취를 촉진한다.[10,13] 운동과 식이요법은 NIDDM의 주요 치료와 예방법이다.[4,10] 운동은 근육의 대사적 수요를 증가시키고 인슐린 수용기의 효율성을 증가시켜 혈액 내의 포도당 수치에 영향을 미친다. NIDDM성 환자의 경우 운동을 하는 동안 저혈당의 위험도는 매우 적다(저혈당은 인슐린 투

표 7-2
당뇨병 환자의 고혈당과 저혈당의 징후

고혈당: 당뇨성 케토산증, 당뇨성 혼수 및 당뇨성 고삼투성 상태

- 혈액 내 포도당의 300mg/dl 이상
- 점진적 시작
- 복부통
- 목이 마르나 배고픔은 없음
- 호흡시 신냄새(아세톤)
- 탈수
- 기면상태
- 혼돈
- 의식 손실(혼수)

저혈당: 인슐린 쇼크

- 혈액내 포도당의 70mg/dl이하
- 두통
- 흐릿한 시각
- 활동 저하
- 자율신경계적 징후 (창백, 진전, 발한, 빈맥)
- 분명하지 않은 발음
- 갑작스러운 발병
- 배고프나 갈증은 없음
- 어지러움
- 피로
- 혼돈

여후에만 발생한다).[4]

일반적으로, 당뇨병의 형태와 상관없이 당뇨병을 앓고 있는 청소년은 포도당의 수치를 잘 조절한다면 운동에 대한 특별한 주의사항이 필요없다.[4,10] 유산소 운동은 혈압 상승을 억제하고(망막증이나 신장병증의 위험도를 증가시킬 수 있음), 피부 상처를 잠재적으로 감소시키며, 인슐린 수용기의 민감성을 증진시킨다. 그리고 이 운동은 또한 심혈관계의 합병증을 감소시키고(혈액 내의 지방 저하) 체중 조절(특히 NIDDM)에 많은 도움이 된다.[3,10]

과거의 빈번한 저혈당의 병력은 포도당조절의 실패를 의미한다.[4] 식단조절은 예상되는 운동의 강도와 식사 시간의 혈액 내의 포도당 수치에 맞춰야 한다.[11] 30분 정도의 운동을 할 경우 저혈당을 방지하기 위해 15-30그램 정도의 탄수화물이 요구된다.[4,9] 인슐린과 글루카곤의 가용성 및 고혈당시 입원에 관한 계획은 운동 선수, 부모, 운동선수 지도자 및 전문의와의 상담을 통해 이루어져야 한다.[9]

운동을 시작하기 바로전, 혈액의 포도당이 100mg/dl이하일 경우 포도당 수치를 증가시키기 위해 탄수화물의 섭취가 필요하다. 250mg/dl이상의 수치일 경우 운동을 금하고 지방 대사작용의 산재물인 케톤(ketones)의 유무를 위한 요검사가 요구된다(포도당이 일차적으로 에너지원으로 사용될 수 없다면 지방이 이를 대신하여 에너지원으로 사용된다). 케톤이 발견된다면(당뇨성 케토산증 diabetic ketoacidosis의 징후) 인슐린을 투여하고 의학적 검사나

표 7-3

당뇨병을 앓고 있는 선수의 관리법

1. 운동경기 참가전 검사시 저혈당의 빈도수를 점검한다.
2. 운동형태에 따른 인슐린의 강도와 시간표를 조절하기 위해 전문의와 상담한다.
3. 연습이나 시합전 혈액내의 포도당의 수치를 찾아 적당한 처치를 한다:
   - < 100mg/dl = 연습전 탄수화물 섭취
   - > 250mg/dl = 연습 중단, 케톤을 위한 요검사와 인슐린 투여
4. 저혈당의 첫 징후시 즉시 연습을 중단하기 위해 선수 및 코치와 함께 상담한다.
5. 항상 이용 가능한 포도당 공급물(사탕, 과일쥬스)을 휴대한다.
6. 심각한 저혈당에 대처하기위해 운동선수와 그들의 전문의 및 팀전문의와 함께 포도당과 글루카곤의 주사투여를 포함한 응급 계획을 세운다.

검토를 위해 의뢰되어야 한다.[4,9,12] 연습이나 시합 동안 급성 저혈당을 방지하기 위해서는 항상 이용가능한 포도당 공급물(예, 과일 쥬스, 사탕)을 준비해야 한다.[4,9,10,12] 표 7-3은 당뇨병을 앓고 있는 선수의 관리법에 대해 나열한다.

다른 잠재적 위험요소로는 기립성 저혈압과 탈수 위험의 증가, 혈액 부피를 감소시키는 다뇨증이다. 간단한 금기증을 염두해 둔다면 대부분의 당뇨병을 앓고 있는 선수는 제한이나 합병증없이 운동에 참여할 수 있다.[4,11]

뇌하수체의 장애 (Disorders of the Pituitary Gland)

요붕증(Diabetes Insipidus)

요붕증은 뇌하수체에서 항이뇨 호르몬이 부적절하게 분비되어 발병한다.[6] 감소된 항이뇨의 경우 호르몬의 수치는 신장의 재흡수를 막아 많은 양의 소변을 생산한다.[6] 이 질환의 경우 혈액내 포도당의 수치는 정상이지만 다뇨증과 다음다갈증이 나타난다. 대부분의 경우 특발성이지만 시상하부나 뇌하수체에 영향을 미치는 종양, 감염 및 혈관 문제에 의해 초래될 수 있다.[6]

말단거대증(Acromegaly)

이 질환은 성장 호르몬의 과잉생산으로 발병된다.[8] 과도한 성장 호르몬은 뼈와 연부조직의 점진적인 성장을 초래한다. 말단거대증 환자는 일반적으로 턱과(하악 골), 전두골의 돌출, 손과 발의 신장, 척주 후만증(thoracic kyphosis) 및 원통형흉(barrel chest)이 특징이다.[8] 심

혈관계, 신장 및 소화기계 등 몇몇의 기관은 과도한 성장 호르몬의 생산과 그에 따른 대사성 스트레스에 의해 영향을 받는다. 운동선수의 경쟁력을 증진시키기위해 사용된 성장 호르몬의 남용은 이 질환과 유사한 신체적 특징과 임상적 증후군을 초래한다.

갑상선과 부갑상선의 장애 (Disorders of the Thyroid and Parathyroid)

갑상선 기능항진증(Hyperthyroidism)

과잉 생산된 갑상선 호르몬은 포도당의 대사작용을 손상시켜 운동시 그와 관련된 근육에 문제를 초래한다.[14] 심부 체온은 휴식시와 운동시에 비정상적으로 증가하며 고체온(hyper-thermia)의 징후는 운동시 주의를 요한다.[14,15] 운동에 따른 심박수는 정상보다 좀더 빨라진다.[15]

그레이브스병(Graves' disease)은 갑상선 기능 항진증의 가장 흔한 형태로 진전, 약화, 연하곤란과 말하기의 어려움, 피로 및 얼굴이나 안구운동의 장애가 나타난다.[6,8] 갑상선 기능항진증은 심각성(severity)과 질병의 단계에 따라 갑상선을 제거하거나 병의 진행을 억제하기 위해 약물, 방사선 및 외과적 수술 치료를 요한다.

갑상선 기능저하증(Hypothyroidism)

감소된 갑상선 호르몬의 분비는 심박수의 감소(서맥)와 좌심실의 수축에 의해 심박출량(cardiac output)을 감소시키므로 운동 중 말초 혈관의 확장은 정상적으로 나타나지 않는다.[14] 순환 효과(net effect)는 작용하는 근육 내의 산소와 포도당의 이용도를 감소시켜 지구력을 떨어뜨린다.[14] 갑상선 기능 저하증의 징후와 증상은 피부의 건조, 약화, 근육통, 양측성 감각이상, 말초성 비함요 부종(peripheral nonpitting edema), 서맥(bradycardia) 및 말초 순환 장애 등이다.[6,8] 치료는 부족한 호르몬을 투여하는 것이다. 운동은 금기증이 아니지만 비교적 격렬한 운동시 근육 손상을 초래할 수 있다.[15]

부갑상선 호르몬 장애(Parathyroid Hormone Disorders)

부갑상선 기능항진증과 부갑상선 기능 저하증 및 부갑상선 호르몬 분비의 과잉생산 혹은 저하는 운동선수에게 드물게 발견된다. 부갑상선 호르몬은 칼슘의 신진 대사를 조절한다. 부갑상선 기능 항진증은 혈액 흐름 내에 과도한 칼슘분비(일차적으로 뼈로부터)를 초래하며 근 약화, 손과 발의 관절통 및 반사항진이 특징이다.[6] 치료하지 않으면 신결석, 소화성 궤양 및 인지 변화를 초래한다.[8] 반대로, 부갑상선 기능저하증은 혈액 내의 칼슘이 부족하여 활동시 근경련, 심부정맥 (cardiac arrhythmia), 가는 머리카락 및 부서지기 쉬운 손톱을 나타낸다.[6] 부갑상선 기능저하증과 기능항진증은 또한 소화기계, 신경계 및 비뇨생식기계의 증상을 초래한다. 저하증은 칼슘과 비타민D의 공급으로 치료할 수 있는 반면 항진증은 갑상선의 외과적 절제가 필요하다.[8]

부신 장애 (Disorders of the Adrenals)

애디슨병(Addison's Disease)

애디슨병은 부신 호르몬(알도스테론-aldosterone-과 코티졸)의 부적절한 분비의 결과로 발병한다. 피부의 색소 과다침착, 피로, 저혈압, 약화, 소화증상 및 관절통이 흔하다.[6] 감소된 알도스테론으로 인한 체액과 이온의 불균형은 탈수를 초래하여 심박출량을 감소시킨다.[15] 신체적 또는 감정적 스트레스에 대한 내성은 감소하고 식사간에 저혈당이 발생한다.[15] 치료하지 않으면 치명적이고, 치료제로써 코르티코스테로이드를 지속적으로 사용한다. 특히 운동 중 체액과 이온의 수치는 유지되어야 한다. 장기간의 코르티코스테로이드 치료의 부작용(쿠싱 증후군 참고)은 연령의 증가함에 따라 점점 현저해진다. 애디슨병 환자는 쇼크와 저혈당의 징후를 나타내는 급성 부신 장애를 해소하기 위해 코티졸을 준비해야 한다.[15]

쿠싱 증후군(Cushing's Syndrome)

쿠싱 증후군은 알도스테론과 코티졸의 과다생산으로 인해 월상안(moon face), 복부에 줄무늬 양상의 지방축적, 근위축, 쉽게 멍이 들거나 상처 치유 기능 저하와 같은 증상이 나타난다. 코티졸은 항염증제로써 작용하여 조직 손상이나 감염의 징후를 억제한다. 게다가 감정장애, 성욕 감소, 비인슐린성 당뇨병 및 여성의 남성화(얼굴과 신체에 체모 증가, 유방위축 및 목소리가 굵어짐)가 발생하기도 한다.[6,8] 외과적 수술, 방사선 및 부신 억제제 투여가 일반적인 치료이다.[8]

코티코스테로이드를 오랫동안 사용하는 것은 유사한 증후군을 초래하여 격렬한 운동시 조직 손상의 위험도를 증가시킨다. 이온 불균형, 고혈압 및 부종 또한 일반적인 증상이다. 운동선수 지도자는 코티코스테로이드를 규칙적으로 투여하는 만성적 감염질환(관절염 및 천식) 환자를 접하기도 한다.

체온조절과 환경적 질환 (Thermoregulation and Environmental Conditions)

어린이나 노인들은 체온조절 기전이 그리 효과적이지 못하다. 그리고 개개인의 건강상태, 약물과 알코올의 섭취는 열을 방출하고 흡수하는 신체 기능에 영향을 미친다.[5,16] 발작 장애나 겸상 혈구성 빈혈 환자는 체온조절 장애에 의해 야기되는 질환에 감염되기 쉽다.[16]

더운 환경에서 운동시, 체온을 떨어뜨리기 위해 많은 양의 땀을 증발을 통해 발산한다. 동시에, 말초 혈관확장은 산소와 포도당을 근육에 공급하고 피부를 통해 열을 발산할 수 있는 표면 부위를 증가시킨다. 이 기전은 일회 박출량을 감소시키는 저혈량증(hypovolemia)을 초래하고(제 3장 참고) 심박출량을 유지하기 위해 심박 수를 증가시킨다.

탈수로 인해 저혈량증이 계속 진행된다면 말초부위에 혈관수축이 발생하여 열방출 기전이 손상된다. 결국, 심부 체온은 올라간다.[17] 그러나 수분이 공급되지 않은 채로 이러한 과정이 진행될 경우 심박동수는 증가하고 심박출량은 감소하여 결국, 혈압이 감소로 쇼크를 일으킨다.

열경련(Heat Cramps)

열경련은 미세한 탈수 후 고온에서 운동할 경우 다리와 체간 근육에서 발생한다.[18] 고온에서 운동하는 것에 익숙한 운동선수는 약간의 염분을 함유한 땀을 배출하나, 적응하지 못한 선수들은 비교적 높은 염분이 농축된 땀을 분비한다. 담수(plain water)를 공급할 경우, 혈액이 묽어져 전해질 농도는 감소되고 이로 인해 근경련이 발생한다.[5]

열경련이 시작되면 냉각, 재수화(rehydration), 묽은 (0.1-1.0%) 식염수로 치료할 수 있다.[18] 열경련이 나타난 운동선수는 수 일 동안 휴식을 위한 후에 점진적인 운동복귀가 필요하다. 식이성 소금섭취의 증가는 땀샘을 자극하여 더 많은 염분을 분비하게 하여 열경련을 야기시킨다.[5]

열피로(Heat Exhaustion)

체액과 전해질의 소실로 열피로가 초래된다.[16,18] 비록 다양하지만 일반적 징후와 증상은 다량의 땀 분비, 체온증가(100° - 106° F), 빈맥, 과호흡, 저혈압, 두통, 피로 및 메스꺼움이다.[5,16,18] 비록 운동선수들이 육체적으로 탈진되더라도 정신상태의 변화는 일어나지 않는다.[5]

치료로는 냉각 샤워, 시원한 곳에서 휴식 및 매우 묽은 전해질 음료(0.1% 식염수)의 공급 등이 있다.[5] 담수의 다량 공급은 혈액을 묽게 하여 전해질 손실을 증가시킨다.[16] 운동시 강한 열의 노출을 피하고 적당한 수분 섭취를 한다면 열피로를 예방할 수 있다.

열성고열(Heat Stroke)

매우 치사율이 높은 열성고열은 체온이 107.5° F 이상(고체온증)시 나타난다. 이것은 두부와 경부의 외상 및 심부전 다음으로 운동과 관련된 사망의 주요원인이다.[16] 심각한 탈수와 저혈량증은 발한 기전을 억제하여 혈압 유지시 말초 혈관계를 허탈상태로 만든다.[5] 이러한 현상이 발생하면 신체는 열을 발산할 수 없어 심부체온은 급격히 증가한다. 결국 심박출량은 감소하여 뇌와 신장에 혈액 흐름을 유지할 수 없어 전신성 혈관확장을 초래한다. 혈관확장은 심혈관계에 과도한 부하를 요구하여 심부전을 초래한다. 열쇼크는 의식 불명, 경련(convulsion), 뇌사 및 사망 등을 야기시키기도 한다.[5]

고온에서 운동하는 선수 중 빈맥, 고체온(신체에서 방사되는 것을 느끼거나 촉진가능), 비협응력, 신체적 허탈 및 인지능력의 변화(혼돈, 혼미, 발작 및 환각)는 열쇼크를 의미한다. 면밀한 응급 치료는 즉시 시행되어야 한다. 응급실로 즉시 후송되는 동안 침수 및 차가운 수건을 이용한 빠른 냉각 치료가 요구된다.[5,18] 과도한 수분공급은 폐부종과 뇌부종을 초래할 수 있으므로 정맥내 체액 투여시 의학적 소견이 필요하다.

대부분의 심장이나 뇌손상과는 달리 무더운 환경에서 운동시 발생할 수 있는 사망은 미연에 방지할 수 있다. 첫째, 심혈관계와 발한 기전이 적응할 수 있는 순응기를 가져야 한다.[5,18] 보통 생리학적 순응은 며칠 내에 시작되나 수 주 정도의 기간을 가지는 것이 좀더 효과적이다.[16] 둘째, 하루 중 가장 더운 시간 때에 과도한 운동을 피하고 가능하면 실내에서 운동해야 한다.[19] 셋째, 적당한 옷차림 및 알코올이나 카페인과 같은 이뇨제의 섭취를 삼가하고 운동 중 선수의 끊임없는 주의는 많은 열질환을 방지할 수 있다.[5]

마지막으로, 적당한 수분공급은 체온조절과 심혈관 기능을 유지한다. 격렬한 운동 중 체액의 손실량은 수분의 섭취량보다 초과하여 탈수를 초래한다.[5,17] 낮은 강도로 단기간 운동시 담수공급은 정상적인 체액의 균형회복을 위해 필요하다.[18] 수분공급으로 인한 탄수화물 섭취와 전해질의 균형은 운동의 강도와 기간이 증가함에 따라 중요시된다.[5,17] 그러나, 지구력 훈련 중 담수공급은 미세한 탈수현상이 있음에도 불구하고 소변량을 증가시키므로 탄수화물-이온(carbohydrate-electrolyte) 음료가 적합하다.[17] 고온에서 운동 중 체중이 3%이상 감소한다면 회복될 때까지 휴식을 취해야한다.

추위로의 노출(Exposure to Cold)

습기와 바람이 존재하는 한랭 환경에서의 장시간 노출은 생명을 위협할 수 있는 의학적 문제를 초래할 수 있다. 수분은 공기보다 열전도율이 25배 높으므로 비로 인해 젖은 옷이나 추운 날씨에 침수하는 것은 전도를 통해 체온을 급속히 저하시킨다.[5] 찬바람은 또한 피부면의 열전달 효과를 증가시켜 체온을 감소시킬 수 있으며 바람에 맞서서 달리거나 움직일 때 그 효과는 가중된다.[5,18] 운동 중 신체로부터 방출되는 열의 반 이상은 머리와 목을 통해 방사된다. 적당한 옷이나 보호장치는 비, 눈 그리고 바람으로부터 신체를 보호하고, 특히 머리와 목을 보호하는 것은 과도한 열손실을 방지한다.

동상(Frostbite)

동상은 치명적인 경우는 드물지만 심각한 조직 손상이나 사지 손실을 초래할 수 있다.[20] 노출된 피부온도가 감소함에 따라 일시적인 창백현상과 감각이상을 나타낸다.[20] 이러한 현상은 노출부위를 보호하거나 다시 온열을 제공함으로써 빨리 회복될 수 있다.[20]

장기간의 노출과 피부의 표층이 나타나는 표층성 동상(superficial frostbite)은 빙정(ice crystals)이 세포외액 공간에 형성됨에 따라 발생한다.[20] 피부는 창백하고 건조하며 청색을 띠고, 관절 위의 피부 표면은 점점 딱딱해진다.[5,18] 조직 내의 빙정은 세포로부터 체액을 흡수하여 혈관과 상피세포에 영구적 손상을 입힌다.[20] 혈관 공급이 폐쇄되면 근접한 혈관을 통해 혈액이 운반되지 않아 저산소성 괴사가 발생한다. 동상 시 조직의 저산소증은 조직 손상의 일차적 원인이다.[16]

계속적으로 추위에 노출되면 심부 동상은 피부의 심부층과 근육이나 다른 하부 조직에 나타난다.[18,20] 조직 손상의 기전은 표층성 동상과 같다: 빙정 형성과 혈관 폐쇄로 인한 저산소증, 창백증, 혈종(blood blisters) 및 완전한 피부동상은 회복 불가능한 조직 손상을 의미한다.[16]

동상이 발견되면 따뜻한 장소로 신속히 옮겨야 하며 동상 부위의 마찰, 압박 및 체중부하는 피해야 한다. 만약 피부가 얼어붙지 않았다면, 젖은 옷을 제거하고 마르고 부드러운 이불이나 다른 옷으로 교체한다. 동상의 재발 가능성이 있다면, 언 부위를 따뜻하게 하지 말아야 한다. 왜냐하면 재발은 조직 손상을 더욱 초래할 수 있기 때문이다. 동상이 걸린 사지를 빨리 재온열시키는 방법은 따뜻한 물에 침수하는 것이다.[5,20] 재온열 동안 혈액공급이 회복됨에 따라 통증, 부종, 옅은 홍반 및 혈종을 초래한다.[5] 광범위한 부위의 동상은 감염이나 구획 증후군 (compartment syndrome)의 발생 가능성이 있으므로 병원으로의 후송이 요구된다.

저체온증(Hypothermia)

추운 날씨의 장기간 노출은 잠재적으로 심부 온도가 94° F(34.4C) 아래로 떨어지는 저체온증을 초래할 수 있다.[20] 심부 온도가 감소함에 따라 신진대사가 감소하고 혈액 점성(혈액 흐름의 저항력)은 증가하여 심박수와 심박출량은 감소한다.[5,20] 조절이 불가능한 떨림과 혼돈, 혼미 및 뇌사와 같은 인지 능력의 변화 또한 일어난다. 신체적 징후는 얼굴 홍반과 부종, 운동 실조증(보행시 협응 불능), 빈맥과 저혈압이고 치료는 동상의 치료법과 유사하다.[5,16,18] 따뜻한 물에 몸을 담그거나 온열 주머니를 적용하며 따뜻한 장소로 이동하는 것이 중요하다.[16]

급하게 재온열을 적용하는 것은 말초 혈관을 확장시켜 사지에 저온의 체액이 급격히 이동하여 심부체온을 떨어뜨리는 반응을 초래한다.[20] 심각한 저체온증의 경우, 심장세동(cardiac fibrillation)을 방지하기 위한 응급 처지가 요구된다.[16] 저체온증을 방지하는 법은 일차적으로 춥고 습한 환경을 피하며 외부는 방수처리가 되고 내부에는 가벼운 절연 물질이 함유된 옷을 입는 것이다.[5]

고산병(Altitude Sickness)

높은 고도에서 운동하는 것은 다양한 질환을 초래할 수 있다. 6-24간 내에 12,000 feet 이상을 상승하면 두통, 식욕부진, 메스꺼움 및 미세한 혼돈을 동반하는 급성 고산증을 초래한다.[21] 이 질환은 고도 15,000feet 아래에서는 심각한 경우가 드물다. 대부분의 경우 휴식과 수분 공급으로 며칠 내에 회복된다. 천천히 고도를 상승하는 것이 질환을 예방하거나 증상을

감소시키는데 좋다.[18]

최소한 8000feet 이상의 급격한 고도 상승은 폐부종이나 뇌부종을 초래할 수 있다.[18,21] 폐부종은 호흡부전, 기침, 청색증, 빈맥, 혼미 및 청진기의 수포음(rales) 을 나타낸다. 뇌부종은 인지기능과 다른 중추 신경계 기능을 손상시키고 혼돈, 운동 실조증 및 의식 손실을 일으킨다. 이러한 증상의 조기 발견은 회복기간을 단축시킨다. 중증의 경우 산소 공급과 코티코스테로이드 투여가 필요하다.[21]

매우 높은 고도(15000feet 이상)에서는 망막증(retinopathy)과 망막 출혈이 발생할 수 있다. 이러한 환경에서 운동을 하는 것은 이 증상을 악화시키고 안와의 통증을 동반하며 시각을 흐리게 한다. 고산증은 고도를 낮추면 영구적인 합병증없이 치유될 수 있다.[21]

대사성 장애 (Metabolic Disorders)

통풍(Gout)

퓨린(아미노산)분해의 기능 부전은 혈액내에 요산이 축적되어 통풍을 초래한다. 요산이 축적됨에 따라, 신장을 통해 배출이 원활하지 않아 관절이나 다른 조직에 요산염 결정을 형성한다. 전형적인 통풍의 첫번째 증상은 한 개 이상의 관절에 갑작스러운 통증과 부종을 일으킨다.[6] 통풍을 앓고 있는 90%의 환자는 엄지 발가락에 증상을 호소하며 발, 무릎 및 손목 또한 흔하게 나타나는 부위이다. 외과적 수술, 피로, 퓨린이 풍부한 음식의 섭취, 스트레스, 감염 및 특정 약품은 통풍을 악화시킨다. 요산염 결정이 응집되면 관절의 변형을 초래한다.[6] 치료는 약물과 식이요법으로, 치료하지 않으면 통풍이 악화되고 빈번히 재발하게 된다.

대사성 골질환 (Metabolic Bone Diseases)

골다공증(Osteoporosis)

골다공증은 골밀도가 비정상적으로 감소하는 병리학적 질환이다.[22] 골다공증을 일으키는 원인은 연령, 호르몬 장애(에스트로겐 감소), 영양 결핍(일차적으로 칼슘) 및 골다공증으로 뼈는 점점 손상되거나 골절되기 쉽다.[22] 척추의 압박 골절은 심각한 흉추 후만증, 신장 감소 및 허리 통증을 초래한다. 낙상하는 환자에게는 대퇴, 경골, 전완 및 요골의 골절이 나타나기도 한다.[22] 골다공증이 나타나기 쉬운 사람(여성, 폐경기 후, 75세 이상)에게 수기 가동법(manual mobilization techniques)을 적용하거나 척추 운동 또는 부하 운동을 실시할 때 각별한 주의가 요구된다.

파제트병(Paget's disease)

파제트병은 비정상적인 골흡수와 골침착의 증가로 골격이 재형성되는 질환으로, 대부분 노인의 평면골이나 장골에서 자주 나타난다.[6] 파제트병은 장시간에 걸쳐 뼈의 기형, 기능장애, 두통과 안면 통증 및 병리학적 골절을 일으킨다.[6,22] 골절을 방지하기 위해 무거운 짐을 옮기거나 과도한 움직임은 삼가해야 한다.

소아과 질환 | PEDIATRIC CONCERNS

골형성 부전증 (Osteogenesis Imperfecta)

골형성 부전증은 골형성에 영향을 미치는 유전적 질환으로, 뼈가 비정상적으로 약해 정상적인 체중부하 활동에서 골절되기 쉽다.[23] 이 질환은 유아기에 진단되고 치유가 불가능하며 골절된 뼈는 외과적으로 고정하거나 석고 붕대를 이용하여 치료한다.[23] 대부분의 환자는 다발성 골절로 인해 점진적으로 활동이 불가능해지고 수명이 짧은 것이 특징이다.

요약 | SUMMARY

내분비계는 많은 신체 기능, 정상적 신진대사 및 항상성을 조절한다. 내분비선의 질환은 소화기계, 심혈관계, 비뇨생식기계 및 근골격계 등 많은 기관에 징후와 증상을 나타낸다. 내분비성 기능부전의 뚜렷한 양상을 드러내는 의학적 병력 청취는 내분비 장애와 대사성 장애를 위해 평가하기 위한 가장 중요한 지표이다. 당뇨병, 갑상선 호르몬의 불균형 및 쿠싱 증후군(일차적 또는 장기간의 코르티코스테로이드 사용)은 가장 흔한 내분비성 장애이다. 내분비성 장애의 치료는 복잡하며 신체적 활동을 제한시키는 역효과가 있다. 대사성질환은 골질환(열, 추위 및 고도)과 같은 환경으로의 노출이나 골질환에 의해 종종 나타난다. 환경적 요인에 의해 초래되는 질환은 원인을 제거함으로써 치료될 수 있다.

자료 | RESOURCES

Endocrine-Metabolic

- American Diabetes Association. www.diabetes.org
- Atlife.com diabetes and endocrne sites: atdiabetes.com/diabetes www.atendocrine.com/endocrine
- Yahoo directories dir.yahoo.com/Health/Diseases_and_Conditions/Diabetes/ dir.yahoo.com/Health/Diseases_and_Conditions/Metabolic_Diseases/

참고문헌 | REFERENCES

1. Ganong WF. *Review of Medical Physiology*. 15th ed. Norwalk, Conn: Appleton & Lange;1991.
2. Gould BE. *Endocrine Disorders. Pathophysiology for the Health-Related Professions*. Philadelphia, Pa: WB Saunders Company; 1997:377-395.
3. Hough DO. Diabetes mellitus in sports. *Med Clin North Am*. 1994;78(2):423-437.
4. Landry GL, Allen DB. Diabetes mellitus and exercise. *Clin Sports Med*. 1992;11(2):403-418.
5. Thein LA. Environmental conditions affecting the athlete. *J Orthop Sports Phys Ther*. 1995;21(3):158-171.
6. Goodman CC, Synder TEK. Overview of endocrine and metabolic signs and symptoms. In:Goodman CC, Snyder TEK, eds. *Differential Diagnosis in Physical Therapy: Musculoskeletal and Systemic Conditions*. 3rd ed. Philadelphia, Pa: WB Saunders Company; 2000:287-333.
7. Allen DB. Effects of fitness training on endocrine systems in children and adolescents. *Adv Pediatr*. 1999;46:41-66.
8. Boissonnault JS, Madlon-Kay D. Screening for endocrine system disease. In: Boissonnault WG, ed. *Examination in Physical Therapy Practice: Screening for Medical Disease*. New York: Churchill Livingstone; 1995:155-173.
9. Jimenez C. Diabetes and exercise: the role of the athletic trainer. *Journal of Athletic*

Training. 1997;32(4):339-343.

10. Bell DS. Exercise for patients with diabetes: benefits, risks, precautions. *Postgrad Med*. 1992; 92(1):183-184, 187-190, 195-198.
11. Fahey PJ, Stallkamp ET, Kwatra S. The athlete with type I diabetes: managing insulin, diet and exercise. *AM Fam Physician*. 1996;53(5):1611-1617.
12. Martin DE. Glucose emergencies: recognition and treatment. *Journal of athletic training*. 1994:29(2):141-143.
13. Petrella RJ. Exercise for older patients with chronic disease. *The Physician and Sports Medicine*. 1999;27(11):79-104.
14. McAllister RM, Delp MD, Laughlin MH. Thyroid status and exercise tolerance: cardiovascular and metabolic considerations. *Sports Med*. 1995;20(3):189-198.
15. Goodman CC. The endocrine and metabolic systems. In: Goodman CC, Boissonnaunlt WG, eds. *Pathology: Implications for the Physical Therapist*. Philadelphia, Pa: WB Saunders Company; 1998:216-262.
16. Bracker MD. Environmental and thermal injury. *Clin Sports Med*. 1992;11 (2):419-436.
17. Murray R. Dehydration, hyperthermia, and athletes: science and pracice. *Journal of Athletic Training*. 1996;31(2):248-252.
18. Arnheim DD, Prentice WE. Environmental considerations. In: Arnheim DD, Prentice WE, eds. *Principles of athletic Training*, 8th ed. St. Louis, Mo: Mosby-Year Book; 1993;254-272.
19. Francis K, Feinstein R, Brasher J. Optimal practice times for the reduction of the risk of heat illness during fall football practice in the southeastern United States. *Athletic Training*. 1991;26(1):76-80.
20. Grace TG. Cold exposure injuries and the Winter athlete. *Clin Orthop*. 1987; 216:55-62.
21. Mountain RD. High-altitude medical problems. *Clin Orthop*.1987;216:50-54.
22. Boissonnault WG, Bass C. Pathological origins of trunk and neck pain, part III: diseases of the musculoskeletal system. *J Orthop Sports Phys Ther*. 1990;12(5):216-221.
23. Myers GJ. Congenital anomalies: musculoskeletal abnormalites. In: Beers MH, Berkow R, eds. *The Merck Manual of Diagnosis and Therapy*. 17th ed. Whitehouse Station, NJ: Merck Research Laboratories; 1999:2218-2222.

제 8 장

신경계

(Neurological System)

목 적
PURPOSES

- 신경계의 기초적인 구조와 기능을 설명한다.
- 신경계의 병태생리학적 기전을 고찰한다.
- 신경계 질환과 관련된 의학적 병력 소견을 설명한다.
- 신경계 질환의 징후와 증상을 분석한다.
- 신경계와 관련된 이학적 검사를 실시한다.
- 신경계와 관련된 몇몇의 병리학적 질환을 비교, 대조및 논의한다.

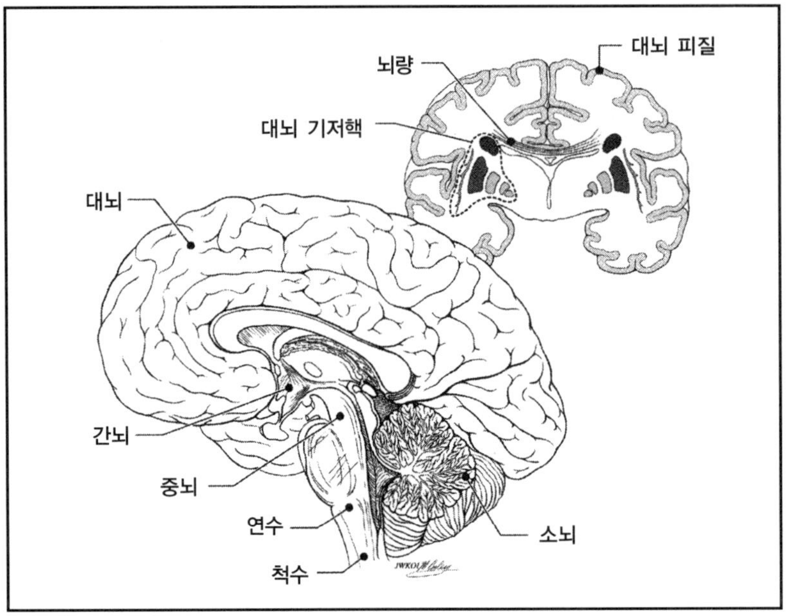

그림 8-1. 중추 신경계의 구조
(Components of the central nervous system)

개 요 | INTRODUCTION

중추신경계(CNS)는 여러가지 기능적 구성요소로 나뉘어지며 뇌는 대뇌피질, 대뇌 기저핵, 간뇌(시상과 시상하부), 소뇌 및 중뇌-뇌간계(연수 포함)로 구성된다(그림 8-1). 표 8-1은 운동 통제와 관련된 뇌의 각 구조의 기능을 나열한다. 척수는 머리와 체간의 뇌에서 신체까지 그리고 말초 수용기에서 뇌의 감각 부위까지 신경 자극을 전달하면서 머리와 체간의 중추신경계를 연결시킨다. 말초신경계는 척수가 각 척추 높이에서 신경근(nervous roots)으로 바뀌면서 시작된다. 말초신경은 신체의 모든 기관과 조직을 지배한다. 혈관계와 같이 신체의 모든 세포는 신경계에서 정보를 받거나 신경계로 정보를 제공한다.

해부학, 생리학 및 병인론의 고찰 | REVIEW OF ANATOMY, PHYSIOLOGY, AND PATHOGENESIS

중추신경계는 신경원(neurons)이라 불리우는 세포로 구성되어 있다. 그림 8-2는 세포체, 전기화학적 정보를 수용하는 수상돌기, 다른 신경원으로 전기 화학적 자극을 전달하는 축삭

표 8-1
중추신경계의 기능적 분류

구조	기능
대뇌 피질	의도적 세부 움직임의 통제, 균형 반응, 시각 바로잡기
대뇌 기저핵	자세 통제, 전체적 자율신경계와 세부 움직임
간뇌	감각 전달, 내분비계와 연결
소뇌	자세와 움직임을 조절
교뇌-연수	목과 미로성 정위반응, 자세 반응 및 보호 작용
척수	신장(근육성)반사(stretch), 회피반사(withdrawal), 교차신전 (crossed extension) 반사, 파악반사(grasp)

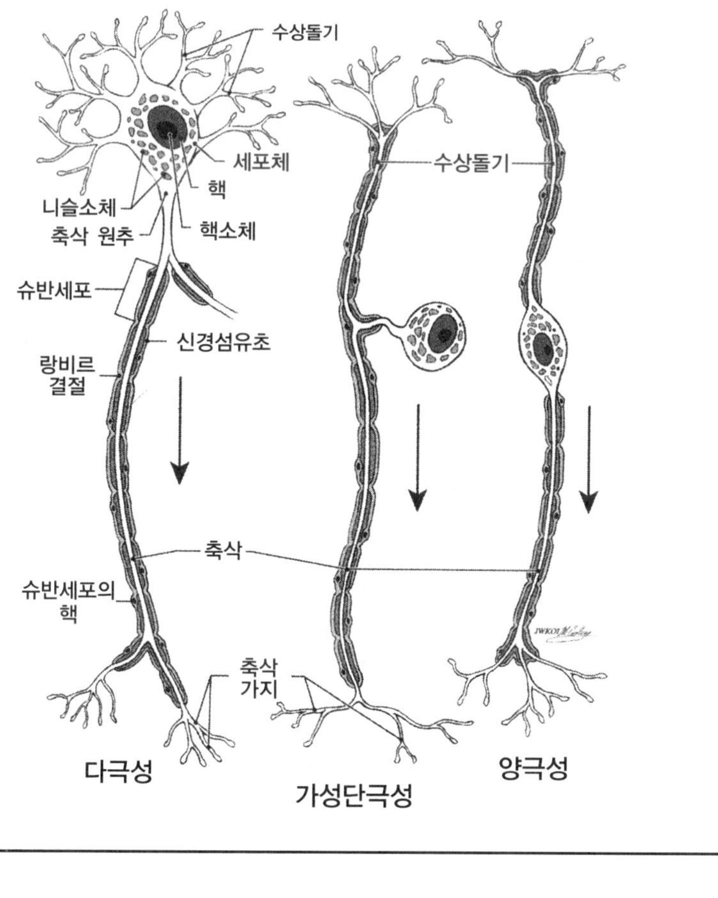

그림 8-2. 일반적인 신경원과 구조 (General neuron and its structures)

등 전형적 신경원의 구성요소를 보여준다. 신경원의 위치는 신경계 내의 신경원의 위치에 따라 다양하다.

다양한 세포 형태는 중추신경계내에 다른 기능을 제공한다. 예로, 성상세포(astroglia)는 혈액 뇌장벽(blood-brain barrier)을 형성하기 위해 혈관에 부착하고 적절한 신경원의 기능을 위해 전기화학적 환경*의 조절을 돕는다. 소신경교세포 (Microglia cells)는 조직내의 소립자나 미생물을 제거하기위해 혈액에서 중추 신경계로 이동한다. 희돌기 교세포(Oligodendrocytes)는 신경구조를 서로 연결하고 축삭을 둘러싸여 절연작용을 하는 수초를 제공한다. 성상세포, 소신경교세포 및 희돌기 교세포는 신경교(glia)라 불리운다. 상의세포(ependymal cell)는 결합조직을 형성하여 척수 중심관과 뇌실에 뇌척수액을 함유하도록 돕는다. 뇌척수액은 지주막하 공간(subarachnoid space)을 순환한다.

중추신경계와 신경근은 수막이라 불리우는 3개의 결합조직층에 의해 덮혀있다. 가장 내층인 연막(pia mater)은 신경세포와 조직에 혈관을 공급한다. 거미막(arachnoid mater)은 연막 바로 위에 놓여있다. 뇌척수액은 중추신경계를 보호하기 위해 거미막과 연막 사이(거미막하공간)를 순환한다. 가장 외층은 경막 (dura mater)으로 내부와 외부 환경으로부터 중추신경계를 차단시키는 비교적 질긴 막이다.

혈관은 신체의 가장 큰 혈관계중의 하나인 뇌를 관류한다. 혈액 뇌장벽은 신체의 가장 중요한 보호기전의 하나로, 정상적 환경 내에서는 단지 특정 합성물만이 혈액에서 뇌로 들어가지만 몇몇 질환은 이 혈액 뇌장벽에 영향을 미쳐 독성 물질을 중추신경계로 이동시킨다. 혈관 그 자체는 손상되기 쉬우며 손상시 두개골 내에 출혈을 일으켜 두뇌를 압박한다.

신체를 조절하고 신체활동에 영향을 미치는 자율 신경계는 두개의 구성요소로 이루어진다. 교감신경계는 심박수, 호흡률 및 신경 운동 반응을 증가시키고 보통 운동과 같은 육체적 스트레스에 반응한다. 교감 신경계는 또한 작용하는 근육의 혈관 흐름을 변화시키지 않기 위해서 소화기계의 작용을 억제한다. 반대로, 부교감신경계는 소화와 같은 기초대사 과정을 조절하기 위해 휴식시 작용한다. 그리고 심박수와 호흡률을 감소시키고 교감신경계에 의한 반응을 억제한다. 서로 반대 역할을 하지만 자율신경계의 균형적인 작용은 항상성에 중요한 역할을 한다. 교감신경계는 내부와 외부적 스트레스에 반응하고 부교감신경계는 이러한 스트레스가 제거되면서 그 기능을 회복한다.

징후와 증상 | SIGNS AND SYMPTOMS

실신이나 혼수 (Syncope or Coma)

실신(제 3장 참고)은 비교적 짧은 기간 동안(1-2초 정도) 의식을 상실하는 것으로 갑작스러운 뇌혈관공급의 손상에 의해 나타난다(제 3장 참고). 그러나 혼수는 정상적 의식 수준으로 깨어날 수 없는 비교적 장기간의 깊은 무의식 상태로, 생명 유지의 반응은 살아있으나 의식적 행동 통제는 나타나지 않는다. 실신은 혼수를 야기하는 첫 번째 징후로 뇌손상과 두개내 출혈 후 나타날 수 있다.

감각 이상 (Paresthesia)

신경계 질환은 촉각(예, 과잉지각, 간지러움, 타는 듯한 감각)의 변화나 감각의 완전한 손실과 같은 감각이상을 초래한다. 감각 이상이 나타나는 신체 부위는 신경과 신경원의 질병을 의미한다.

비정상적 운동 통제, 협응 및 긴장 (Abnormal Motor Control, Coordination, or Tone)

심부건 반사의 감소, 감각마비, 약화, 진전, 운동 실조증(ataxia) 및 정신 운동성 격양 (기분의 변화와 관련된 협응의 소실)은 중요한 신경계 손상의 징후일 수 있다.

발작 (Seizure)

대뇌의 갑작스러운 전기 화학적 방출로 나타나는 발작은 광범위한 징후와 증상을 초래할 수 있다.[2,3] 간질은 단지 뇌의 한 부분 혹은 대부분에 영향을 미칠 수 있다.[3] 간질의 주요 형태 중 하나는 단기간 내에 인지 능력의 소실과 자세조절 기능의 소실시키는 결여발작(absence seizure)이다. 이 발작은 단지 수 초 동안 지속되기 때문에 인식하지 못하기도 한다. 대화 중 문장이나 단어 사이가 중단됨으로써 인식할 수 있다 .

두 번째 주요 발작은 갑작스럽게 의식을 완전히 잃어버리고 자세조절 기능을 소실하는 긴장성-간대성 발작(tonic-clonic seizure)이다. 환자가 보통 바닥에 넘어질 경우, 신체 전체에 심한 자세 강직(긴장성 기간)을 나타난 후 간대성 연축이 연이어 나타난다.[3] 발작 활동이 멈춘 후에는 잠시동안 무의식 상태로 남아있거나 의식을 즉시 회복한다.[3] 발작은 대부분 간질과 관련되어 있으나 화학적 독성, 저산소증, 뇌손상 및 다른 병리학적 장애에 의해 발병될 수 있다.

---

* 전기화학적 환경 : 혈액 뇌장벽은 신체의 가장 중요한 보호기전의 하나로 정상적 환경 내에서는 단지 특정 합성물같이 혈액에서 뇌로 들어가지만 몇몇 질환은 혈액 뇌장벽에 영향을 미쳐 독성물질을 중추신경계로 이동시킨다.

두통 (Headache)

두통은 많은 질환과 관련된 가장 흔한 증상이다. 근골격 스트레스, 혈관 질환 및 알코올과 니코틴 같은 물질은 두통을 초래할 수 있다(제 3장 참고). 몇시간 동안 지속되는 급성 두통은 보통 뇌외상 후 나타나며 외상이나 스트레스와 관련이 없는 재발성의 만성 두통은 강도, 빈도 및 기간의 증가시 심각한 신경학적 질환을 의미한다.

시각, 청각 및 다른 감각의 변화 (Changes in Vision, Hearing or Other Senses)

후각, 시각, 청각, 미각 및 안면 감각은 뇌신경에 의해 지배된다. 이 감각 기능의 변화는 뇌신경이나 뇌간의 질환을 의미한다(뇌신경의 이학적 검진에서 의학적 병력 부분을 참고한다).

정신 상태의 변화 (Changes in Mental Status)

인지 변화는 정신 기능, 기억 및 성격을 조절하는 대뇌에 질환이 발병할 때 나타난다. 또한 외상, 감염, 퇴행성 혹은 폐쇄성 신경학적 질환 및 생화학적 독성에 의해 이러한 변화가 일어나기도 한다.

통증 양상 | PAIN PATTERNS

후척주 (Dorsal Spinal Columns)

가벼운 접촉(touch)과 고유수용(proprioception)의 신경 자극은 말초 수용기와 신경에서 얻은 정보를 후척주를 통해 대뇌로 전달한다. 이러한 신경다발은 중뇌에서 반대쪽 대뇌로 교차한다.

전척주 (Ventral Spinal Columns)

통증과 온도감각 통로는 척수에서 교차하여 전외측 척주를 따라 상행한다.

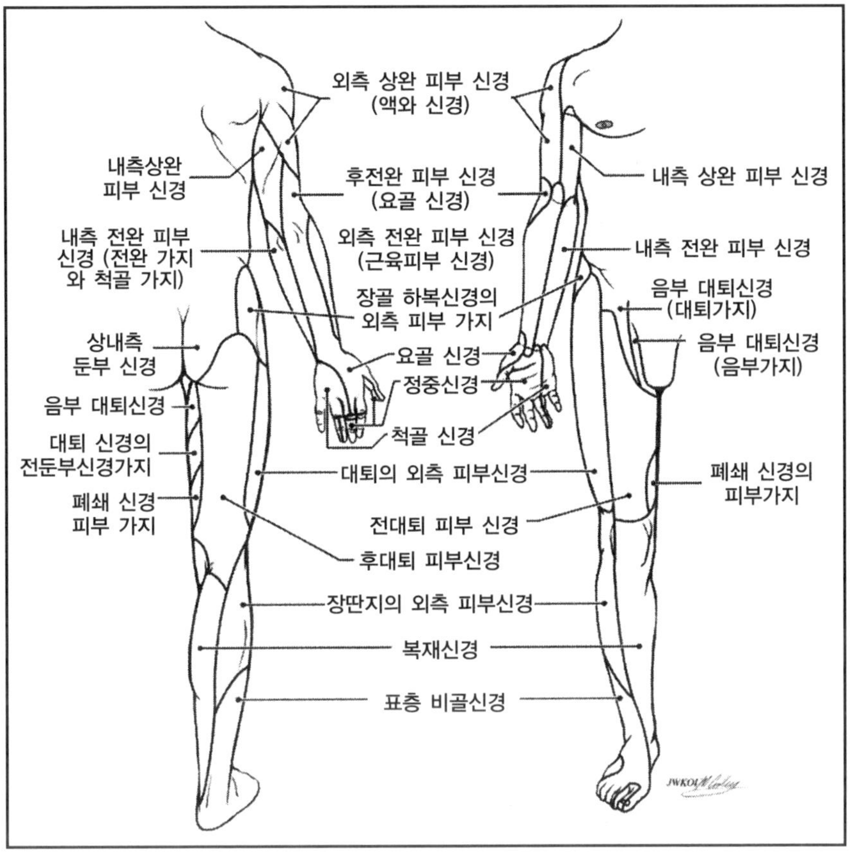

그림 8-3. 말초신경의 감각 분포 (Sensory distribution of peripheral nerves)

말초 신경 (Peripheral Nerves)

특정 말초신경은 특정한 부위와 구조의 감각, 자율신경의 기능 및 운동 조절을 전달한다. 위의 정보를 이용하여 척수내 질환의 위치를 예측할 수 있다. 많은 신경학적 질환은 신경계 내의 특정 구조에 영향을 미치지만 때로는 다양한 부위에 질병을 초래한다. 증상의 분류는 예비 진단에 많은 도움이 되지만 더 면밀한 임상적, 영상적 검진이 요구된다.

의학적 병력과 이학적 검사 I
MEDICAL HISTORY AND PHYSICAL EXAMINATION

가족력과 개인 병력 (Family and Personal History)

간질, 근육 이영양증(muscular dystrophy) 및 약간의 퇴행성 중추신경계 장애와 같은 특정 신경성 질환은 가족력에서 정보를 얻을 수 있는 유전병이다. 신경학적 질환의 개인 병력은 이학적 검사에 영향을 미친다. 예를 들면, 뇌성마비 환자는 비정상적 하지에 정상적 반사나 협응이 나타나지 않는다. 그리고 치료에 사용되는 약물은 운동신경의 부작용 때문에 주의를 요한다.

시진 (Inspection)

특정 근육의 위축은 말초 신경 질환을 의미한다. 특정 중추신경계 장애는 진전을 일으키고 걸음걸이나 다른 큰 동작에 영향을 미친다. 박피자세(Decorticate)와 제뇌 동물 자세(de-cerebrate)는 뇌(운동 피질과 소뇌)와 신체 사이의 협응 소실을 의미하며 잠재적으로 매우 치명적이다. 이 두 자세 모두 무의식 상태에서 다리가 매우 강직되고 신전되며 팔은 굴곡된 자세(박피자세) 또는 신전된 자세(제뇌동물 자세)로 고정된다.

이학적 검사 (Physical Examination)

반사와 척수 수막의 자극(Reflexes and Spinal Meningeal Irritation)

심부건반사(아킬레스건, 슬개골, 상완 이두근 및 상완 삼두근)는 쉽게 검사된다(임상 검사법 1 참고). 표 8-2[4]에 나열된 척수 영역에 따른 심부건 반사를 알아두어야 한다. 반사의 진폭이나 타이밍(지연)의 비대칭을 염두해 둔다. 운동선수 지도자는 반대쪽 다리와 비교하여 "증가"나 "감소"로써 반사를 기록한다. 척수손상 환자의 경우, 말초에서 손상 부위까지 대칭

표 8-2

심부건반사의 척수 영역

반사	척수 영역
상완 이두근 반사	C5
상완 요골근 반사	C6
상완 삼두근 반사	C7
슬개건 반사	L2-L4
아킬레스건 반사	S1

적인 반사 손실이 나타날 수 있으나 가장 시급한 치료는 기도 관리와 응급 수송이다.

대뇌피질 운동 신경로의 손상은 바빈스키 검사(Babinski test)로 평가한다 (임상 검사법 1 참고). 다른 비정상적 반사인 간대성 경련(clonus)은 주로 발목에서 나타나고, 손목에서도 드물게 나타난다. 이 검사는 마지막 관절가동 범위에서 발의 배측 굴곡을 유지하거나 빨리 움직여 실시한다. 불수의적인 작은 진폭 형태로 발이 움직인다면, 이는 비정상과 상부 운동 신경원 장애를 의미한다.

수막 자극(Meningeal Irritation)

케르니그(Kernig)와 브루진스키(Brudzinski) 검사는 수막염, 척추 추간판 질환 및 척수관의 염증 질환이 의심될 때 사용한다(제 10장 참고). 위의 모든 검사는 환자가 바로 누운 자세에서 시작된다. 케르니그 검사는 머리를 능동적 또는 수동적으로 들어올릴 때 척수에 타는 듯한 느낌이나 총을 맞은 듯한 통증이 나타나면 양성을 의미한다. 브루진스키 검사는 무릎을 신전상태로 유지하면서 한쪽 다리를 수동적으로 움직이는 것이다. 다리와 허리에 첫 증상으로 통증이 나타나면 통증이 경감될 때까지 무릎을 약간 구부린다. 그런 다음 발목을 배측굴곡할 때 통증이 다시 나타난다면 수막염을 의심해야 한다. 다른 방법의 검사로는, 같은 자세에서 무릎을 굴곡시킨 후 머리를 들어올린다면 통증은 다시 나타날 것이다. 만약 배측 굴곡과 머리 굴곡시 통증을 다시 야기되지 않는다면, 그 통증은 다리와 허리의 근육 문제일 가능성이 높다. 이 두 검사의 목적은 말초신경과 신경근을 약간 신장시켜 수막에 긴장을 일으키는 것이다.

감각(Sensation)

신체 전체의 감각검사는 보통 불필요하므로 이학적 검사는 통증 부위 위주로 국한하여 실시한다. 촉각(touch sensation)은 양측 척수통로를 통해 뇌로 전달되므로 말초신경과 척수의 통합을 검사하기에 유용하다. 감각, 피부 및 말초 신경 분포는 각각 검사되어야 한다.

운동(Motor)

운동 검사는 감각 검사와 같이 보통 손상 부위나 증상 부위에 국한된다. 목과 허리의 비응급성 질환시 경추 부위가 의심되면 상지를, 요추부위가 의심되면 하지를 검사한다. 운동 검사는 일차적으로 근육 분절에 따른 약화를 검사해야 한다(표 1-14참고).

균형과 협응(Balance and Coordination)

균형과 협응검사는 손상이나 회복 정도를 평가하기위해 보통 두부 외상 후 실시한다. 운동경기 지도자는 이러한 검사를 사용하여 운동신경 장애의 상태를 기록 한다.

룸버그 검사(Romberg test)는 전정(vestibular) 및 자세 조절을 평가하기 위해 사용된다.

환자는 양발을 서로 모은 자세로 편안하게 서서 두눈을 감고 검사자는 안전을 위해 환자 가까이에 선다. 균형 소실은 신경학적 손상을 의미한다. 능동적 움직임의 협응 검사는 두가지 검사로 평가한다. 첫 번째 검사는 환자가 손가락으로 그들의 코에서 팔길이 정도에 놓여있는 물체(검사자의 손가락)를 전후방향으로 빠르게 가리키는 것이다. 이 검사는 첫 번째 눈을 뜨고 다음엔 눈을 감은 상태에서 실시한다. 약간의 연습 후 계속적으로 물체를 가리키지 못한다면 소뇌와 기저핵의 장애를 의미한다. 두 번째 협응 검사는 양손으로 회내(pronation)와 회외(supination)의 움직임을 빠르게 반복하는 것으로, 맨처음, 양손을 동시에 회내, 회외시키고 그 다음 한손은 회외, 다른 손은 회내를 실시한다. 몇 초 동안 이 검사를 유지하거나 수행하지 못한다면 소뇌의 장애를 의미한다. 만약 균형과 협응 검사시 양성 반응을 나타내면 전문의의 좀더 면밀한 검진이 요구된다.

뇌신경(Cranial Nerves)

뇌신경 기능은 연수의 상태를 나타내며 신속하고 빠르게 검사할 수 있다(표 8-3).[5] 뇌신경 손상의 징후는 의학적 의뢰가 요구되며 뇌신경 기능의 급격한 변화는 응급 상황을 의미한다.

병리학과 병인론 | PATHOLOGY AND PATHOGENESIS

대뇌, 중뇌, 소뇌, 연수(뇌간), 척수 및 다른 중추 신경 구조물(시상, 시상하부, 기저핵, 교)들은 외상, 혈관 장애, 산소 결핍증, 독성 및 질환(변성, 암)과 같은 다양한 요인에 의해 손상된다. 표 8-4는 중추 신경계의 구조에 따라 관련된 징후와 증상 및 잠재적인 원인에 대해 나열한다. 손상 기전이 확연히 드러나거나 원인을 알 수 없는 경우가 있으므로 운동 경기 지도자는 신경계와 관련된 징후와 증상을 염두해 두어야 한다.

중추 신경계 장애 (Central Nervous System Disorders)

뇌졸중(Cerebrovascular Events)

중추 신경계의 혈관 손상(뇌졸중, 동맥류)은 각 혈관에 의해 공급되는 구조물에 영향을 미친다. 출혈로 인한 혈액은 두개골 내에 축적되어 뇌를 압박한다. 마지막으로 혈액은 염증 반응을 야기시켜 신경조직 주위에 이차적으로 저산소증을 초래한다. 뇌졸중은 신경 조직에 회복이 불가능한 손상을 초래하여 장애를 일으킨다. 질환은 젊은 사람이나 활동적인 사람에게

표 8-3
뇌신경 검사

뇌신경	이름	자극	검사
I	후신경	멘톨 냄새, 아이소프로필알코올(영)	냄새나는 물질을 코밑에 놓고 냄새 구별하기 (눈을 감는다)
II	시신경	시력과 시야	스넬른과 로즌버그 시력표, 한쪽 눈을 가리고 손가락이 시야에 들어올 때까지 흔든다.
III	동안신경	안구 움직임	머리를 움직이지 않고 손가락을 따라
IV	활차신경	동공 조절	눈동자를 움직인다.
V	외전신경		소형회중 전등으로 동공반응을 관찰한다.
VI	삼차신경	안면 감각	볼의 통각 검사
VII	안면신경	안면 움직임	웃는 모습이나 전체적인 비대칭을 관찰한다
VIII	전정신경	청각	귀 근처에서 손가락을 문지르거나 종이를 구긴다
IX	설인신경	연하작용	침을 삼키게 한후 기관의 편위 및 연하
X	미주신경		곤란 등을 검사한다.
XI	부신경	견관절 거상	어깨를 올린 후 반대압을 가한다
XII	설하신경	혀의 움직임	혀를 내민다. 한쪽으로 편위되면 비정상이다.

매우 드물게 나타난다.

뇌외상(Brain Trauma)

진탕증(concussion)은 대뇌가 두개골내에서 이동하여 직접적인 충돌부위나 그 영향이 두개골의 반대측까지 전달되면서(간접적 진탕) 나타난다.[6] 외상은 일시적으로 신경 작용을 방해하고 의식이나 인지를 변화시키며 뇌조직에 혈종을 초래하고 신경원의 구조적 손상을 일으킨다. 손상 직후 뿐만 아니라 몇 일에 걸쳐 규칙적인 간격으로 신경학적 기능을 평가하는

표 8-4
중추신경계 구조, 잠재적 병인학 및 증상과 징후

구조	잠재적 병인학	징후와 증상
대뇌	뇌성마비/산소결핍증, 혈관, 암, 외상, 퇴행성	인지, 지남력 상실, 행동변화, 초기 움직임의 장애
기저핵	혈관성, 퇴행성, 암	안정시 진전이나 움직임, 강직, 광범위하고 의도되지 않은 움직임
중뇌와 연수	혈관성, 외상, 다발성 경화증	호흡 장애와 뇌신경 징후
소뇌	혈관성, 퇴행성, 외상	운동 실조증, 의도성 진전, 협응 장애
척수	외상, 혈관성, 암, 외측성 경화, 다발성 경화, 감염	약화/이완, 위축, 긴장 항진, 긴장 저하

것이 중요하다. 완전히 의식을 잃은 경우는 몇 분 간격으로 여러시간 동안 재검사하는 것이 필요하다. 심각한 뇌손상이 발생할 경우 최소한 15-30분 간격으로 매 두시간씩 혹은 4-6시간 간격으로 매 2일씩 재검사하는 것이 필요하다.

외경막과 경막하 혈종(Epidural and Subdural Hematoma)

대뇌내의 혈관의 파열은 외경막이나 경막하 혈종을 초래할 수 있다. 이 질환은 비교적 천천히 진행되어 손상 후 24시간 내까지 아무런 증상이나 징후를 나타내지 않는다. 부모나 동료는 하루 정도 운동선수의 지남력과 의식상태를 점검하며 운동 경기 지도자나 전문의는 다음날 운동선수를 재평가해야 한다. 두부손상의 정도와 운동 복귀에 대한 기준은 이 책의 다른 부분에서 잘 설명될 것이다.[6] 의식을 잃은 운 동선수는 전문의가 신경학적 검사를 하기 전까지 운동에 참여하지 말아야 한다.

충격 후 증후군(Postconcussion Syndrome)

충격 후 증후군은 뇌손상 후 여러 날이나 수 주 동안 지속되어 나타나는 징후와 증상이다. 징후로는 두통, 어지러움, 집중력의 감소 및 기분의 변화이다. 신경학적 검사를 통해 반사의 손실 정도, 균형, 협응 및 정신적 기능을 기록하여 전문의와 상의하는 것이 필요하다. 격렬한 신체활동은 증상이 완전히 치유될 때까지 피해야 한다.

드문 경우지만, 급성 뇌외상은 몇 분 동안 지속되는 발작을 초래한다. 이러한 경우 발작의 한 형태(아래참조)로써 응급치료를 실시한다.

뇌성마비와 무산소성 뇌손상 (Cerebral Palsy and Anoxic Brain Injury)

출산 중 발생되는 무산소성, 대사성 및 허열성 뇌 손상은 뇌성마비를 일으킨다.[1,7,8] 신경학적 손상이 진행되지 않으며, 전염되거나 유전되지 않는다. 감각, 지각 또는 정신적 장애가 나타나지만 가장 흔한 증상은 자세와 능동적인 움직임에 영향을 미치는 것이다. 뇌성마비의 증상은 손상된 대뇌 부위에 따라 다양하다.[1,7,8] 운동 장애는 편측하지(단마비), 양측 상지와 하지(편마비), 양하지(양측성 마비) 및 신체전체(사지마비)로 나타나며 가장 흔한 뇌성마비는 긴장 항진(계속적 경련)을 나타내는 경련성(spastic)있다. 25%를 차지하는 다른 형태로는 이완성(flaccid), 실조성(ataxic) 및 무정위 운동성(athetoid)이 있다.[1,7,8]

운동선수 지도자는 운동이나 다른 신체적 활동에 참여할 경우 경증 또는 중증의 뇌성마비 환자와 접할 경우가 있다. 성인 뇌성마비는 다양한 교정 수술, 남용으로 인한 손상, 약화 및 마비된 관절의 가동범위 손상의 병력을 나타낸다. 뇌성마비의 재활은 물리치료사, 작업치료사 및 언어치료사가 담당한다.

간질, 발작 및 발작성 장애 (Epilepsy, Seizure, and Convulsion Disorders)

두부손상, 약물 독성, 감염 및 기질성 대뇌 비정상은 발작을 초래할 수 있다. 많은 사람들은 때때로 발작을 경험하지만 발작성 장애(seizure disorder)로 진행되지는 않는다. 재발성 발작은 간질이라 부르며 전체 인구 중 3%를 차지한다.[2,9] 간질을 호소하는 대부분의 사람은 30세 이전에 발작을 경험한다.[2] 운동 선수 중 간질의 병력을 나타낸다면 운동선수 지도자는 약물과 부작용을 주시해야만 한다. 간질 환자에게 적용하는 대부분의 약물은 신경 안정제와 진정제로, 이는 현기증과 협응불능을 초래할 수 있다.[9] 간질이 사망을 초래하는 경우는 드물지만 사고의 위험도는 높다.

대부분의 간질환자는 경기에 참여하지 않지만 그러할만한 의학적 이유는 없다.[9] 이러한 운동선수는 일반적으로 그들의 동료보다 손상을 당할 위험도가 높지 않다. 대부분의 간질은 활동할 때보다 휴식시 발생되므로 운동은 실제적으로 발작을 억제할 수 있다.[2] 일 년에 한 번이나 그 이상의 발작을 일으키는 사람은 자동차와 관련된 스포츠를 할 수 없고, 수영을 할 때 익사를 피하기 위해 관리자의 주의가 요구된다.[2] 그러나, 경기참여에 대한 특별한 위험은 드러나지 않는다.[2]

스포츠나 규칙적 그룹활동은 정신적인 측면에 도움이 된다. 간질 환자는 종종 그들의 증상으로 인해 동떨어진 느낌을 받는다. 따라서, 감정적인 장애나 자살의 위험도가 매우 높다. 팀의 한 일원으로써 소속감을 느끼게 하는 것은 이러한 배제감을 감소시킨다.[2] 운동선수 지도자는 코치와 동료에게 발작의 특징과 그에 따른 대응법 그리고 활동시 주의사항에 대해 교육하는 것이 필요하다.

발작의 관리(Management of a Seizure)

발작을 관리하는 데 있어서 가장 먼저 고려해야 할 점은 환자를 위험으로부터 보호하는 것이다. 머리나 사지의 손상을 피하기 위해 시급히 주변에서 방관자나 가구를 제거하는 것이 필요하다.[9] 수건이나 베개로 머리를 보호하고 입 속으로 무엇을 집어넣거나 강제로 입을 열려고 시도하지 않는다. 환자는 자신의 혀를 깨물어 점점 통제하기 어렵고 다량의 침(입 속에 거품)을 배출한다. 머리를 옆으로 돌려놓는 것은 기도의 폐쇄를 방지한다. 발작의 강직 단계가 멈춘 후, 기도, 호흡 및 다른 활력 징후를 평가한다. 아무런 손상이 발견되지 않는다면 얼굴, 혀, 머리 및 관절에 손상을 알아보기 위해 이차적 평가를 시작한다. 환자는 의식을 회복하자마자 혼동스러울 수 있으므로 조용한 장소로 옮긴다.

만약 발작이 5분 이상 지속되거나 환자의 발작이 예전의 형태와 다르다면, 전문의에게 의뢰를 요구한다. 발작 중 발생된 손상은 적절히 치료한 후 전문의에게 의뢰해야 한다. 간질의 치료제를 중단하는 것은 종종 청소년기에 발작을 초래한다.

척수 장애 (Spinal Cord Disorders)

척수 외상(Spinal Cord Trauma)

척수 손상은 모든 상행로와 하행로를 완전히 차단하거나 부분적으로 단지 몇개의 척수로만 손상시킨다. 완전 척수손상시 손상부위의 하부 신경에 의해 통제되던 모든 능동적 작용과 자율적 신경계의 활동은 영구적으로 소실된다. 불완전 척수손상시 이들의 기능은 손상 정도와 위치에 따라 다르다. 급성 척수 손상후 척수내의 압박, 감염 및 충격으로 인한 이차적 조직 손상이 또한 나타나기도 한다. 이차적 조직손상 중 몇몇은 스테로이드제를 즉시 투여함으로써 감소되기도 한다. 척수 쇼크후 심부건 반사는 회복되고 경련성 마비(spasticity)는 증가한다. 비록 감각과 능동적 움직임은 회복이 되지 않으나 대부분의 자율 신경 반사 (예, 방광기능)는 회복되고 간대성 경련(clonus)이 나타난다.

이분 척추(Spina Bifida)

이분 척추는 유전적으로 신경관(척추궁과 수막)이 불완전하게 형성된 것을 의미하며 다양한 등급으로 나뉜다. 수막류(meningocele)는 결핍 부위를 통한 수막의 탈장을 의미하고 척수수막류(Myelomeningocele)는 척수와 수막의 탈장을 말한다. 이 두 질환은 보통 출생시 진단되어 수술적 중재가 요구되며 손상 부위에 따라 다양한 결과를 초래한다. 뇌실 부종이나 중증 척추 전만증과 같은 다른 합병증도 나타난다.

운동선수 지도자에 의해 가장 자주 발견되는 잠재성 이분 척추(spina bifida occulta)는 척수나 수막의 탈장없이 후방 척추궁의 미숙한 형성을 의미한다. 이 질환은 종종 요통의 호소로 인해 X-선 검사로 실시할 때 진단되며 가끔 비정상적 피부변화(변색, 다모증)가 손상 부위에 나타나기도 한다. 촉진시 한 개 이상의 극돌기가 소실되는 경우도 있다. 신경학적 기능(감각, 반사 및 운동)은 보통 정상이며 증상을 호소시 체간의 강화운동이나 수술을 실시하기도 한다.

다발성 경화증 (Multiple Sclerosis)

성년에게 가장 많이 발병하는 다발성 경화증은 중추 신경계의 간헐적 염증으로 신경원 주위의 수초가 탈락(demyelination)되어 발병한다.[10,11] 다발성 경화증은 종종 동시에 중추 신경계 내의 여러 부위(대뇌, 소뇌 및 운동 신경로)에 영향을 미치므로 일정한 양상을 드러내지 않는다. 이러한 염증 증상은 중추신경계의 새로운 부위를 침범할 때마다 재발되거나 소실된다. 결국, 수초탈락은 불규칙적인 신경 변성을 초래한다.[10]

증상과 징후는 중추신경계 내에 염증이 발생되는 부위에 따라 다양하나 시각장애, 구음장애(dysarthria), 말초 감각이상, 협응장애, 근육 약화 및 이상 피로 등을 호소한다.[10,11] 반사는 증가하고 간대성 경련과 바빈스키 반사가 나타난다.[11] 다발성경화증은 면역성 요소가 주요 원인일 수 있으나 정확한 원인을 알 수 없으며 진단하기도 어렵고 현재로선 완쾌는 불가능하다. 치료로는 염증을 억제하는 약물치료, 피로 방지에 대한 카운슬링, 기능 유지 운동 및 언어치료 등 증상을 완화하는데 중점을 둔다.[10] 온열치료는 이러한 증상들을 악화시킬 수 있으므로 피해야 한다. 생명에는 지장이 없으나(다발성 경화증중 심각한 진행성 형태는 제외), 장애와 손상에 대한 치료에 촛점을 맞춰야 한다.[11]

말초 신경계와 합성된 중추 말초 장애
(Peripheral Nervous System and Combined Central-Peripheral Disorders)

반사 교감신경성 이양증(Reflex Sympathetic Dystrophy)

반사 교감신경성 이양증(RSD)은 보통 중추 신경계가 교감 신경 자극을 지속적으로 하지에 가할 때 원위부 하지에서 나타난다.[12] 만성적 손상으로 인한 작은 섬유 통증 감각기의 활동은 반사 교감 신경성 이양증을 진행시킨다. 관절의 손상, 하지의 외상, 장기간의 비가동성, 신경근의 장애 및 말초 신경병증은 반사 교감신경성 이양증의 발병률을 증가시킨다.[12,13] 운동선수의 경우 골절이나 중증 손상 후 비가동성과 비체중부하로 인해 종종 나타난다.

반사 교감 신경성 이양증은 말초 신경 분포를 따라 증상이 나타난다.[12] 증상으로는 상해 부위의 불균형적인 통증, 피부 과민성(옷이나 침대시트에 대한 과민성) 및 관절을 움직이거나 체중부하에 대한 과도한 저항 등이다.[12] 임상적 징후로는 부종, 관절 가동범위의 감소, 피부

표 8-5
운동신경 장애

구조	잠재적 병리학
운동 신경원	근 위축성 경화증(ALS, Lou Gehrig's disease) 소아마비 및 회백수염후 증후군(postpolio syndrome)
축삭	말초 신경증 길랑 바레 증후군(Guillain-Barré syndrome)
신경근 접합부	중증 근무력증
근육	근이영양증 근장애, 다발성 근염, 피부근염

온도의 증가와 사지의 위축성 피부 및 털과 손톱의 변화가 있다.[12,13] 이 증후군이 수 주 동안 진행됨에 따라 위축과 말초 혈관 조절의 소실(창백, 청색증 및 추위를 못 참음)이 초래된다. 몇 달 후 교감신경의 작용은 감소하여 사지(피부, 근육 및 뼈)는 점점 위축되고 창백하게 되며 과민해져 기능을 소실한다.[12,13]

반사 교감신경성 이양증을 인식하고 치료하기란 매우 어렵다.[12] 반사 교감 신경성 이양증의 치료는 규칙적인 체중부하, 관절의 견인, 능동적인 관절 가동의 움직임, 탈감각 기술(desensitization) 및 관절 가동법(joint mobilization)이 있다.[12] 경피적 전기신경자극 단위는 통증 경감을 위해 적용되며 진통제와 마취성 교감차단 주사 투여(anesthetic sympathetic blockade injection)는 치료 거부 반응시에 적용한다.

운동 단위와 신경근 장애 (Motor Unit and Neuromuscular Disorders)

운동 단위는 한 개의 운동 신경원과 그 신경원의 축삭 및 그 축삭이 지배하는 근육 섬유군으로 이루어진다. 운동 단위는 실무율 법칙(all or none)에 따라 작용한다. 즉, 운동신경원이 신경전압 활동을 일으킬만큼 충분히 자극되면 그와 관련된 모든 근육 섬유가 수축되지만, 반대의 경우에는 어떠한 근수축도 나타나지 않는 것이다. 운동 단위의 질환은 운동 신경원, 축삭, 축삭과 근섬유가 접합하는 신경근 접합부 및 근육 그자체에 영향을 줄 수 있다.[14] 표 8-5는 운동 단위의 다양한 부위의 손상에 따른 신경학적 질환에 대해 나열한다.

운동 신경원 (Motor Neuron)

근 위축성 측삭경화증(Amyotrophic Lateral Sclerosis)

근 위축성 측삭 경화증(ALS)의 원인은 확실하지 않으나 성인 특히 중년에 많이 발병한다. 점진적으로 근약화가 나타나며 초기에 손과 팔에 나타난다. 병이 진행됨에 따라 경직성 근긴장상태(spasticity), 반사항진, 안면 경련(tic), 구음장애(dysarthria) 및 연하장애를 동반하나 인지 기능은 손상되지 않는다. 치료로는 가동성, 언어, 식사 및 호흡과 같은 기능을 유지하도록 돕는 것이다. 근 위축성 경화증은 완치가 불가능하고 비록 10%이상이 10년 동안 살 수 있다고 하더라도 절반 이상의 근 위축성 경화증 환자는 발병 후 3년 이내에 사망한다. 호흡 부전의 합병증은 일반적인 사망의 원인이다.

소아마비(Poliomyelitis)

소아마비는 폴리오바이러스(poliovirus)로 인해 전척수의 운동신경원이 파괴되어 발병한다. 이 질환은 개발 도상국의 몇 나라에서는 여전히 발병하지만 효과적인 백신과 면역 프로그램으로 거의 사라지고 있다. 회복은 운동 신경원의 파괴 정도와 정상 운동 단위의 효율성에 따라 다르다.

소아마비후 증후군(postpolio syndrome)은 초기 감염 후 20-30년 후에 증상이 나타나는 것으로 관절통, 근육통,약화, 위축 및 이상 피로가 주로 보여진다.[15] 이 질환은 천천히 진행되어 보조 장치와 생활 방식의 변화로 증상을 완화시킬 수 있다.

축삭 (Axon)

말초 신경병증(Peripheral Neuropathy)

말초 신경병증은 말초 신경계의 기능이상이다. 운동과 감각소실 및 혈관운동 조절의 손실을 초래하며 당뇨병, 외상, 독성, 감염 및 탈수초성 질환에 의해 나타날 수 있다. 치료와 회복의 예후는 장애의 정도에 따라 다르다.

귈랑 바레증후군(Guillain-Barré Syndrome)

귈랑 바레증후군은 바이러스 감염에 대한 자가 면역 반응으로 인한 후천성 탈수증 다발 신경병증(demyelinating polyneuropathy)이다. 갑작스러운 양하지의 대칭적인 약화는 상지로 진행되고 심부건 반사의 손실을 동반한다. 언어 기능은 손상되지만 인지 기능은 유지된다. 이 질환은 호흡장애를 일으킬 수 있으므로 응급 처치가 요구된다. 발병 후 약 3주 동안 약화는 급속히 진행되며 회복되기까지 수개월이 걸린다. 어떤 환자의 경우 약화는 몇 년 동안 지속될 수 있으며 신경병증은 재발할 수도 있다.

신경근 접합부 (Neuromuscular Junction)

중증 근무력증(Myasthenia Gravis)

중증 근무력증은 운동 신경원과 근육 섬유와 결합하는 신경근 접합부의 자가면역 장애이다. 극도의 근피로, 복시(diplopia) 및 안검하수(ptosis)는 여러 날의 걸쳐 점진적으로 악화된다. 구음장애, 연하곤란 및 호흡곤란 또한 나타나나 심부건 반사는 소실되지 않는다. 치료로는 신경근 접합부에 코티코스테로이드를 투여한다. 세심한 의학적 관리로 대부분의 기능은 회복되지만 완치는 불가능하다.

근육 (Muscle)

근이영양증(Musclar Dystrophy)

근이영양증은 근섬유 구조에 영향을 미치는 유전적 장애이다. 가장 흔한 형태인 뒤시엔느 근이영양증(Duchenne's muscular dystrophy)은 근섬유가 점진적으로 변성되어 비수축성 결합조직으로 전환되는 것이다. 근위부의 지대형(어깨와 골반) 근육이 초기에 손상되어 바닥에서 일어나기와 계단오르기가 어려워지고 발을 넓게 벌리고 걷는 보행이 관찰된다. 이 질환은 어린시절에 나타나고 약 10살 정도의 나이의 어린이는 휠체어가 필수적이다. 결국, 호흡근의 손상으로 20세 이전에 사망한다.

근이영양증의 다른 형태는 정상적으로 수명을 유지하며 장애도 적다. 유전 치료가 시행되나 완치는 불가능하다. 코티코스테로이드는 근섬유의 파괴를 동반하는 감염을 억제시킨다. 기능을 유지하기위한 적절한 운동과 비만을 방지하기 위한 카운슬링이 필요하나 과도한 신체 활동은 근육을 손상시키므로 삼가해야 한다.

운동신경 질환의 관리 (Management of Neuromotor Diseases)

운동 단위와 관련된 모든 질환은 근력, 인내력 및 유연성에 영향을 미친다.[16] 자세와 능동적 움직임의 협응장애가 나타나고 반사는 증가하거나 감소한다. 많은 운동신경 질환은 점진적으로 약화와 마비를 초래한다. 약화는 움직임을 제한하고 비만, 관절 경직과 구축 및 피부 질환과 같은 이차적인 문제를 초래한다.[16] 그리고 움직임과 활동에 대한 대사적 수요를 급격히 증가시켜 피로를 야기시킨다. 유산소 용량은 재활운동에 의해 증가하지 않으나 기능은 좀

더 효율적으로 이루어진다.[16]

스포츠의 참여여부는 상황에 따라 다르며 질병의 단계와 원인, 경쟁의 정도와 전문의의 소견 및 환자의 목표에 달려있다. 적응력을 키우는 스포츠나 활동은 손상으로부터 선수를 보호하고 성취감을 증진시킨다. 대부분의 운동신경 질환은 경기참여가 제한되나 신체 활동이 활발한 개개인은 참여할 수 있다.

요약 | SUMMARY

신경학적 장애는 경미하나 항상 신체 활동에 영향을 미친다. 질환은 뇌, 뇌간, 척수 및 말초 신경을 포함한 신경계의 다양한 부위에서 발생한다. 징후와 증상은 위치와 장애의 정도에 따라 달라지나 종종 감각이상, 약화, 반사의 변화, 협응 장애, 구음 장애, 연하곤란 및 호흡장애를 초래한다. 뇌외상(진탕증 및 충격후 증후군), 척수 외상 및 발작 장애(간질)는 운동 선수들 사이에 가장 흔히 발생하는 신경학적 질환이다. 신경학적 장애 환자는 신체 활동에 참여하는 경우가 있으므로 운동선수 지도자는 운동신경 장애의 기초적 형태와 그들의 영향에 대해 염두해 두어야 한다.

자료 | RESOURCES

Neurological

- atlife.com neurology site. www.atneurology.com/neurology/
- Neuroland clinical neurology information for professionals. www. neuroland.com (follow the "Health Professional's" link by clicking on the brain)
- Yahoo directory
  dir.yahoo.com/Health/Diseases_and_Conditions/Neurological_Disorders/

참고문헌 | REFERENCES

1. Gould BE. Neurologic disorders. In: Gould BE. *Pathophysiology for the Health-Related Pofessions*. Philadelphia, Pa: WB Saunders Company; 1997:320-376.

2. Cantu RC. Epilepsy and athletics. *Clin Sports Med*. 1998;17(1):61-69.
3. Fuller KS. Epilepsy. In: Goodman CC, Boissonnault WG, eds. *Pathology: Implications for the Physical Therapist*. Philadelphia, Pa: WB Saunders Company; 1998:785-790.
4. Hoppenfeld S. *Physical Examination of the Spine and Extremities*. Norwalk, Conn: Appleton & Lange; 1976.
5. Goldberg S. *The Four-Minute Neurologic Exam*. Miami, Fla: MedMaster, Inc; 1987.
6. Arnheim DD, Prentice WE. The head and face. In: Arnheim DD, Prentice WE, eds. *Principles of Athletic Training*. 8th ed. St. Louis, Mo: Mosby-Year Book; 1993:680-705.
7. Goodman CC, Miedaner J, Genetic and developmental disorders. In: Goodman CC, Boissonnault WG, eds. *Pathology: Implications for the Physical Therapist*. Philadelphia, Pa: WB Saunders Company; 1998:577-616.
8. Perin B. Physical therapy for the child with cerebral palsy. In: Tecklin JS, ed. *Pediatric Physical Therapy*. Philadelphia, Pa: JB Lippincott Company; 1989:68-105.
9. Arnheim DD, Prentice WE. Other health conditions related to sports. In: Arnheim DD, Prentice WE, eds. *Principles of Athletic Training*. 8th ed. St. Louis, Mo: Mosby-Year Book; 1993:796-819.
10. Gould BE. Congenital and genetic disorders. In: Gould BE. *Pathophysiology for the Health-Related Professions*. Philadelphia, Pa: WB Saunders Company; 1997:97-107.
11. Apatoff BR. Demyelinating diseases. In: Beers MH, Berkow R, eds. *The Merck Manual of Diagnosis and Therapy*. 17th ed. Whitehouse Station, NJ: Merck Research Laboratories; 1999:1473-1476.
12. Kasdan ML, Johnson AL. Reflex sympathetic dystrophy. *Occup Med*. 1998; 13(3):521-531.
13. Rosenthal AK, Wortmann RL. Diagnosis, pathogenesis, and management of reflex sympathetic dystrophy syndrome. *Compr Ther*. 1991; 17(6):46-50.
14. Homnick DN, Marks JH. Exercise and sports in the adolescent with chronic pulmonary disease. *Adolescent Medicine*. 1998;9(3):467-481.
15. Smith MB. The peripheral nervous system. In: Goodman CC, Boissonnault WG, eds. *Pathology: Implications for the Physical Therapist*. Philadelphia, Pa: WB Saunders Company; 1998:811-837.
16. Small E, Bar-Or O. The young athlete with chronic disease. *Clin Sports Med*. 1995;14(3):709-726.

제 9 장

정신 질환

(Psychological Conditions)

목 적
PURPOSES

- 행동, 기분, 지남력 및 인지와 같은 기본적인 정신학적 개념을 설명한다.
- 정신학적 장애의 병태생리학적 기전을 고찰한다.
- 정신학적 장애와 관련된 의학적 병력 소견을 설명한다.
- 정신학적 장애와 징후와 증상을 설명한다.
- 정신학적 장애와 관련된 이학적 검사를 실시한다.
- 주요 정신 장애를 비교, 대조 및 논의한다.

개 요 | INTRODUCTION

이 장은 여러가지 일반적 정신장애의 분류를 설명한다. 운동선수들이 가장 흔하게 접하는 정신적 장애로는 섭식 장애와 약물 중독이 있다. 정신적 장애는 근골격계 손상의 결과나 치료 과정에 또한 영향을 미칠수 있다. 행동, 기분, 성격 및 인지 기능의 조절 또한 뇌의 기능에 속하므로 뇌질환은 정신적 상태에 영향을 끼칠수 있다. 정신 장애는 다른 기관계의 질환에 의해 자극될 수 있다.

징후와 증상 | SIGNS AND SYMPTOMS

수면 패턴의 변화 (Change in Sleep Pattern)

정신적 장애는 수면기간과 질을 감소, 증가시키면서 수면 패턴에 영향을 미칠 수 있다.

인지 상태나 기능의 변화 (Changes in Cognitive Status or Function)

인지 변화는 환자의 가족이나 친구에 의해 발견되기 쉽다. 수동적이거나 공격성의 증가, 기억 장애, 주위환경에 대한 무관심과 냉담, 친숙한 환경에 대한 지남력 장애 및 일상생활 활동의 어려움(예, 물건 잃어버리기, 전기 끄는 것 잊어버리기)은 정신적 장애의 가능성을 나타낸다.

체중 감소 및 식욕 부진 (Weight Loss and Loss of Appetite)

우울증 및 섭식장애와 같은 정신 질환은 심각한 체중 감소와 식욕 부진을 초래할 수 있다.

정서 불안정과 감정 변화 [Emotional Lability and changes in Affect (mood)]

정서 불안정은 잦은 기분변화의 상태를 의미하며 반대로, 감정 변화는 비교적 안정적이나 며칠 또는 수 주 동안 지속된다. 본인보다 친구나 친척들이 종종 이들의 변화를 인지한다. 우울증 환자는 전문의와 상담시 우울한 기분을 종종 호소한다. 운동선수 지도자는 환자와 가깝다면 이러한 미세한 변화를 인식할 수 있다.

원인불명 혹은 드문 증상들 (Unexplainable or Bizarre Symptoms)

정신 장애를 앓고 있는 사람은 그들의 지각을 논리적으로 묘사하기 어렵다. 그러나 이 뜻이 증상이나 손상이 존재하지 않는다는 것을 종종 극도의 정신적 스트레스(남용, 불안정한 가정 환경, 극도의 감정적 또는 사회적 압박)는 이학적 검사의 결과와 연관성이 없는 증상을 초래한다. 만약 임상적 증상들이 서로 일치하지 않는다면 병력과 이학적 검사의 결과와 함께 전문의에게 의뢰해야 한다.

통증 양상 | PAIN PATTERNS

소마토포름(Somatoform)과 정신신체(psychosomatic) 장애는 신경 분포나 연관 패턴과 일치하지 않는 일관성 없는 증상을 나타낸다. 다른 기관계 질환의 증상이 정신 장애와 함께 존재할 때 잘못 인식되거나 과장되기 쉽다.

의학적 병력과 이학적 검사 | MEDICAL HISTORY AND PHYSICAL EXAMINATION

가족력과 개인 병력 (Family and Personal History)

우울증과 약물 남용과 같은 특정 정신질환은 유전적 요소를 포함한다. 정신 질환의 가족력은 행동과 기분의 변화가 일어난다면 심각하다.

직계 가족 중 사회 적응장애나 약물 남용의 가족력은 주요 경고 신호이다. 다른 의학 관리 전문의처럼 운동선수 지도자도 남용자를 보호하기 위해 의심자를 상부에 알려야 한다. 아동학대에 대한 인식법은 아래에서 논의할 것이다.

다양한 정신치료제는 결과적으로 운동성과에 영향을 미치고 다양한 신체 부작용이 초래되므로 기록되어야 한다. 이는 섬세한 협응운동에 영향을 미치고 체중을 증가시켜 운동성과를

표 9-1
정신상태 선별 질문들

정신 상태	질문	수용가능한 답변
판단	건물의 로비에서 지갑을 발견했다면 어떻게 하시겠습니까?	"안전요원에게 건내다" 또는 다른 논리적 답변
지남력	(사람) 당신의 이름을 말씀해 주시겠습니까? (장소) 당신이 지금 어디에 있는지 아세요? (시간) 지금 몇시지요? 오늘이 며칠이지요?	매우 드문 경우나 자신에 대한 인식의 불가능은 심각한 정신 손상을 의미한다. 심각한 손상이나 장애를 제외한 보통 영향받지 않는다. 미세한 손상이나 장애에서도 손상받기 쉽다.
인지	100에서 7까지 거꾸로 세기	여러 연속적인 시리즈를 정확하게 수행해야 한다.
기억	3개의 물건(예, 코끼리, 자동차 휠캡, 연필)을 피실험자에게 제시한 후, 즉시 그리고 검사 마지막 단계에서 되풀이해서 말하게 한다.	3개 단어 전부를 기억하지 못하면 기억 손상을 의미한다.

감소시킨다.[1] 게다가 이들 치료제는 탈수와 고혈증(hyperthemia)[1]을 초래하므로 신체활동 중 수분 공급은 주의깊게 점검되어야 한다.

이학적 검사 (Physical Examination)

이학적 검사의 결과는 정신장애가 나타날 때 뚜렷하지 않고 비일관성이며 비논리적이다. 사람의 행동은 정신 상태를 나타내지 않는다. 심각한 정신 손상 환자는 원을 그리며 걷거나 같은 말을 계속적으로 반복하거나 단정하지 못한 모습과 같은 이상한 행동을 한다.[2]

정신 상태 검사 (Mental Status Examination)

일반적으로, 정신적 기능을 판단하는 것은 운동선수 지도자의 주요 범주가 아니지만 의학적 조사에 영향을 미치는 정신적인 효과를 염두해 두어야 한다. 표 9-1은 정신상태를 검진하

표 9-2
정신 장애의 분류

분류	특정 장애
약물 남용	처방전이 요구되는 약물 혹은 불법 약물의 남용, 알코올 중독
섭식 장애	신경성 식욕 부진, 신경성 과식증
기분 장애	우울증, 양극성 장애(bipolar disorder), 계절경동성 장애
불안 장애	공포증, 일반적 불안, 강박성 질환, 외상후 스트레스 및 분리 장애
소마토포름 장애 (Somatoform disorders)	장애 신체화(Somatization), 우울증, 대화 장애, 꾀병, 뮌흐하우젠 증후군(Munchausen syndrome), 만성 통증 증후군
성격 장애	비사회성 장애, 경계인격(borderline personality)
정신병	정신 분열증, 망상 장애, 기질성 정신장애
아동학대	배우자 학대나 약물중독과 함께 발생하기 쉽다.

는데 사용하는 기초적 선별 질문들을 나열한다.[2,3]

병리학과 병인론 | PATHOLOGY AND PATHOGENESIS

운동선수들 사이의 가장 일반적 정신적 장애는 약물 중독과 섭식장애이며[1,4] 다른 장애는 일차적 질환(우울증, 불안, 행동장애)이나 뇌 외상 후 나타나는 이차적 질환을 논의한다. 표 9-2는 정신적 질환의 일반적인 분류와 그 분류에 속하는 특정한 장애를 설명한다. 약물의 부작용과 심각한 무능력(정신과병원의 입원)을 제외한 대부분의 정신 질환은 정신과 의사의 의뢰가 요구되지 않는다면 선수의 경기참여에 대한 자격을 박탈하지 않는다.

약물 남용 (Substance Abuse)

현재, 약물 남용은 성별, 사회경제, 윤리 및 지리학적 경계와 상관없이 모두 나타난다.[1,4,5]

표 9-3
약물 중독과 관련된 잠재적 행동 징후

- 감정을 표현하거나 약물 사용을 억제하기를 원한다.
- 약물 사용에 대한 비평에 화를 낸다.
- 약물 사용과 관련된 죄의식을 드러낸다.
- 약물을 아침에 사용한다(예, 술취한 모습)
- 사회적으로 부적당한 상황에서 약물을 사용한다.(예, 수업, 운동 및 직장)
- 계속적으로 무책임한 행동을 한다(예, 수업, 연습 및 약속을 이행하지 않는다)
- 학업이나 법적 문제를 일으킨다(예, 학업 성적 감소, 약물사용으로 인한 체포)
- 약물 사용으로 인한 상처를 유지한다

약물중독은 정상적인 생리학, 사회, 정신 및 감적적 기능에 영향을 미치는 화학적 약물을 의도적으로 다른 용도로 사용하는 것을 의미한다. 환각제, 각성제(예, 암페타민, 에페드린, 카페인 및 페닐프로파놀아민), 진정제, 근육 강장제, 진통제, 마취제, 코카인, 마리화나, 카페인 및 처방전 없이 구입 가능한 약품처럼 생화학적으로 활동 가능한 약품은 잠재적으로 남용 가능성이 있다. 표 9-3은 잠재적인 약물 남용과 관련된 증상을 나열한다.

술과 담배의 남용에 대한 건강의 영향은 다른 약물 남용보다 더 큰 문제를 초래한다.[4] 알코올은 남용의 일반성, 사회경제적인 결과 및 의학적 합병증 측면에서 가장 파괴적이다.[5] 운동 전이나 운동 중 알코올의 섭취는 알코올 중독의 징후를 의미하므로 즉각적 치료와 중재가 요구된다. 알코올 중독은 보통 금주나 카운셀링 프로그램으로 치료 가능하나 재발율이 높다.

형태(담배, 씹는 담배 및 코담배) 와 상관없이 모든 니코틴의 남용 또한 건강을 해치는 주요 요인이다. 비록 니코틴의 직접적 건강에 미치는 영향은 요인은 비교적 높지 않지만 여러 경로(흡입한 담배연기, 구강과 비강 상피의 장기간 노출)를 통해 발암물질이 장기간 노출될 때 위험도는 급격히 증가한다. 그리고, 대부분의 담배사용은 사회적으로 수용되고 쉽게 구입 가능하므로 다른 약물보다 좀더 남용되기 쉽다. 노출되는 시간의 횟수가 증가함에 따라 차례로 질병 발병률도 급증한다.

비록 많은 약물 남용자(주로 남자 청소년)가 운동적 능력보다 그들의 신체적 외형을 증진하기위해 사용하지만, 운동 선수들은 테스토스테론 호르몬과 같은 화학적 구성인 근육 강장제(anabolic steroids)로 인해 언론으로부터 종종 집중을 받는다. 의학적으로 근육 강장제는 만성적 소모질환을 앓고 있는 환자에게 체중을 유지하기 위해 사용된다. 개인을 위한 합법적인 사용이 허용치 않으므로 일반인일 경우 이러한 약물 사용은 남용을 의미한다.

정기적인 스테로이드제의 남용은 근육 크기와 힘이 증가하나 수정, 고환 위축, 여성형 유방(남성 유방의 여성화), 공격성 행동, 증가된 성욕 및 음핵의 팽창과 같은 부작용을 초래한다.[1,5,6] 스테로이드의 만성적인 남용은 미성숙 골판의 폐쇄, 간의 장애, 심장 질환, 혈액 내 지방 증가 및 동맥경화를 초래한다.[1,5,6] 무지방체중(lean body mass)의 빠른 성취는 근육 강장제 남용에 대한 가장 분명한 신체적 징후이다.[6] 선조(stria - 피부의 줄무늬 모양의 변색), 남성형 다모증, 중증 여드름, 고혈압, 코피 및 바늘 자국(보통 대퇴부나 엉덩이)이 관찰된다.[5,6]

어떤 운동선수들은 생리학적 흥분을 위해 각성제(카페인, 에페드린, 암페타민, 니코틴)를 남용한다.[5] 국제 대학 운동 협회(NCAA)와 국제 올림픽 협회는 이들 각성제의 사용에 대한 강력한 지침서를 고수하며 경기시 사용 가능한 섭취량을 정해놓는다. 각성제는 에너지를 증가시키고 기분을 상승시키지만 고혈압, 서맥, 과호흡, 부정맥, 민감성, 고혈증, 혼미, 혼수 및 사망과 같은 다양한 부작용을 야기시킬수 있다.[1,5] 많은 각성제는 처방전없이 이용가능한 감기약, 다양한 카페인 음료 및 특정 건강 또는 에너지 식품을 통해 얻을 수 있다. 과도한 사용은 중독을 초래하며 대부분 이뇨제의 역할을 한다.

이뇨제는 소변의 양을 증가시키고 구토제는 구토를 야기하며 하제는 배변을 증가시킨다. 체중 심사를 통과해야 하는 운동선수나 섭식 장애를 호소하는 사람은 체중을 줄이기위해 이 약물을 남용한다.[7] 이 약물의 남용은 탈수, 전해질 불균형 및 영양 실조, 잠재적으로 신체활동시 응급상황을 초래할 수 있다.[1]

처방전이 요구되는 약물도 예외는 아니다. 헤로인, 코데인 및 몰핀과 같은 아편제는 중추신경계를 억제한다. 아편제는 종종 강력한 마취제로 처방되나 중독자는 도취감을 얻기위해 사용한다.[7] 급성 아편의 과다복용은 의학적 응급상황이나 만성적 사용은 신체적 중독과 내성(같은 효과를 얻기위해 복용량 증가)을 증가시킨다. 약물의 오랫동안 사용한 후 갑자기 중단하는 것은 생명을 위협하는 회피증후군(withdrawal syndromes)을 초래한다.

수면제와 같은 진정제는 아편과 비슷한 효과를 초래한다. 소량을 복용할 경우, 중독될 가능성이 있으나 과다복용시에는 호흡억제, 혈압 감소 및 쇼크를 초래한다. 내성, 중독 및 위축증후군 또한 이 약물의 과다복용시에 나타난다.

마리화나, 환각제, 코카인 및 헤로인과 같은 약물 또한 남용되기 쉽다. 마리화나는 도취감, 서맥 및 고혈압뿐만 아니라 경미한 독성 및 환각 현상을 초래한다. LSD와 같은 환각제 또한 주로 남용된다.[5] 이는 비교적 독성이 약하나(독성효과는 다량을 복용할 경우 나타난다) 체내의 축적여부는 의문시된다. 다량을 복용하기 위해 약을 희석하거나 묽게 하기위해 사용되는 다른 약물은 위험도를 증가시킨다. 환각제는 행동과 인지 과정에 영향을 끼쳐 협응력이나 판단을 요하는 활동을 할 때 사고의 위험을 증가시킨다.

코카잎에서 추출된 코카인은 인체 각성제로써 사용된다. 이는 구강(잎을 씹는다), 비강막, 정맥주사 및 기포를 들어마시면서 폐포를 통해 흡수될 수 있다.[5] 코카인의 섭취는 급성 고혈압, 서맥, 민감성, 발작, 심장 부정맥 및 관상 동맥연축(심근경색 초래)을 일으킬 수 있다.[5] 마리화나는 담배와 비슷하게 기도를 폐쇄하거나 염증을 일으킬 수 있다.

표 9-4
중독과 회피 증후군의 전신성 징후

중독	도취감, 능동 운동 조절능력의 감소, 반사적 운동 조절능력(동공, 심부건 반사)의 감소, 냄새(알코올, 담배, 특이한 체취), 정확하지 않은 판단능력
과다복용	저호흡, 실신, 무감각 상태, 혼수, 한곳에 집중된 동공의 촛점, 구토, 쇼크
회피 증후군	진전, 두통, 메스꺼움, 건망증, 민감성, 저열, 발한작용

운동 중 심장 질환으로 인한 사망의 위험은 알코올, 코카인 및 근육 강장제와 같은 약물을 사용한 후 증가한다.[8,12] 특히, 코카인은 관상동맥 연축을 야기시키고 근육강장제는 비후성 심근병증(hypertrophic cardiomyopathy)을 초래한다.[9,12] 약물 남용은 다른 의학적 합병증의 원인일뿐만 아니라 심근 허열, 염증 및 섬유화를 초래할 수 있다.[8,11]

표 9-4는 일반적인 독성, 과다복용 및 회피징후를 나열한다. 약물에 따라 다르지만 대부분의 미세한 독성은 안정과 휴식을 취하게 함으로써 해소될 수 있다. 활력징후에 변화가 발생한다면 즉각적인 응급 처치가 필요하다. 약물의 과다복용 및 독성은 의학적 응급상황이므로, 기도를 확보하여 호흡을 유지한 후 병원으로 긴급 후송한다. 신체적, 정신적 회피 증상은 만성적으로 약물에 중독된 후 갑자기 그 약물섭취나 투여를 중지할 때 나타난다. 알코올, 아편, 진정제 및 환각제와 같은 중독성 약물의 회피는 치명적일 수 있으므로 의학적으로 관리가 요구된다. 약물 남용의 치료는 지속적인 정신적 및 육체적 관리와 사회의 관심과 보조가 필요하다.

섭식 장애와 장애성 섭식의 비교 (Eating Disorders Versus Disordered Eating)

비록 두 질환이 연관되어 있다 하더라도 의학적으로 진단된 섭식 장애와 장애성 섭식 증후군의 차이점이 확연히 나타난다.[13] 많은 여자 선수들은 극심한 식단조절 및 체중감량을 위해 줄이거나 폭식(과도한 음식의 섭취) 및 하제(스스로 구토를 유도하거나 과도한 하제제를 사용)와 같은 장애성 섭식을 나타낸다. 장애성 섭식은 여성(남성보다 10 배 높다), 완벽주의적 성격, 신체 이미지에 대한 비정상적인 집착, 유연하고 날씬한 몸매를 요하는 스포츠(체조 및 피겨 스케이팅), 지방이 적어야 유리한 달리기나 수영, 또는 체중에 의해 체급이 분리되는 레슬링, 복싱 및 무술 선수들에서 자주 나타난다.[1,13-16] 장기간의 다이어트(특히 청소년기), 심각한 정서적인 타격(외상, 코치의 교체, 가정 문제) 및 운동량의 증가는 뛰어난 기량의 여자 선수들 사이에서 장애성 섭식을 초래한다.[16] 가족간의 분쟁, 신체적 · 성적 학대, 스트레스를 해소하지 못하는 능력, 자신감의 저하 및 성격장애와 같은 다른 정신적인 문제는 장애성 섭

식의 발달 후 종종 나타난다.[13,16,17]

장애성 섭식은 고기나 기름진 음식을 삼가하는 등 신체에 대체로 해롭지 않은 다이어트에서 시작된다. 그러나, 시간이 경과할수록 삼가하거나 피해야 할 음식들이 늘어나고 동시에 과도한 운동을 실시한다.[13] 강박적이고 충동적인 행동은 결국 일상생활에도 영향을 미친다.

이러한 사람은 다른 사람의 음식 습관을 비하하거나 식단제한과 함께 하제를 실시하기 쉽다. 또는, 과도한 폭식 후 그에 대한 반응으로 하제를 실시하기도 한다.

체중 감소, 건조한 피부, 부서지기 쉬운 손톱, 추위에 약함, 월경 불순, 기립성 저혈압, 어지러움 및 변비는 장애성 섭식의 초기 징후이다. 잦은 구토증상은 피로, 경부통증, 복부통증, 부은 얼굴 및 호흡 장애와 같은 증상을 보인다.[13] 탈수 및 충분치 못한 칼로리 섭취는 운동 중 상해나 질병의 위험도를 증가시킨다.[7]

이러한 행동이 지속되면 섭식장애 발달의 가능성은 급격히 증가한다. 활동적인 사람들 사이에 가장 공통된 섭식 장애는 신경성 식욕 부진과 신경성 과식증이다.[13,14,17] 신경성 식욕부진은 무월경과 함께 젊은 여성의 5-15%에서 나타나며 10-20%의 사망률을 나타낸다.[15,17] 신경성 식욕부진의 특징적 징후는 심각한 체중 감소, 자아 쇠진(self-emaciation)의 인지결여 및 성별과 신장에 알맞는 범위 내의 체중유지의 거부 등이다.[7,17] 체중 증가의 회피는 강박적이 되고 신체 이미지의 계속적 변형을 초래한다. 여성의 영양실조는 결국 무월경을 초래한다(제 7장).[7,15,17]

신경성 식욕부진은 재발과 경감을 반복하면서 행동의 변화를 초래한다.[13] 신경성 식욕부진 환자는 체중 증가를 피하기 위해 이뇨제 및 하제를 사용하거나 자가 구토를 시도한다. 다양한 신체적 경고신호에도 불구하고 식욕부진 환자는 종종 충동적으로 과도한 운동을 계속한다.[13,17] 만약 치료하지 않으면 전해질 불균형, 탈수, 내분비계 장애, 심혈관계 장애, 대사성 허탈을 초래하고 결국 심부전이나 굶주림으로 인한 사망을 초래한다.[7]

신경성 과식증은 3개월 동안 1주일에 최소한 2번 정도 폭식과 자가 구토의 순환을 초래하는 것이다.[15] 폭식은 최소한 2시간 내에 10,000-15,000 칼로리 정도의 과도한 음식을 빠른 시간 내에 섭취하는 것이다.[13,17] 과도한 체중 증가를 피하기 위해 폭식 후 짧게 하제(purging)를 실시한다. 보통 하제는 자가 유도 구토를 의미한다. 다른 하제의 행동은 하제 및 이뇨제의 남용(칼로리 흡수에 영향을 미치지 않음), 과도한 운동 및 자가 단식 등이다.[7,13,15,17] 이러한 행동은 이온 불균형, 소화기계의 장애, 신장 합병증 및 발작과 같은 많은 합병증을 초래한다.[7,18]

신경성 식욕부진과 반대로, 신경성 과식증 환자는 종종 정상적 체중을 유지하고 무월경을 경험하지 않는다. 식욕부진 환자는 그들의 식생활 습관에 대해 강하게 제한하는 반면 신경성 과식증 환자는 과다음식 섭취의 자제력 부족을 나타낸다. 젊은 여성의 1-3%가량이 이러한 증상을 경험하고 있고 신경성 식욕부진보다는 사망률이 낮다.

손이나 중수 지절관절 배측의 찰과상이나 열상은 신경성 과식증의 분명한 신체적 징후이

표 9-5
섭식 장애의 경고 징후

- 칼로리와 체중에 대한 강박관념
- 실제로 뚱뚱하지 않음에도 불구하고 "살쪘다"라는 표현
- 식사량의 소량섭취
- 운동에 대한 강박감
- 타인의 섭식에 대한 걱정 표현
- 4주내 체중의 5%이상의 차이
- 기분 혹은 성격의 갑작스런 변화

다.[18] 이러한 증상들은 자가유도성 구토 시 상부 앞니로 손 등에 상처를 입힐 때 야기된다.[18] 관련 신체적 소견으로는 앞이빨 후면의 침식이 나타나고 이하선(귀의 전방과 하방)에 염증반응을 일으키기 때문에 이러한 상처들은 더욱 관찰하기 어렵다.[7,18]

섭식 장애의 치료는 인식과 중재 두가지이다.[15] 섭식 장애를 인식하는 것은 관련된 행동이 직접적으로 관찰되지 않는다면 어렵다. 표 9-5는 섭식 장애의 경고 징후를 나열한다. 중재는 섭식 장애가 의심될 때 비난하는 것보다 우선 이해하는 것이다.[7,13,15,19,20] 건강상태에 대한 근심을 표현하고 행동을 표현하는 것이 적당한 첫 번째 중재이다.[13] 간접적인 방법으로써 가족과 친구를 동원하는 것이 필요하다. 섭식 장애가 의심된다면 전문의에게 의뢰하고 다양한 훈육 치료 프로그램이 요구된다.[15,17,21]

젊은 여자 운동선수들의 예방프로그램은 매우 유용하다. 건강과 운동시합 성적 혹은 결과에 의해 영향을 받는 섭식장애는 인식되어야 한다.[14] 그리고 섭식 장애를 촉진하는 행동이나 코멘트를 피하기위해 코치나 감독을 교육하는 것은 중요하다.[15] NCAA와 국제 운동 경기 지도자 협회(NATA)는 이러한 교육 프로그램에 대한 정보를 제공한다.

기분 장애 (Mood Disorders)

일반적 기분 장애는 우울증, 양극성 장애, 계절 정동성 장애를 포함한다.

우울증(Depression)

슬픔의 감정이 신체적 및 사회적 기능을 방해하는 우울증의 우세는 10–20%사이로 추정된다.[22] 증상과 징후는 욕구 상실, 체중 변화(증가 및 소실), 수면 장애, 피로, 집중력 장애 및 자살 시도 등이다.[22] 행동으로 보여지는 증거는 가족이나 친구들과의 고립, 학업 및 시합 성적의 갑작스러운 변화, 개인간의 마찰 및 의학적 주소의 증가이다.[22] 우울증은 자살의 주요

표 9-6
자살 위험의 증거

- 우울증
- 약물 중독
- 과거의 자살 시도
- 최근의 성격 소실
- 자살의 가족력
- 절망의 표현
- 사회적 고립
- 충동적 행동

위험 요소이다. 표 9-6은 다른 자살 위험 요인을 나열한다.[23-25]

양극성 장애(Bipolar Disorder)

정상적인 일상 생활을 방해하는 우울증과 비정상적인 강박관념(mania)의 재발성 주기는 양극성 장애의 특징이다.[2] 우울기의 증상과 징후는 위에 나열된 것과 비슷하다. 반면 조울기는 과도한 운동과 언어패턴 및 불면증을 초래한다. 이 기간 동안 사람은 매우 활동적이나 결국 판단과 사회적 상호작용을 방해한다.[2]

계절 정동성 장애(Seasonal Affective Disorder)

계절정동성 장애는 단지 특정 계절 특히 겨울 동안 발생하는 우울증이다.[26,27] 이 질환은 다른 계절동안 나타나지 않는다. 증상으로는 수면 증가, 식욕 증가, 체중 증가, 민감성 및 중증 신체적 피로가 있다.[26,27] 성년기 여성이나 나이가 어릴수록 많이 나타나며 강력한 계절성 햇빛과 날씨 변화때문에 북위도 지방에서 나타난다. 우울증처럼 계절정동성 장애는 시합에 영향을 줄 수 있다.[26] 우울증은 정신과적 치료 의뢰가 요구되는 반면 계절정동성 장애는 그렇지 않다. 비록 치료로는 약물치료나 정신치료가 종종 적용되지만 특정 강도와 기간 동안 인공 빛의 노출 또한 사용된다.[26,27]

불안장애 (Anxiety Disorders)

신체적, 정신적 및 감정적 자가 스트레스는 보통 극심한 걱정의 상태인 불안을 초래한다. 그러나 병리학적 불안은 행동이 변화(회피)하고 정상적 사회 기능을 변화시킨다. 불안증의 다양한 형태는 아래처럼 분류된다 : 공포, 강박성 질환 및 해리성 질환이다.[2]

공포(Phobias)

일반적으로 사람들에게 불안을 초래하지 않는 물건이나 상황에 대한 비정상적 두려움이 공포이다.[2] 운동 선수 사이의 공통된 예는 시합 공포증으로 이 공포가 심각해져 시합을 방해하거나 피하게 된다. 공포의 임상적 증상은 특정한 상황이나 특정사물에 대한 회피, 상황이나 물체의 생각이나 주시에 대한 정신적 스트레스의 증가 및 보호하는 사람 혹은 장소에 대한 비정상적인 집착등이다.[22]

공포증의 다른 예인 전신성 불안증은 미래에 대한 끊임없는 걱정, 자아인식의 매너리즘, 완전론자의 태도, 타인으로부터 확인을 재차 요구하는 것이다.[22] 자주 초래되는 심각한 불안은 일상 생활을 방해한다.

강박성 질환(Obsessive-Compulsive Disorder)

이유가 불분명한 공포에 대한 재발성 인식 장애는 강박성이다. 강박행위는 의식적으로 반복되는 행동을 나타낸다.[28] 강박성 질환이 있는 환자는 도난으로 인한 강박관념 때문에 문의 잠금 장치를 재확인하듯이 강박과 관련된 행동을 보여준다. 결국 이러한 행동이 일상 생활을 방해한다면 약물치료와 상담이 요구된다. 우울증은 보통 이 질환을 앓고 있는 사람에게 동반된다.[28]

해리성 장애(Dissociative Disorders)

해리성 장애는 자신에 대한 기억(해리)을 일시적으로 잃어버리는 것으로, 의식상태나 행동이 급격하게 변화하고 정체감의 혼동이 나타나는 것이다.[23] 증상은 장기간의 신체적 혹은 정신적 학대, 심한 상처 및 급격한 감정의 변화이고, 이와 같은 심각한 신체적 행동 스트레스(외상후 스트레스 증후군)에 의해 유발될 수 있다.[29]

이러한 경우, 정신은 본래의 인식에서 참을 수 없는 생각이나 경험을 분리하여 다른 자아를 형성하는 것이다. 어떤 사건이나 기간에 대한 완벽한 기억 상실증은 존재할 수 있으며 그 경험(반복적인 신체 남용, 성폭행, 과도한 빚)이 재발하거나 해결되지 않는다면 전체적으로 성격상의 해리가 증가된다. 치료로는 개인의 주체성을 다시 통합하기 위해 정신치료와 함께 약물을 투여한다.[29]

소마토포름장애 (Somatoform Disorders)

소마토포름장애는 정신감성적인 원인으로 인해 인식되는 신체장애이다. 사람들은 무의식적으로 꾀병과 같은 신체 문제로 관심이나 안정을 구한다. 통증은 종종 애매하고 악화되며 불규칙적으로 재발된다.[22] 과잉보호하는 부모나 배우자, 해결되지 않은 가족논쟁, 중대한 가족사(이혼 및 가족구성원의 사망) 및 신체적 · 성적 학대와 같은 가정 환경은 이들 증후군의 주요 요소이다.[22] 운동선수 지도자는 소마토포름장애를 결코 확신해서는 안되며 정신적 질환이 의심된다면 환자의 기록과 함께 전문의에게 의뢰해야 한다.

성격 장애 (Personality Disorders)

성격 장애는 폭행이나 범죄와 같은 사회적 활동에 걸맞지 않는 행동을 나타낸다.[22] 이런 행동은 규제나 훈육(체벌)에도 불구하고 그 빈도수와 심각성은 점진적으로 증가한다. 성격장애의 형태는 기준점이 명확하지 않거나 개인의 정신감정적 안정을 위해 다른 사람에게 비정상적으로 의존한다. 다른 정신학적 질환과 비슷하게 불우한 가정 환경이 불안정한 성격의 발달을 초래한다.

정신병 (Psychoses)

정신병은 신체적 환경에 대한 인식의 장애이다. 경험과 주의를 통합하고 통합하는 능력이 손상된다. 정신학적 장애를 지닌 사람은 환각을 일으키거나 그들의 생각 및 행동에 대한 논리적 추리를 하지 못한다. 정신병은 심각한 장애이므로 운동선수에게 나타나는 경우는 드물다.

소아과 질환 | PEDIATRIC CONCERNS

아동학대 (Child Abuse)

아동학대는 아동에 대한 신체적 · 성적 · 정신적 학대로 아동발달, 특히 아동의 성격의 변화를 초래하며 전체 가족이 영향을 받는 가족적 또는 사회적 장애이다. 많은 경우 학대당한 아동은 어른처럼 행동하며 다른 가족들의 관리인이 된다.[2] 돌발적 행동이 나타나며 빈도수는 잦으나 폭력의 효과에 대해 인식하지 못하고 있다.[2] 가족은 종종 친척이나 다른 권위있는 집단과의 사회적, 신체적 접촉을 회피한다. 부모는 종종 아동에게 매우 높은 기대를 가지며 감정적으로 아동에게 의지를 한다.[2,30]

아동 학대의 다양한 증상은 신체적 · 성적 · 감정적 및 학대가 있으나 가장 흔한 것은 무시이다. 무시는 부모의 약물 남용이나 우울증과 관련이 깊고, 이는 그 자신뿐만 아니라 가족을 돌보는 그들의 능력에 영향을 준다.[30]

아동 학대의 경우 가족 상황은 매우 복잡하며 그들 자신들 또한 학대하거나 가족 상호간의 협응이 수동적이다. 다른 가족들 또한 학대되며 그 부모 또한 어린시절 학대를 받은 경우가 많다.[30] 그리고 학대당한 아동은 충동적이고 장애를 가질 수 있으므로 좀더 감정적 보조가 요구된다. 또한 폭력적인 부모는 장애아동에 대한 원망이 강하여 학대적 행동이 더해진다.

아동학대를 인식하는 것은 복잡하다. 다음과 같은 상황들이 재현된다면 아동학대를 의심해 보아야 한다. 부모나 아동이 상처에 대한 명확한 원인을 설명을 하지않거나 상처의 원인과 정황에 맞지 않는 상해는 초기상황을 의미한다.[30] 학대의 증상은 피부 상처(멍, 화상), 복부 외상, 얼굴 및 머리의 외상 및 원인을 알 수 없는 골절 등이다. 가장 명확한 증거는 회복상태가 다양한 다발성 상처이다.[30]

무시의 증상은 영양실조, 피로, 청결 상태의 불량, 출석률 저조 및 친구와의 교제 문제 등을 포함한다.[30] 상담할 경우 비난보다는 조용하고 보조적 분위기에서 정보를 수집해야 한다.[30] 치료는 아동의 상처에 대한 의학적 치료, 가족으로부터 분리시키는 것, 가족 상담 및 장기간의 가족 치료이다.[30]

의료종사자들은 지역구 아동과 가족 보호 센터에 학대가 의심되는 아동을 신고해야 하며 따라서 가능한한 병력, 이학적 검사 소견 및 부모와의 면담 기록물과 같은 문서는 필수적이다.

행동 및 행위 장애 (Behavioral or Conduct Disorders)

어린이와 청소년 사이의 행동 및 행위 장애는 정신적 또는 사회적 장애를 내포한다.[2,22] 반복된 폭력이나 정상적이지 못한 행동들(공공물 파괴, 폭행, 방화 및 도둑질)은 비안정적 또는 학대적 가족 환경, 잘못된 가정 교육, 부모의 애정 결핍 및 약물 남용의 결과이다.[22] 행동에 대한 책임감이 떨어지며 다른 사람을 비난하기 쉽다.[22] 약물치료는 폭력적인 행동을 감소시킨다.[22] 다양한 정신적 중재(정신 가정치료, 동료 그룹 프로그램 및 정신학적 카운셀링)는 정신 사회학적 논쟁을 다룬다.[22]

요약 | SUMMARY

정신장애는 흔하지만 발견되기 매우 어려우며 신체 행동에 영향을 미칠 수도 있다. 정신적 · 사회적 및 감정적 손상은 신체적 손상과 마찬가지로 장애로써 인식된다. 정신장애를 이해하는 것은 이와 같은 질환을 가진 사람과 같이 일할 때 운동선수 지도자를 도울 것이다. 기분과 행동의 변화는 정신학적 질환의 발병과 동반된다. 안정적이지 못한 가정이나 삶은 또한 많은 정신학적 질환의 발달에 기여한다. 섭식 장애, 약물 남용 및 아동 학대는 스포츠 의학분야에서 접할 수 있는 정신적 질환이다.

자료 | RESOURCES

Psychological

- Atlife.com psychology/psychiatry site. www.atpsychiatry.com/psych/
- Yahoo directories:
  dir.yahoo.com/Health/Diseases_and_Conditions/Eating-Disorders/
  dir.yahoo.com/Health/Diseases_and_Conditions/Mental_Health/

참고문헌 | REFERENCES

1. Macleod AD. Sport psychiatry. *Aust N Z J Psychiatry*. 1998;32:860-866.
2. Good WV, Nelson JE. *Psychiatry Made Ridiculously Simple*. 2nd ed. Miami, Fla: MedMaster, Inc; 1991.
3. Goldberg S. *The Four-Minute Neurologic Exam*. Miami, Fla: MedMaster, Inc; 1987.
4. Blood KJ. Non-medical substance use among athletes at a small liberal arts college. *Athletic Training*. 1990;25(4):335-338.
5. Felter RA, Fitzgibbon J. Drug-related emergencies in athletes. *Clin Sports Med*. 1989;8(1):129-138.
6. Potteiger JA, Stilger VG. Anabolic steroid use in the adolescent athlete. *Journal of Athletic Training*. 1994;29(1):60-64.
7. Stephenson JN. Medical consequences and complications of anorexia nervosa and bulimia nervosa in female athletes. *Athletic Training*. 1991;26(2):130-135.
8. Basilico FC. Cardiovascular disease in athletes. *Am J Sports Med*. 1999;27(1):108-121.
9. Franklin BA, Fletcher GF, Gordon NF, et al. Cardiovascular evaluation of the athlete: issues regarding performance, screening and sudden cardiac death. *Sprots Med*.

1997:24(2):97-119.

10. Futterman LG, Myerburg R. Sudden death in athletes: an update. *Sports Med.* 1998;26(5):335-350.
11. Maron BJ. Cardiovascular risks to young persons on the athletic field. *Ann Intern Med.* 1998;129(5):379-386.
12. O'Connor FG, Kugler JP. Oriscello RG. Sudden death in young athletes: screening for the needle in a haystack. *Am Fam Physician*. 1998; 57(11): 2763-2770.
13. Johnson MD. Disordered eating in active and athletic women. *Clin Sports Med.* 1994;13(2):355-369.
14. Dick RW. Eating disorders in NCAA programs. *Athletic training*. 1991;26(2) :136-147.
15. Grandjean AC. Eating disorders: the role of the athletic trainer. *Athletic Training*. 1991;26(2):105-112.
16. Sundgot-Borgen J. Risk and trigger factors for the development of eating disorders in female elite athletes. *Med Sci Sports Exerc*. 1994;26(4):414-419.
17. Johnson C, Tobin DL. The diagnosis and treatment of anorexia nervosa and bulimia among athletes. *Athletic training*. 1991;26(2):119-128.
18. Daluiski A, Rahbar B, Meals RA. Russell's sign: subtle hand changes in patients with bulimia nervosa. *Clin Orthop*. 1997;343:107-109.
19. Teitz CC, Hu SS, Arendt EA. The female athlete: evaluation and treatment of sports-related problems. *J Am Acad Orthop Surg*. 1997;5(2):87-96.
20. West RV. The female athlete: the triad of disordered eating, amenorrhea, and osteoporosis. *Sports Med*. 1998;26(2):63-71.
21. Woscyna G. Nutritional aspects of eating disorders: nutrition education and counseling as a component of treatment. *Journal of Athletic Training*. 1991;26(2):141-147.
22. Post D, Carr C, Weigand J. Teenagers: mental health and psychological issues. *Prim Care*. 1998;25(1):181-192.
23. Bilkey WJ, Koopmeiners MB. Screening for psychological disorders. In: Boissonnault WG, ed. *Examination in Physical Therapy Practice: Screening for Medical Disease*. 2nd ed. New York: Churchill Livingstone; 1995:277-301.
24. Schapira K. Suicidal behavior. In: Beers MH, Berkow R, eds. *The Merck Manual of Diagnosis and Therapy*. 17th ed. Whitehouse Station, NJ: Merck Research Laboratories; 1999:1544-1549.
25. Smith AM, Milliner EK. Injured athletes and the risk of suicide. *Journal of Athletic Training*. 1994;29(4):337-341.

26. Rosen LW, Smokler C, Carrier D, et al. Seasonal mood disturbances in collegiate hockey players. *J Athl Training*. 226;31(3):225-228.

27. Saeed SA, Bruce TJ. Seasonal affective disorders. *Am Fam Physician*. 1998;57(6):1340-1346.

28. Goodman CC. Biopsychosocial concepts related to health care. In: Goodman CC, Boissonnault WG, eds. *Pathology: Implications for the Physical Therapist*. Philadelphia, Pa: WB Saunders Company: 1998:9-43.

29. Kluft RP. dissociative disorders. In: Beers MH, Berkow R, eds. *The Merck Manual of Diagnosis and Therapy*. 17th ed. Whitehouse Station, NJ: Merck Research Laboratories; 1999:1519-1525.

30. Sayre JW. Child abuse and neglect. In: Beers MH, Berkow R, eds. *The Merck Manual of Diagnosis and Therapy*. 17th ed. Whitehouse Station, N.J.: Merck Research Laboratories; 1999:2300-2303.

제 10 장

면역학
(Immunology)

목 적
PURPOSES

- 면역학의 기초 생리학을 설명한다.
- 면역학의 병태생리학적 기전과 항상성에 기여하는 면역학의 병리생리학적 기전을 고찰한다.
- 면역학과 관련된 운동의 효과를 설명한다.
- 면역계질환과 연관된 의학적 병력을 검토한다.
- 면역계질환의 징후와 증상을 밝힌다.
- 면역계와 연관된 이학적 검사를 시행한다.
- 몇몇 면역질환을 대조, 비교 및 논의한다.

표 10-1
감염성 유기체의 유형

유형	구조	복제양식	환경적 요인
박테리아(세균)	단순한 단일 세포유기체	숙주의 독립적 복제	숙주의 생존에 의존하지 않음
바이러스(병균)	비세포성 발생의 유전 요소	독립적 대사 능력이 없기 때문에 살아있는 숙주내부를 사용하여 복제한다	생물학적(숙주) 환경 외에서는 존재할 수 없다
기생충(원충류)	복잡한 단일 세포 유기체와 다양한 혹은 동일한 세포	숙주의 독립적 복제	타동, 생물의 표면, 내면에서 존재
균류(진균류)	원생 단일, 세포 식물, 보통 효모와 곰팡이를 포함	포자, 아포로써 복제	숙주와 외부 생물체의 성장에 의존한다

개 요 | INTRODUCTION

감염은 세균, 병균, 기생충 혹은 진균 등이 인체 침입에 따른 면역계의 반응이다(표 10-1). 면역계는 피부, 점막, 뼈, 혈액 그리고 림프를 포함한다. 신체적, 행동학적, 심리학적, 환경적 그리고 영양학적 요소들은 모든 면역계 기능에 영향을 미칠 수 있다.[1] 감염된 조직, 체액과의 접촉, 오염된 사물과의 접촉 혹은 공기 중에 존재하는 병원균을 흡입하는 것은 감염성 유기체에 노출되는 방법이다.[2] 특히 운동선수들은 잦은 해외전지훈련 및 시합으로 인한 수면부족, 다른 운동선수들과 신체적 접촉 및 운동기구의 공용으로 감염될 위험률이 높다. 따라서 이때 체내에서는 면역계 반응에 의해서 항상 억제되게 된다.[1]

숙주(Host)는 감염성 유기체가 사람이나 동물에 존재한다. 일반적으로, 감염성 유기체는 숙주에서 숙주로 전해지면서 그들 스스로 영속시킨다. 어떤 감염성 유기체의 생존주기는 숙주사이에서 병을 야기시키는 유기체를 전파시키는 곤충과 같은 병균의 매개체를 포함한다.

표 10-2
면역반응의 구성요소

구성	전신성 반응	특수 반응
체액(혈류를 통한)	단백질 보체	면역글로블린(항체)
세포	식작용 (대식세포, 단핵세포)	B-세포, T-세포

이 매개체는 감염성 유기체에서 많은 숙주들로 전파시킨다. 전염병은 매개체없이 사람에서 사람으로 전파되는 감염성 질병이지만 매개체-중개(vector-mediated) 질환과 같이 특정 동물에서 다른 것으로 전파되기도 한다. 이 장에서는 운동선수들이 직면하게 될 다양한 기관계에 나타나는 흔한 감염을 다룬다.

생리학과 병인론의 고찰 I
REVIEW OF PHYSIOLOGY AND PATHOGENESIS

표 10-2는 면역반응의 두 가지 구성요소인 전신성 반응과 침범 미생물에 대한 특수 반응을 나열한다.[3] 이러한 반응 내에는 체액(혈액 내를 순환하는 활성 단백질 "보체" 그리고 면역글로블린)과 세포-매개체(mediated; 활성 면역계 세포) 기전이 있다.[4]

면역계는 피부의 신체 방어벽과 점막, 그리고 신체의 산성환경 및 혈류내의 대식세포를 포함한다.[4,5] 전신성 반응은 감염의 증가량에 따라 에너지원과 영양분을 동원하기 위해 신진대사를 변화시킨다.[3] 대식세포(Macrophages), 단핵세포(Monocytes), T 세포(세포-매개체 일반적 반응) 혈액 내의 활성단백질 보체(Activate Protein complement)로부터 분비된 물질들은 이물질(체액성 전신성 반응)과 결합하여 혈액 내에서 단백질 보충을 활성화 한다.[4,5] 이와같은 반응은 열이(Fever phase) 있는 동안 감염의 병독력이나 균력의 정도에 비례해서 야기된다.[3,4]

세포-매개체의 특수 반응은 활성 T-림프세포와 B-림프세포와 관여한다. 위의 반응은 침범하는 미생물 세포외벽의 단백질이라는 항원에 의해 자극된다.[4] B-세포는 침범한 항원에 특정한 항체를 형성하는 복잡한 면역단백질인 면역글로블린을 생산하여 체액성 특수반응을

표 10-3
다양한 침범 유기체에 대한 면역계의 반응

세균	면역반응
세균 혹은 균류	대식세포; 호중구(neutrophils)를 자극하는 T세포(일반적, 세포-매개체), 소수의 B세포와 항체반응
기생충	호산구를 자극하기 위해 대식세포는 T세포를 자극한다(일반적, 세포-매개체); B세포, 특히 독소가 기생충에 의해 생성된다면; 소수의 체액성 기전
바이러스	살세포(killer cells)와 세포독성(cytotoxic) T-세포를 자극하기 위해 T세포를 자극한다; B세포와 소수의 체액성 단백질은 몇몇 바이러스에 효과적이다.

나타낸다.[4] 이러한 항체들은 대식세포가 이물질을 인식하고 파괴하도록 한다. B세포는 항원을 기억하고 같은 감염성 유기체의 항원으로부터 지속적으로 자극받을 때 적절한 항체를 분비한다.[4,5] 그러므로 T세포는 B세포들의 활동을 조절하고 전신성 면역반응을 자극하기 때문에 면역기능에 중요한다.[4] 표 10-3은 침입성 유기체의 다양한 형태에 대한 면역반응을 열거한다.

전신성 반응은 에너지를 전환시키기(당 생성을 통한) 위해 단백질을 방출하고 감염에 대항하는 백혈구의 아미노산을 공급하는 근육의 이화작용을 야기시킨다.

빠른 연축근섬유와 느린 연축 그리고 마지막으로 심근의 순서로 영향을 받게된다.[3] 근육에너지(산화력과 당분해력) 경로의 억제는 호기성과 근력이 약화될 수 있다. 포도당 섭취와 지방대사를 강화하기 위한 인슐린 수치의 증가는 억제된다.[3]

감염으로부터 회복되는 동안, 근육 단백질이 복원될 때까지 약 2-4주 정도 제한된 근력을 가진다. 그러나 호기성 기능은 혈액량(탈수), 헤모글로빈, 심근의 효율성, 그리고 근육군 등의 감소에 의해 지대한 영향을 받게 되고 약 3개월까지 회복되지 않을지도 모른다.[3]

면역기능에 관련된 운동의 효과 (Effect of Exercise on Immune Function)

지속적이고 격렬한 운동은(예를들어, 마라톤 훈련) 면역체계를 억압한다.[6] 그러나 이러한 일시적 변화는 감염의 위험률을 증가시키지 않는다.[1,7] 적당한 운동은 면역계에 다소 유익한 영향을 미친다.[7,8] 육체적, 정신적 스트레스는 이화작용을 일으켜 대사성 부산물(예, 병적과

정의 근원)을 방출하는 근육과 다른 기관들을 손상시킨다. 만약 격렬한 운동시에는 이와같은 신진대사 부산물에 반응하는 면역계는 잠재적으로 감염과 대항하는데 이용할 수 있는 자원을 소모시킨다.[6,7]

활동성(급성) 감염이 현재 나타난다면 운동은 제한해야 한다.[3] 대부분의 박테리아성 감염은 악화되지 않는 반면 병균과 기생충 감염은 보통 격렬한 운동을 함으로써 더욱 악화된다.[4] 그리고 병균(바이러스)은 다른 기관과 조직(예를들면, 심장근육층)으로 전파될 수 있다. 침범유기체에 관계없이 운동능력은 대부분 저하된다.[4] 압박감 혹은 심계항진(가슴떨림)은 열과 다른 증상들이 사라질 때까지 안정이 요구된다.[3] 감염의 원인이 박테리아 혹은 바이러스인지 의학적 평가없이는 진단이 어려우므로 운동선수에게 만약 열이 있다면 휴식을 취하도록 권유한다.

징후와 증상 | SIGNS AND SYMPTOMS

대부분의 감염은 전염된 기관이나 기관계에 특별한 증상과 징후를 야기시키며, 열, 통증, 부종을 유발하는 원인이 된다. 그러므로 각 기관계와 관련된 징후와 증상들은 고찰되어야 한다(제 3장부터 8장까지).

열 (Fever)

열은 일반적으로 미열(102°F 이하)과 고열(102°F 이상)로 분류할 수 있다. 미열과 고열은 질환이 있음을 암시하는데, 고열은 좀 더 심각한 질환을 의미한다.

지속적으로 체온이 104°F 이상일 경우 뇌세포를 파괴하며 또 회복 불가능한 세포 괴사를 다른 기관에 일으킬 수도 있으며, 또한 관절통, 근육통, 식욕부진, 피로, 발한을 유발할 수 있다.

피로 (Fatigue)

대사율은 감염과 함께 증가한다. 증가한 에너지 수요와 근육과 다른 조직들의 물질 분해대사는 점차적이고 지속적인 피로를 유발한다.

림프염 (Lymphadenitis)

림프절의 부종은 감염을 나타낸다. 감염은 보통 부은 림프절의 원위부에서 발견된다.

국소적 통증과 발열 그리고 부종 (Localized Pain, Redness, Heat and Swelling)

염증의 징후는 감염과 함께 발생되고 침범된 표면조직에서 쉽게 관찰된다.

비정상적인 근육과 관절통 (Unusual Muscle and Joint Pain)

감염은 근육 혹은 관절통을 야기하여 움직임이나 동작을 감소시키고, 시간이 지나면서 점점 악화될 수 있다.

통증 양상 | PAIN PATTERNS

감염은 손상된 조직과 관련된 증상과 징후를 나타내며 이차적 증상과 징후는 감염이 점점 손상된 부위와 관련된 조직으로 전염되면서 나타난다.

의학적 병력과 이학적 검사 | MEDICAL HISTORY AND PHYSICAL EXAMINATION

가족력과 개인 병력 (Family and Personal History)

개인 병력은 열, 피로, 관절통 및 근육통과 같은 감염과 관계된 통증을 보여준다. 증상의 원인, 강도 및 기간과 같은 증상의 진전은 중요하다.

시진과 이학적 검사 (Inspection and Physical Examination)

상처 부위, 눈, 귀, 코, 입, 유두, 요도 및 항문으로부터의 화농성 배설물은 감염을 의미한다. 또한, 관절과 심부 신체 조직의 홍반과 부종은 감염으로 인한 염증을 나타낸다. 신체 조직내에 림프염이나 촉진이 가능한 덩어리에 통증이 나타난 경우에도 감염을 의미한다.

병인학과 병인론 | PATHOLOGY AND PATHOGENESIS

상기도 감염 (Upper Respiratory Infections)

몇가지 바이러스 형태는 상기도 감염(URI)을 유발시킨다.[4,8-10] 예로 가장 일반적인 비염은 리노바이러스(rhinovirus) 감염의 결과이다.[8,10] 상기도 감염은 비염, 비출혈, 부비동염, 인두염, 비습성 기침, 재채기, 두통, 허약감, 오한, 저체온 및 관절통과 같은 다양한 징후와 증상을 초래한다. 기침, 재채기 및 하루에 코를 푼 횟수는 회복기에 접어들면서 감소하므로 상기도 감염의 진행 경로를 알기위해 사용된다.[9]

상기도 감염은 접촉으로 인해 감염되므로 호흡기 분비물을 통해 다른 사람에게 전염된다.[8] 입, 코 및 눈을 만진 손을 다른 사람과 접촉하는 경로는 가장 일반적으로 전염되는 방법이다.[9] 비록 전염성이 72시간 내에 가장 높더라도, 바이러스는 초기 감염 후 최소한 8일 정도까지 다른 사람에게 바이러스를 전염시킬수 있다.[9,10] 손을 자주 씻고 감염된 사람과의 접촉을 삼가하는 것이 상기도 감염의 전염을 예방하는 방법이다.

상기도 감염의 인식과 휴식, 충분한 수분과 영양분의 공급을 통한 면역체계의 작용으로 감염의 기간을 감소시킬 수 있다. 상기도 감염의 증상을 앓고 있는 운동 선수는 피로와 탈수 및 동료들에게 감염을 방지하기 위해 열이 가라앉을 때까지 운동에 참여하지 말아야 한다.[8,9] 만약 심장, 폐, 위장 및 다른 조직의 감염에 대한 증상이 나타나지 않는다면, 며칠 내에 완전히 활동 복귀할 수 있다.[4,5,8,10] 표 10-2 는 운동선수들에게서 상기도 감염이 의심될 때 관리하는 일반적인 방법을 제공한다.

유행성 감기 [인플루엔자, Influenza (Flu)]

감기는 종종 상기도 감염의 일반적 용어로써 사용되나 사실상 특정 바이러스에 의한 질병이다. 인플루엔자는 해마다 보통 가을과 겨울에 발병하며 이러한 바이러스는 해마다 조금씩

표 10-4
운동선수의 상기도 감염의 관리

관련된 증상	관리
비출혈, 비염, 부비동염, 인두염, 재채기, 비습성 기침	운동을 시작하게 한다 ; 만약 증상이 확실하면, 견딜 수 있을 만큼의 운동을 계속한다 ; 만약 증상이 악화되면, 운동을 중단한다.
열, 습성 감염, 근육통, 구토 및 설사	10-14일 정도 연습을 금하고 전문의에게 의뢰한다.

변화하여 백신주사(항체의 형성을 촉진하고 바리어스 항원을 비활성화시키는 주사)는 단지 약간의 효과만 있다. 인플루엔자 바이러스는 감염된 사물을 만지거나 공기 중에 떠 있는 비말형태의 병원성 미생물을 흡입함으로써 쉽게 전파된다. 2일의 잠복기(감염과 증상이 나타나기까지의 시간) 후 열, 근육통, 두통 및 상기도 증상이 나타난다.[11] 감염이 진행됨에 따라 습성 기침(상기도 감염의 조짐을 나타내는 가래가 섞인 기침)뿐만 아니라 인두염, 결막염 및 구토와 같은 증상이 나타난다.

활동기는 2-3일 동안 지속되며 체온 저하 및 발한과 피로는 여러 날 동안 지속된다. 다른 형태의 박테리아와 바이러스로 인한 호흡기의 이차적 감염이 발병할 수 있으며 객혈, 재발성 고열, 화농성 객담 및 호흡곤란을 나타낸다. 드물지만 정신 상태의 변화와 심각한 구토증상을 나타내는 라이증후군(Reye's syndrome)은 아스피린을 복용하는 인플루엔자 어린이 환자에게 발병한다. 그러므로 아스피린은 일반적으로 어린아이에게 사용하지 않는 것이 좋다.

폐렴 및 결핵: 전형적 박테리아성 호흡기 감염
(Pneumonia and Tuberculosis: Typical Bacterial Respiratory Infections)

다양한 박테리아는 호흡계를 침입하여 다양한 질환을 발병시킨다. 가장 공통된 형태는 연쇄구균 및 포도구균성 박테리아에 의해 일차적으로 초래되는 폐렴과 미코박테리아(mycobacteria)에 의해 발병하는 결핵이다.

만성 질환, 호흡 질환, 장기 입원환자 및 심각한 면역계 질환을 앓고있는 환자는 폐렴의 위험률이 높다. 연쇄 구균 및 포도구균성 박테리아는 면역기능이 억제될 때, 보통 비인두 및 상기도와 같은 폐조직으로 침범한다. 고열, 화농성 객담이 섞인 기침, 호흡항진, 청진을 통한 악설음(crackles) 및 흉막염 통증은 감염후 발생한다. 폐렴은 침입한 특정 박테리아에 맞는 항생물질을 투여하여 치료되며 호흡기의 문제가 심각하면 산소 공급이 필요하다. 폐렴은 노인이나 중증의 환자에게 치명적일 수 있다.

반대로 결핵은 오랜기간 동안 증상이 나타나지 않는다. 약간의 피로와 권태감과 같은 증상이 나타나나 계속적인 기침은 보통 첫 번째 증상이다. 질병이 점진적으로 악화됨에 따라 객혈과 자연 발생적으로 기흉이 형성된다(제 4장 참고). 전신성 폐부종도 또한 동반되며 이때 청진시 호흡음을 감소시킨다. X-선과 임상 병리 검사로 진단이 가능하다.

결핵의 약물 치료는 치료효과를 높이기 위해 초기에 완전히 치유되어야 한다. 결핵은 심각한 접촉 전염성 질환이므로 결핵 환자는 다른 사람과 격리되어야 한다. 장갑, 안면 마스크, 안면 보호대 및 보호 가운의 착용 등과 같은 면밀한 예방법은 결핵 환자의 호흡 분비물로 인한 감염을 예방할 수 있다.

감염성 심근염 (Infective Myocarditis)

감염성 심근염은 비교적 흔한 유기체에 의해 발병하고 드물게 나타난다. 보통 소화증상을 일으키는 콕사키 바이러스(Coxsackieviruses)는 대부분의 사람에게 침입한다.[3,12-16] 연쇄구균과 같은 박테리아나 몇몇 호흡기성 바이러스 또한 심근염을 발병시킨다.[17]

일반적으로 콕사키, 연쇄구균 바이러스 및 활동성 상기도 감염 환자는 운동을 삼가해야 한다.[3] 신체 활동의 점진적인 쇠약현상은 이차적 또는 아급성 심근염을 의미하나 심근염 환자의 절반 이하에서 발생한다.[3] 감염성 심근염으로 진단되면 급성 증상이 가라앉은 후 최소한 2개월 동안 격렬한 활동은 피하고 전문의의 소견이 있을 때만 활동에 복귀한다.[3,15,16]

위장관 감염 (Gastrointestinal infections)

위장관 감염은 바이러스성 위장염, 식중독 및 여행자 설사 등이 있다.[8] 바이러스성 위장염(위 인플루엔자)은 심각한 구토, 설사 및 비정상적 경련을 일으키며 열과 근육통을 동반한다.[8,18] 바이러스는 음식 준비시 깨끗하게 손을 씻지 않아 대변에 의해 오염된 음식을 섭취함으로써 전달된다(변구 전달 통로; fecal oral route). 며칠 동안 지속되는 이 증후군은 보통 자가 제한적이며 건강한 젊은 사람의 생명을 위협하는 경우는 드물다.[8] 일차적인 중재로는 휴식을 취하고 수분을 공급하는 것으로 종종 정맥주사를 통한 수분공급이 요구된다.[8,18] 지사제와 진토제는 바이러스의 소멸을 지연시키므로 사용하지 않는다.[8] 운동 복귀는 증상 회복과 수분 섭취에 따라 다르며 보통 일주일 내에 가능하다.

식중독(food poisoning)은 보통 연쇄구균처럼 박테리아를 함유한 음식물의 섭취로 발생한다.[8] 음식을 만지는 사람의 호흡기 분비물이나 손으로 전파되는 박테리아는 냉장고에 보관하지 않은 고기나 유제품에서 번식하기 때문에 독성을 가진다.[8] 섭취 후 몇시간 내에 심각한 구토와 설사를 일으키며 여러 시간동안 지속된다. 수분 섭취만이 주요 치료 방법이며 지사제나 진토제는 박테리아의 제거를 지연시키므로 사용하지 않는다.[8]

여행자의 설사(Traveler's diarrhea)는 외국(아시아, 남미)을 여행한 미국 여행객들에게서 발병하는 설사로 붙여진 이름이다. 박테리아(살모넬라)와 바이러스는 청결하지 못한 손, 날것의 음식섭취 및 감염된 공동물 자원의 사용 등 변구 통로(fecal-oral route)를 통해 전달된다. 증상은 3일 동안 지속되는 설사, 복부 경련 및 탈수와 칼로리 섭취의 감소로 인한 피로 등과 같은 위장관 감염과 유사하다.[8] 여행하는 동안 매 6시간마다 오염이 의심되는 음식과 물을 피하고 예방성 차살리실산 비스무트(bismuth sub-susalicylate)를 섭취하는 것은 여행 중 감염을 예방할 수 있다. 치료는 바이러스성 위소장염과 식중독의 치료법과 유사하고, 일차적으로 휴식과 수분을 공급한다. 위염을 의미하는 열이나 혈변이 나타나지 않는 한 지사제는 사용할 수 있다.[8]

요로감염 (Urinary Tract Infections)

요로감염은 박테리아, 곰팡이 및 기생충에 의해 초래되는 질환으로, 이중 박테리아에 의한 요로감염이 가장 흔하게 나타난다. 침범하는 미생물과는 관계없이 요로가 침범됨에 따라 요도염, 방광염, 전립선염 및 신장염을 초래할 수 있다. 남성은 증상없이 효모균감염이 야기될 수 있지만 여성의 경우에는 남성보다 빈발하고 외음성자극(Vulvular irritation)을 초래하는 증상성 감염(칸디다 알바칸스)이 주로 나타난다. 이 질환의 징후와 증상은 요로내 침입하는 일차적 장소에 따라 달라진다(표 10-5). 치료는 증상을 완화하기 위해 진양약(antipruritics), 진통제, 항진균성 및 항생제를 이용한다.

성전파 질환 (Sexually Transmitted Diseases)

성전파 질환(STDs)은 생식기의 상처나 체액, 그리고 성교에 의해서 얻는 전염성 질환으로 생식기, 직장, 안구 및 구강에 침범하기도 한다. 게다가 감염된 분비물 혹은 병소와 접촉할 때 감염의 가능성은 크게 증가한다. 질병이 전파되는 것을 예방하기 위해 사용되는 콘돔은 완전한 예방책은 아니지만 성전파 질환의 감염 위험도를 줄일 수 있다.

임질(Gonorrhea)

임질을 일으키는 박테리아는 약 1-3주 동안의 잠복기 후 화농성의 요도 분비물과 통증이 심한 배뇨곤란을 일으킨다. 다른 점막(입, 인두, 눈 및 직장)에도 침범할 수도 있으며 통증, 홍반, 부종 및 화농성 삼출물을 분비한다. 그러나 감염된 사람의 경우 증상은 나타나지 않지

표 10-5
침입 부위에 따른 요로 감염의 증상과 징후

부위	징후와 증상
요도	배뇨 곤란, 분비물
방광	배뇨 곤란, 빈뇨, 소변량의 감소, 야뇨증, 요통, 다뇨증 및 혈뇨
전립선	열, 빈뇨, 요통, 배뇨곤란, 야뇨증, 혈뇨
신장	열, 허리통증, 구토, 늑골척추 압통

만 전염성은 그대로 유지하고 있어 다른 사람에게 전파시킬 가능성이 많다. 임질은 글라미디아속이나 매독과 같은 다른 성전파 질환과 함께 종종 발생하여 따라서 임질과 이와 공존하는 감염질환을 관리하기 위해서는 강력하고 신중한 의료행위가 요구된다. 여러 파트너와의 성행위는 감염이 완치될 때까지 금지해야 하며 필요하다면, 최근(3-6개월)의 성파트너와 함께 검사를 받는 것이 중요한다.

클라미디아(Chlamydia)

클라미디아는 가장 일반적인 성전파 질환으로 남성에게 1-4주간 잠복하는 박테리아성 감염이다. 여성의 감염은 성파트너로부터 전염되며, 배뇨통, 맑거나 화성성 요도관 차단과 같은 증상을 일으킨다. 임질과도 비슷하게 점막층에 영향을 미친다. 항생제가 다른 공존되는 성병과 함께 치료한다. 감염 상태가 완치될 때까지 성 행위는 금지해야 하며, 필요에 따라 최근(3-6개월)의 성 파트너와 함께 검사를 받는 것이 중요하다.

매독(Syphilis)

매독은 성교시 생식기에 침범하는 다른 형태의 박테리아로 인해 전염되며 결국 신경계와 심혈관계에도 감염시킨다. 증상은 질병에 노출된 후 3개월까지 나타나지 않을 수 있다. 또한 하감(chancre)이라는 박테리아의 감염으로 야기된 무통성의 상피조직병변은 발병 후 2개월 내에 일련의 증상이 없어진다. 서혜부 림프절염은 발생될 수 있으나 보통 무통증으로 진단하기 어렵다. 피부의 발진은 2개월 내에 출현하고 보통 2-3개월 동안 지속된다. 저열, 피로, 두통, 식욕 부진 및 근육통 또한 이 시기에서 보여진다.

치료하지 않으면 이 질환은 경감기로 접어들어 때때로 수 십년 동안 잠행된다. 골격, 피부, 심근 및 중추 신경계를 포함한 기관들이 손상되고 파괴될 경우에는 영구적 변화를 초래하고, 이들의 합병증은 심각하여 장애와 사망을 일으킬 수 있다. 치료는 조기에 발견하여 적당한 항생제를 투여하고, 함께 나타나는 성전파 질환을 인식하는 것이다.

생식기 사마귀(Genital Warts)

유두종 바이러스(papillomaviruses)에 의해 생기는 질환으로, 외부사마귀는 감염 후 1-6개월 내에 꽃양배추모양 집단이 생식기에 나타나는 반면, 내부사마귀는 이를 인식하기위해 전문의의 이학적 검사를 요하는 직장, 질 및 자궁경에 나타난다. 생식기 사마귀는 재발이 빈번하고 완치가 어려우며 자궁경부암(cervical cancer)과도 관련이 있다.

치료는 외과적 수술이나 국소적으로 약물 치료를 적용하고, 병이 악화되는 동안에는 성교는 바이러스 전염을 막기위해 금지되어야 한다.

수포진(Herpes)

수포진 바이러스에 의해 발병하는 생식기 수포진은 감염된 사람의 생식기와 접촉 후 나타난다. 수포진은 가장 일반적으로 생식기와 같은 점막에 영향을 미칠 수 있다. 감염되자마자 바이러스는 숙주의 존속기간의 암시를 위해 관련된 신경절에 존재한다. 정기적으로 바이러스는 그 부위에 재발을 초래한다.

작은 수포는 초기 감염 후 1주내에 나타난다. 그 부위는 원형이고 통증이 있는 수포가 나타나면 일반적으로 1-2주 내에 치유된다. 배뇨 곤란, 무감각 및 다른 신경학적 징후가 나타난다. 열, 권태감 및 서혜부 림프절염과 같은 전신성 징후는 초기 감염후 나타난다. 치료는 재발을 억제하고 발병 동안 통증을 완화하기 위해 약물을 사용한다. 발병시 성교를 금하는 것이 필요하다. 정확한 진단을 위해 의학적 임상 병리검사가 요구된다

골반염질환 (Pelvic Inflammatory Disease)

골반염질환(PID)은 자궁경부, 자궁 혹은 나팔관의 염증 상태로, 클라미디아속과 임질 바이러스가 이들 기관에 가장 흔히 침입한다. 징후와 증상으로는 하복부의 통증, 고열, 메스꺼움 및 화농성 또는 혈액성 질 분비물 등이 있다. 만약 치료하지 않으면 불임, 자궁외 임신, 만성 골반염과 사망을 초래하기도 한다. 따라서 질환이 인식되자마자 즉시 항생제 치료를 시작한다. 급성 골반염 질환의 징후와 증상은 임상적으로 자궁외 임신(제 7장 참고)과 구별하기 어려우므로 신속한 의학 검진이 요구된다.

신경학적 감염 (Neurological Infections)

박테리아와 바이러스가 수막이 노출되는 외과적 혹은 외상성 상처에 의하거나 이들이 혈

류나 대뇌동(cranial sinuses)을 통해 중추신경계로 침입하여 수막염을 야기시킨다. 중추신경계는 비교적 적은 면역 방어체계로 박테리아는 빠르게 번식한다. 박테리아의 수치가 증가함에 따라 체액은 두개골과 대뇌혈관으로 옮겨지고 두개내압(intracranial pressure)은 급격히 증가하여 신경학적 압박과 허열을 초래한다. 게다가, 염증 반응은 또한 혈액-뇌장벽의 투과성을 변화시켜 대뇌로 이물질을 이동시켜 두개 내압을 더욱 증가시킨다. 혈압은 급격히 떨어지고 뇌허열과 쇼크로 인한 죽음을 초래한다.

연쇄구균이나 수막염 박테리아로 인해 야기되는 박테리아성 수막염(bacterial meningities)은 감염후 몇 시간 내에 치명적일 수 있다. 참을 수 없는 두통, 매우 경직된 목, 심각한 구토 및 급격히 상승되는 열 등이 나타나고 몇 시간에 걸쳐 악화된다. 인식 변화, 실신, 발작 및 의식 불명 또한 나타난다. 임상적인 증상으로는 두부 발진과 목을 전방으로 굽혔을 때 고관절과 무릎이 불수의적으로 굴곡되는 브루진스키 징후(Brudzinski's Sign)가 있다(제 8장 참고). 치료는 항생제를 투여하기 위해 신속한 응급후송이 요구된다.

다른 미생물 형태의 바이러스와 기생충, 약물 및 납중독은 중증의 수막염보다 양호한 상태를 나타낸다. 그러나, 이들을 구별하기 위해 전문의에 의한 임상 병리검사와 의학적 검사과정이 요구되며, 수막염과 일치하는 증상과 징후 및 병력이 나타날 경우, 운동경기 지도자는 활력징후(특히 체온)를 검진하고 전문의로의 신속한 의뢰가 필요하다.

근골격계 감염 (Musculoskeletal Infections)

골수염은 골과 골수의 감염을 의미하며 흔히 주위 조직의 감염이 골격으로 전파될때 발병한다. 개방골절, 최근의 정형외과적 수술 및 의족을 착용한 관절은 골수염의 위험도가 높다. 뼈가 감염되자마자, 혈액 공급이 약화되어 뼈주위에 감염과 괴사를 증가시킨다. 증상과 징후는 열, 체중감소, 피로 및 감염된 부위의 염증이다. 미생물의 분별하기 위해 생검을 통한 X-선이나 다른 영상 진단이 요구된다. 치료로는 병의 진행을 멈추기 위해 외과적으로 죽은 조직을 제거하거나 골격의 이식(bone grafting) 및 항생제 투여 등이 있다.

폐혈성 관절증(Septic arthrosis)은 관절의 감염으로 폐혈성 관절염이라 불리우는 활막과 연골을 파괴한다. 면역반응의 약화(Immunocompromise)나 영양장애는 폐혈성 관절증의 위험률을 증가시킨다. 유기체는 상처, 혈류 및 주위 조직을 통해 관절로 침입한다. 관절의 급속한 감염은 정상적 수술 후 염증반응 뒤에 나타나며 극심한 통증과 참을 수 없는 관절 움직임이 나타난다. 감염이 한 관절에 제한되면 열은 발생하지 않으며 진단과 항생제 치료를 위해 의학적 의뢰가 필요하다. 운동선수 지도자는 최근의 정형외과적 수술이나 심부 피부하 상처를 앓고 있는 사람에게서 이 질환을 발견할 수 있다.

류마티스성 관절염 (Rheumatoid Arthritis)

한개 이상의 관절의 진행적 변성이 특징인 만성 질환 류마티스성 관절염(RA)은 면역계가 활막을 이물질로 인식하여 발생한다. 특히 손, 발 및 발목의 여러관절의 양측성 감염과 아침에 30-60분 정도 지속되는 관절의 뻣뻣함은 초기 증상이다. 류마티스성 관절염이 진행됨에 따라 관절 변형, 건파열 및 장애가 발달된다. 이 관절염 환자는 무거운 물건을 들거나 극도의 관절 움직임은 피해야 하고, 지속적인 약물 복용과 재건수술이 요구된다.

연소성 류마티스 관절염(Juvenile RA)은 청소년기에 발병하며 성인과 유사한 증상이 나타나나 예후는 훨씬 좋다. 비스테로이드성 항염증제와 코티코스테로이드는 활막성 염증을 제한하기 위해 처방된다. 운동의 참여 여부는 전문의의 소견을 참조하고 질환의 심각성에 따라 달라진다.

만성 피로와 과훈련증후군 (Chronic Fatigue and Overtraining Syndrome)

과도한 훈련(적절한 휴식없이 과도하게 운동하는 상황)은 행동 및 신체적 변화를 야기시킨다. 만성적인 신체 스트레스에 대한 반응으로 증가된 코티졸은 운동 후 저혈당에 반응하는 기능을 방해하고 면역계를 억제한다. 이는 민감성, 무관심, 이상 피로, 실력 저하, 식욕부진, 과도한 갈증 및 불면증을 초래하며, 또한 휴식기 심박수, 혈압, 체온의 상승 및 체중과 배뇨 습관의 변화와 같은 신체적 징후가 발생한다. 치료는 휴식과 훈련시간의 변화가 있다.

전신성 전염병 (General Contagious Diseases)

전염성단핵세포증[Infectious Mononucleosis(Mono)]

전염성 단핵세포증은 15-25세 사이에 흔히 발병하고, 타액(침)을 통해 전파되는 상이한 포진 바이러스(herpes virus)인 엡스타인 바르바이러스(Epstein-Barr virus)에 의해 초래된다.[5,8] 비록 30세 이상 성인 중의 90%가 과거의 감염으로 인해 엡스타인 바르바이러스에 대한 항체를 지닌다 하더라도, 장기간 반복된 노출은 감염을 유발한다.[8,17]

전염성 단핵증은 전형적인 경로를 따른다. 한달 이상의 잠복기 후에 두통, 피로, 식욕 감소 및 근육통을 3-5일 정도 호소한다.[5,17] 1-2주후 환자의 절반 이상은 중증의 인두염, 편도선의 비대, 중도의 열, 양측성 경추 림프절병증, 연구개에 나타난 작은 적색 반점 및 비종대를 보이고, 1/3정도는 간비대(hepatomegaly)를 나타낸다. 치료로는 휴식, 수분 공급, 진통제 및 해열제를 사용한다.[5,8,17] 가끔 감염의 기간을 감소시키지 않으나 통증을 경감시키기 위해 코르티코스테로이드를 필요로 한다.[8] 항생제는 박테리아성 감염이 발생하지 않는다면 처방하지 않는다.

비록 징후와 증상이 한달 이상 지속되는 경우가 드물지라도, 실력 향상은 3개월 이상 나타나지 않는다.[8] 전염성 단핵세포증은 증상의 초기 3주 내에 일차적으로 남성의 경우 비장의 파열을 초래하는 비종대를 야기시킨다.[5,8] 그러므로 비장을 보호하기 위해 임상적 증상의 발병후 최소한 3주 동안 운동을 제한한다.[8] 전문의는 비장의 크기, 열의 부재, 증상 회복 및 정상적인 의학적 간 검사 등을 고려하여 운동 복귀에 대해 결정해야 한다. 정상적인 운동 복귀는 1-2주 정도 후에 가능하고 보통 피로에 의해 제한되기도 한다.[8]

인체 면역 결핍 바이러스와 후천성 면역결핍증후군 (Human Immunodeficiency Virus and Acquired Immunodeficiency Syndrome)

비록 운동으로 인해 인체 면역결핍 바이러스 (HIV) 전염이 발생하는 경우는 없지만, 이론적으로 주먹을 사용하여 싸우거나 다른 폭력적 신체 접촉을 통해 바이러스가 전파될 가능성이 있다.[2] 그러므로, 운동선수 지도자는 혈액이나 다른 체액의 노출을 피하기 위해 일반적 주의사항(장갑 사용, 체액의 접촉을 피한다)을 염두해 두고 실행해야 한다. 인체 면역 결핍 바이러스는 감염된 체액에 노출됨으로써 발병되지만, 대부분의 경우 성교나 정맥 주사를 공용할때 전파된다.

HIV는 일차적으로 T세포 뿐만 아니라 B세포, 식세포(phagocytes) 및 다른 면역계 세포에 영향을 미쳐 면역계의 전신성 및 특수성의 세포 매개성 구성요소를 손상시킨다. 게다가, 탄수화물 보충과 면역 글로불린 기능을 중재하는 B세포를 손상시키므로 체액성 면역 또한 손상된다. 의학적 결과로는 면역계를 억제하여 다발성 감염의 위험률을 증가시킨다.

인체 면역결핍 바이러스의 감염 후 한달 내에 나타나는 초기 증상과 징후는 열, 관절통, 피부 발한 및 림프절염이다. 인플루엔자나 다른 바이러스 감염으로 잘못 진단되는 이 바이러스는 1-3주 동안 지속된 후 가라앉는다. 증상이 나타나지 않는 기간에 HIV에 감염될 수 있다. 치료하지 않으면 신경,혈액, 소화기, 피부 및 호흡기 등의 감염이 3-10년 내에 나타난다. HIV와 같은 감염은 후천성 면역결핍증(AIDS)라고 불리우는 증후군을 발병시킨다. HIV환자중 약 반 이상은 10년 내에 AIDS로 발달된다.

초기 HIV감염의 치료는 HIV 복제를 억제하고 AIDS의 발병을 지연하는 항바이러스성 약품(antiviral agents)의 혼합 식이 요법이 있다. AIDS가 진전되면 이는 항바이러스성 약물로 또한 치료된다.[4] 다른 치료는 함께 존재하는 감염의 유무에 따라 적용된다. HIV 환자의 운동은 감염의 진행을 감소시키고 체력을 증진시킨다. 현재, HIV감염이나 AIDS의 완치는 불가능하지만 감염된 체액과의 직접적인 접촉을 피하는것은 HIV의 감염을 예방한다.

B형 간염(Hepatitis B Virus)

B형 간염 바이러스(HBV)는 인체 면역 결핍 바이러스(HIV)보다 좀더 흔히 신체 조직과 체

액에 존재하고 신체외부에서 장기간 활동하며 쉽게 전염된다.[21] 표준예방지침서는 B형 간염과 관련한 예방지침을 설명하고, 자료에 의하면 다른 나라에서는 발생하는 B형 간염은 미국에서는 발견되지 않는다. 의료종사자들은 B형 간염의 위험도를 감소하기 위해 3회의 백신주사를 6개월 동안 연속적으로 맞는다.[21] 제 5장은 간염의 증상, 징후 및 치료에 대해 고찰한다.

귀, 눈, 코 및 목구멍의 감염 (Ear, Eye, Nose and Throat Infections)

이 구조물은 내부기관과 외부 환경 사이의 일차적 경계선을 제공하여 이들의 따뜻하고 습한 환경에서 감염을 진파시킬 적당한 조건을 제공한다. 그러므로 과도한 노출과 비옥한 환경으로 인한 이 부위의 감염은 매우 흔하다. 임상검사법 8은 귀와 코를 검사하기위해 이경(otoscope)의 사용법을 설명한다.[22,23]

외이도염(Otitis Externa)

물에 자주 노출되는 것(수영)은 보호적인 귀지와 피지를 제거하여 외이관의 염증으로 외이도염을 야기시킨다.[8,17,24] 지속적인 수분은 또한 외관 조직을 부드럽게 하여 박테리아 혹은 균종에 의한 감염을 초래한다.[8] 호수, 강 또는 부적절히 염소 소독한 수영장은 감염을 일으키는 박테리아를 포함하고 있다. 귀를 문지르기 위해 면봉을 사용하는 것은 이관을 더욱 자극하여 감염의 위험도를 증가시킨다.

외이도염은 배농,이관부종 및(이경을 통해 볼수 있는) 홍반을 초래한다.[22,23] 이는 청각을 감소시키고 가려움증을 일으키며 외이(auricle)가 가볍게 당겨질때 통증을 초래한다.[8,17] 치료는 무균 용액이나 수소 과산화수소로 세척하고, 항생제나 항균제를 귀에 떨어뜨리거나 침수를 피하는 것이다.[8,17,24] 보통 3일 내에 통증과 홍반은 감소하고 수영도 할 수 있다.[8] 예방에는 수영시 귀마개의 사용, 붕소산 용액과 같은 건조품 사용 및 면봉의 사용을 피하는 방법이 있다.[8]

매복귀지(Impacted Cerumen)

매복귀지는 가려움증, 통증 및 청각 손실처럼 외이도염과 유사한 증상을 초래한다. 의사는 이관을 빨아들이거나 둔한 도구를 이용하여 귀지를 제거한다. 만약 귀에 염증이나 배농이 나타나면, 식염수나 다른 용액으로 세척하는 것은 좋지 않다. 귀지를 제거하기위해 자주 면봉을 사용하는 것은 피부를 자극하고 감염의 발병률을 증가시키므로 피해야 한다.[23]

결막염(Conjunctivitis)

결막염은 안구의 가장자리나 눈꺼풀 후방의 염증을 의미한다. 염증은 박테리아나 바이러스의 감염이나 알레르기원에 의해 초래될 수 있다.[24] 타는 듯한 느낌이나 화농성에 의한 간지러움 및 눈에서 점액성 배농이 분비될 수 있다. 안구의 백색 부분은 붓고 붉은 충혈된 눈을 보인다. 알레르기 반응은 보통 양쪽 눈에 영향을 미치는 반면 감염은 한쪽에서 시작한다. 그러나 보통 한쪽 눈을 비빈 후 다른쪽 눈을 접촉할 때 감염성 결막염은 반대쪽 눈으로 급속히 전염된다. 치료는 안약이나 구강용 약품의 투약이 있다. 환자는 질병이 전염되는 것을 예방하기 위해 철저히 손을 씻는 연습과 얼굴을 문지르지 않도록 반드시 주의해야 한다. 알레르기 결막염은 보통 항히스타민제 또는 항염증제로 치료한다. 정확한 진단과 치료를 위해 의학적 의뢰가 요구된다.

맥립종, 다래끼(Stye)

눈꺼풀관이나 소낭의 감염을 의미한다.[24] 연쇄구균성 박테리아에 의해 종종 초래되는 다래끼는 눈 가장자리에 국소통을 일으킨다. 눈물이 흐르거나 눈 안에 무언가 있는 듯한 느낌을 유발하고, 면봉으로 부드럽게 눈꺼풀을 뒤로 말아보면 안구 가장자리에 둥근 적색 덩어리가 발견되기도 한다. 다래끼는 하루에 수 차례씩 온습한 상태로 10분 정도 압박하여 치료될 수 있고 수 일내에 완전히 치유되어야 한다. 눈이나 눈꺼풀의 다른 부위의 질환은 안과 전문의로의 의뢰가 요구된다.

안구통증(Eye Pain)

전신성 증상(메스꺼움)과 동반된 중중의 눈의 통증이나 심각한 시력 변화(중증 녹내장, 부분적 시야 손실)는 급성 녹내장(눈의 압력 증가)과 같은 심각한 질환을 의미한다. 이러한 경우 영구적 시력 손실의 위험이 있으며 응급처치가 필요하다.

간염성 후두염, 인두염, 편도염(Infective Laryngitis, Pharyngitis, Tonsillitis)

인두의 감염이나 염증은 상기도 감염, 성전파질환 및 알러지와 같은 면역계질환에 흔히 나타나고 증상은 또한 단독적으로 나타나기도 한다. 인두는 구강(oral cavity)의 상부와 구강후부의 대부분을 구성한다. 후두는 발성기관으로 성대를 포함하고 인두의 하부에 위치한다. 편도는 인두 외측에 놓여있는 작은 선으로 감염성 미생물에 흔히 반응한다.

인두염과 편도염은 인후통, 연하시 통증과 연하곤란 및 이통을 초래한다. 시진을 통해 인두를 둘러싼 화농성 또는 점액성 삼출액을 포함한 홍반성 목구멍과 염증을 일으킨 편도를 관찰 할 수 있다. 후두염은 목이 쉬고 목소리가 나오지 않는 증상을 나타내고 빈번한 인두 내의 이물질의 제거를 위해 가려움증이 야기되기도 한다. 중증 후두염의 증상으로는 열, 연하곤란, 연하시 통증 혹은 호흡곤란이 있고, 후두경검사로 후두의 화농성 삼출을 관찰할 수 있다.

인후염의 치료로는 휴식, 진통제 및 영양분 섭취가 있고, 연쇄구균성 인두염과 같은 전염성 박테리아 감염은 감염성 미생물의 전염을 방지하기위해 다른 사람과의 접촉을 일시적(24-36 시간)으로 절제하고 항생제를 사용한다.

표 10-6
감염 및 알레르기 반응과 관련된 공통된 피부 질환

병변	Description	예
소포	장액의 피부하 축척 〈 5 mm	농가진(Impetigo), 단순포진
수포	장액의 피부하 축척 〉 5 mm	물집
구진	작은 상피성 종양	사마귀, 피부암
농포	고름의 피부하 축척	여드름, 종기
두드러기	감염피부의 국한된 부위	두드러기(Hives)
인설	작은 박편을 형성하는 과도한 표피	말기 족부백선

피부 감염 (Skin Infections)

운동선수들에게 흔한 피부 감염은 바이러스, 박테리아 또는 진균에 의해 발병할 수 있다. 열과 습한 환경 조건, 땀, 잦은 피부 외상 및 몸에 꽉 끼는 운동선수의 복장은 감염에 노출되기 쉬운 조건을 만든다. 표 10-6은 피부 감염과 관련된 다양한 질환을 나열한다.

박테리아성 피부 감염(Bacterial Skin Infections)

대부분의 피부감염은 포도구균이나 연쇄구균성 박테리아에 의해 유발된 감염으로 모낭(hair follicles)에 군집화를 이뤄 전염성이 매우 높은 질환이다.[2,4,24] 직접적인 접촉에 의해 전염되므로, 운동선수는 동료선수들에게 전파되는 것을 막기위해 감염 부위를 감거나 수건이나 운동기구를 공유하는 것을 피하며 철저한 개인 위생을 필요로 한다.

치료는 일차적으로 병변의 범위에 달라지는데, 작은 부위는 기본적인 상처 관리(상처 부위의 농을 배액시키고, 보호하기 위해 마찰을 피하고, 상처 부위의 청결을 유지하는 것)로 빨리 치유되나 광범위한 심부감염은 고인 농을 빼내기 위해 절개하거나 국소적 또는 경구용 항생제로 치료한다. 만약 적절한 관리를 하지 않으면, 박테리아성 피부염 특히 옹종(큰종기)은 혈액을 통해 다른 장기들로 전파되기도 한다.[2,8]

표 10-7은 다양한 박테리아성 피부 병변의 일반적 치료를 나열한다.[2,8,24]

진균성 피부감염(Fungal Skin Infections)

진균성 피부감염은 발(족부 백선 혹은 athlete's foot), 서혜부(완백선) 및 다른 부위(체부

표 10-7
박테리아성 피부 병변의 치료

속립성 괴사성 좌창 (여드름)	항생 비누로 자주 씻기, 국소적 건조 약품제 사용, 모자나 침대보 자주 교환, 적외선 또는 호르몬 치료
소포염	항생 비누의 사용, 국소적 및 경구용 항생제 (7-10일)
절창증/부스럼	항생 비누의 사용, 온열습포, 구강 항생제, 팽창시 절개
옹종	소포염과 같다
농가진	항생 비누나 가피제거를 위해 과산화수소 사용, 국소적 항생제

백선 및 전풍)와 같이 신체의 다양한 부위에 침입한다.[8,24] 진균의 성장은 열, 습기 및 햇빛의 부족으로 악화되며 종종 옷이나 신발에 의해 계속적으로 둘러싸여 있는 신체 부분에서 서식한다. 진균은 매우 전염성이 높아 감염된 피부면과 직접적으로 접촉하면서 전파될 수 있다.[8]

족부 백선(tinea pedis)과 완백선(tinea cruris)은 물집성 피부, 홍반, 가려움증, 따가움 및 장액성 배농액을 초래한다. 체부백선 (Tinea corporis)은 피부표면에 뚜렷한 붉은 빛의 고리 모양을 나타낸다.[8] 전풍(Tinea versicolor)은 색소탈색, 백색의 피부박리(낙설)와 색소탈색의 불규칙적인 반점을 나타난다. 진균성 감염은 또한 손톱과 발톱에 발생하여 갈라지거나 두꺼워지고, 변색 및 변형을 초래한다.

진균성 피부 감염의 치료는 국소적 약물 치료 뿐만 아니라 습기를 흡수하기위해 건조하고 청결한 면옷과 파우더를 사용하고, 샤워를 자주하되 잠재적으로 감염된 표면(목욕탕 바닥)[24]의 접촉을 피하면서 신발이나 연습복을 자주 갈아입는 습관이 필요하다.[8] 백선 감염은 적절한 관리시 2주 내에 치유되며 전풍의 발병 후 재색소침착(repigmentation)은 2개월 정도 걸린다.[8] 조갑진균증(onychomycosis)은 몇주나 수 개월 동안 지속될 수 있다.

바이러스성 피부감염(Viral Skin Infections)

바이러스성 피부감염에는 사마귀와 단순 포진이 있다.[4,8] 유두종바이러스(Papillomaviruses)는 흔한 편평사마귀(verrucae plana)와 족저우종(발바닥사마귀-verrucae plantar)을 발생시킨다.[8] 편평사마귀는 보통 불규칙적이고 울퉁불퉁한 면으로 손에 나타난다. 족저우종은 발 표면의 체중부하 부위에 발생하여 피부의 심부로 들어가 작고 두꺼운 점으로 보인다. 족저우종은 가골(calluses)과 다르게 자를 경우 소량의 출혈이 나타난다.[8]

유두종바이러스는 사마귀를 형성하기전 약 6개월 동안 잠복하고, 직접적인 접촉이나 감염된 물체의 표면이나 의복에 의해 전염된다.[8] 한번 발병할 경우에는 사마귀를 제거하기 어려우나, 여성의 경우 편평사마귀는 외견상 결점을 감추기위해 국소적 약물 치료나 외과적 수술로 제거될 수 있다. 족저우종은 통증이 매우 심하고 활동에 방해한다. 치료로는 정기적으로 살리실산(salicylic acid)의 국소반창고를 사용하는 방법이 있다.[24]

단순포진 바이러스는 직접적 접촉을 통해 얼굴(구순 포진, 열수포민 입주위의 단순포진) 및 손에 영향을 미칠수 있다. 부위는 홍반성 피부에 의해 둘러싸인 작은 액체성 수포형태로 나타난다. 수포는 파열되어 3일 내에 가피를 형성한다. 이 가피는 일주일 이상 지속되고 전신성 증상(열, 근육통 및 두통)을 동반한다. 신체적 또는 정신적 스트레스(외상, 질병, 월경)는 재발을 초래할 수 있다.[8,24] 활동성 병변을 가진 운동선수는 다른 선수들에게 전파하는것을 방지하기 위해 운동에 참가하는 것을 제한한다.[4] 치료는 바이러스억제제가 사용되지만 현재 완치는 불가능하다.

단순 포진 바이러스의 한 형태인 글라디토리움 포진(Herpes gladitorium)으로 다른 단순포진 피부 감염과 비슷하나 크고 평편한 피부표면(팔, 다리 및 등)에 나타난다.[2,24] 이 질환은 보통 며칠내에 회복되나 수포가 발생될 때 감염성이 높다. 바이러스는 눈이나 다른 점액성 막까지 전염될 수 있으며 단지 가끔 재발한다.[2] 글라디토리움 포진은 단지 몇 일 동안 경기참가를 제한하고, 상처부위의 자극을 피하며 적절한 관리로 치료된다.[2,24]

전염성 연속종(Molluscum Contagiosum)

전염성 연속종은 손, 팔 및 얼굴부위에서 나타나는 바이러스로 피부의 찰과상 및 열창 근처에서 발견된다. 전염은 직접적 접촉시 발생한다. 치료는 외과적 수술과 전기 및 질소 용액을 이용한 소작약(cautery)이다.[8,24] 외과적 상처의 치유 후 운동 참여는 즉각적으로 다시 실시할 수 있다.

혐기성 피부 감염(Anaerobic Skin Infections)

혐기성 클로스트리듐(clostridium) 박테리아에 의한 상처 감염은 치명적인 파상풍(tetanus) 및 가스 괴저(gas gangrene)에 관련된다.[25] 이러한 박테리아는 혐기성(산소결손) 생물학적 환경이 될 때까지 수년 동안 우성으로 존재한다. 관통창(감염된 주사기의 사용), 충돌 손상 및 개방 골절은 위의 환경을 제공한다.

파상풍의 전신성 징후(열, 근육통 및 두통)는 노출 후 며칠 내에 나타난다. 턱, 목, 등 및 복부 근육의 중증 경직은 급격히 진전하고 통증과 함께 나타나는 경련은 작은 진동이나 장애를 일으킨다.[25] 질식(Asphyxia)는 인두근육에 경련이 발생할 때 일어날 수 있다. 미국에서 예방접종은 유아기에 시작되며 매 5-7년마다 실시한다. 최근에 예방 접종을 하지 않은 사람의 관통창은 적절한 상처 관리(청결, 소독, 박멸)와 신속히 파상풍 접종이 요구된다.[25] 완전히

표 10-8
감염성 질환의 예방

- 적절한 음식, 트레이닝 사이의 회복기 및 수면
- 개인 물병, 수건, 유니폼 및 개인 소유의 장비
- 연고와 국소 약품을 위한 개인 복용량 준비
- 운동 후 즉각적 목욕
- 잦은 유니폼 세탁
- 간염성 피부 질환의 인식, 적절한 관리 및 보호
- 운동선수와 건강 관리 종사자의 예방 가능한 질환의 백신 접종 (홍역, 유행성 이하선염, 홍역, 인플렌자, B형 간염. 이프테리아-백일해-파상풍백신(DPT)
- 개방 상처와 체액으로 젖은 유니폼의 청결 증진
- 오염된 표면과 도구의 즉각적 소독
- 개인적 보호 장비와 강력한 손 청결의 강화 및 개인의 의학과 세탁을 위한 일반적 주의사항
- 면역(특히 파상풍, 홍역 및 어린시절의 백신)은 반드시 해야하며 다른 특정 지역이나 나라를 여행할 때 최근의 면역 접종을 받아야 한다.
- 감염 활동기 동안 동료와의 접촉을 피한다.
- 가능하다면 오염된 물(호수나 강)을 피한다.
- 공중시설의 철저한 환경적 통제(목욕 및 수영장)

진전된 파상풍은 파상풍 항독소를 처방한다.

가스 괴저(gas gangrene)는 혐기성 박테리아가 피하조직에 다량의 가스를 생성하면서 근육과 결합조직을 파괴하기 때문에 감염 후 몇 시간 내에 발생한다.[25] 심각한 통증과 부종이 나타나서 사지는 적색으로 변하고 흑색으로 급격히 진행된다. 또한 적절한 치료를 받지 않으면 쇼크와 사망이 초래된다. 가스 괴저의 미생물은 동물의 위장관(GI tract)로에서 번식하므로 운동연습 장소로 방목장을 피하는 것이 필요하다.

파상풍과 가스 괴저는 비교적 드물게 나타나나 보통 중증 또는 심부관 통창에서 발생된다. 특히 파상풍 접종의 유무가 확실하지 않다면 전문의와의 면밀한 대화가 필요하다.

감염성 질환의 예방 (Prevention of Infectious Disease)

표 10-8은 운동 및 건강 관리시 감염성 질환의 방지를 위한 일반적인 지침사항을 제공한다.[2,4,8,21,26] 감염성 질환의 규제에 따른 의료협회의 실정법과 의료시설을 위한 성명발표를

고찰한다.[26-28]

알레르기 반응과 과민증 (Allergic Reactions and Anaphylaxis)

알레르기는 신체가 음식, 꽃가루, 곰팡이 및 곤충에 물리는것과 같은 물질을 독성으로써 인식하여 나타나는 국소적 세포- 매개 면역반응(cell-mediated immune reaction)이다. 대식세포(mast cell)에 의한 히스타민의 분비와 혈관확장제 및 염증성 화학제는 이러한 반응을 초래한다. 두드러기로 알려진 전신성 알레르기성 피부 반응은 가려움증과 배농액을 동반하기도 하고 기계적, 정신적 및 신체적 약품은 또한 두드러기를 초래할 수 있다.

과민증은 전신성이고 광범위한 알러지 반응으로 평활근의 수축과 쇼크를 초래하는 혈관이완을 초래한다. 드물지만 신체활동(운동 유도성 과민증)에 의해 야기된 원인불명의 과민증은 사망을 초래할 수 있다. 과민증은 과민성 환자에게 특히 일반적으로 벌에 쏘이는 것과 같은 특수한 항원에 노출될 때 또한 발생될 수 있다. 신체부위의 발통점이나 알레르기원을 피하는 것이 일차적인 예방책이다. 에피네플린과 같은 히스타민 역반응제의 주사투여는 응급치료시 심각한 상황에 필요하다. 알레르기원과 반응에 관한 병력은 사고위험을 줄이기 위해 치료계획을 세우고 경기참가전 검사로 조사되어야 한다.

소아과 질환 | PEDIATRIC CONCERNS

어린시절의 감염성 질환 (Childhood Infectious Diseases)

수두, 유행성 이하선염 및 홍역은 어린이에게 흔하게 나타나고 연령과 상관없이 발병할 수 있다. 이러한 질환들은 학교나 유치원을 통해 급격히 전염된다. 가까운 신체 접촉, 환기 부족 및 아이들과 장난감을 공유하여 사용하는 것은 이러한 질환의 원인이 된다. 건강한 어린이에겐 비교적 해롭지 않으나 면역체계가 약한 어린이나 감염되기 쉬운 어른에게 심각한 합병증을 초래할 수 있다. 그러므로 이러한 질병의 전염을 방지하는 것이 중요하다.

수두(Chicken Pox)

수두는 거의 2주 동안의 잠복기 후 전신성 증상(저열, 피로 및 두통)과 발진, 가려움증 및 부식을 일으키는 넓게 퍼진 피부 수포를 초래한다. 바이러스는 수포가 형성되는 동안 가장 빠르게 전염되며 학교나 다른 어린이 친구그룹에 전염시킨다. 수포가 터지고 배출되며 딱지

(경화된 표피층)로 덮히면 더이상 전염성이 없다.

유행성 이하선염(Mumps)

유행성 이하선염 (a paramyxovirus- 파라믹소바이러스)은 2-4주의 잠복기 후 타액선이나 이하선이 부어오르기 전에 일반적으로 전신성 징후와 증상을 나타낸다. 양측성 부종은 얼굴(얼룩다람쥐 얼굴)을 붓게 한다. 징후와 증상은 연하곤란, 고열 및 부어오른 선의 압통이 있다. 치료를 통한 선의 부종이 치유되기 전까지는 이 바이러스는 1주 후에 전염성을 가진다.

홍역(Measles)

홍역은 약 2주의 잠복기 후 감기와 비슷한 증상(열, 근육통 및 권태감)으로 시작하고 1주 내에 매우 많은 특징적 피부부식을 일으킨다. 고열(104°F)이 며칠동안 지속된 후 질병이 호전된다. 홍역은 감염 시작부터 발진이 가라 앉을 때까지 전염성을 띤다.

면역(Immunization)

이러한 바이러스의 감염은 평생동안 면역체를 가진다. 기본적인 소아과성 면역은 유행성 이하선염과 홍역 백신이다. 최근, 수두 백신이 발달되었으나 단지 심각한 합병증이나 합병증 위험도가 있는 사람에게만 접종한다.

요약 | SUMMARY

감염은 박테리아, 바이러스, 기생충 및 효모와 같은 미생물이 조직과 기관에 침입하여 나타나는 반응이다. 면역계는 전신성, 유기체의 특수기전을 이용하여 감염을 억제한다. 그러므로 감염은 열, 근육통, 권태감 및 피로와 같은 일반적 증상과 징후 뿐만 아니라 감염된 기관과 조직에 따른 특이 증상과 징후를 보인다. 전염병은 매우 흔하며 신체 활동에 영향을 미친다. 비록 약간은 항생제와 다른 의료행위가 요구되지만 대부분은 안정과 면역계의 지지를 통해 치료될 수 있다. 비교적 간단한 예방법으로도 감염성 질환의 위험률을 현저히 감소시킬 수 있다.

자료 | RESOURCES

Dermatology

- Atlife.com dermatology site. www.atdermatology.com/dermatology
- Yahoo directory. dir.yahoo.com/Health/Diseases_and_Conditions/Skin_ Conditions

Dermatology Images

- Emedicine.com, choose a dermatological condition, then click on the tab labeled "Pictures" near the top of the screen.www.emedicine.com/derm/contents.htm
- Medi-smart.com index page containing links to pages that contain images. medi-smart.com/derm2.htm
- National Skin Center page contains descriptions and images of over 75 common skin disorders. www.nsc.gov.sg/commskin/skin.html
- University of Iowa Department of Dermatology tray.dermatology.uiowa.edu/DPT/Path-index.htm

Immunology

- Atlife.com allergy and infectious disease sites:
  www.atallergy.com/allergy
  www.atinfections.com/id
- Yahoo directory
  dir.yahoo.com/Health/Diseases_and Conditions/Infectious_Diseases

Infection Control Guidelines from the Centers for Disease Control and Prevention

- Development of Isolation Precautions Guidelines outlines the differences between "Universal Precautions" and "Standard Precautions."
  www.cdc.gov/ncidod/hip/isolat/isopart1.htm
- Guidelines for isolation Precautions in Hospitals (table of contents).
  www.cdc.gov/ncidod/hip/isolat/isolat.htm
- Standard Precautions types of isolation used in health care facilities.
  www.cdc.gov/ncidod/hip/isolat/isopart2.htm

참고문헌 | REFERENCES

1. Pyne DB, Gleeson M. Effects of intensive exercise training on immunity in athletes. *Int J Sports Med*. 1998;19(Suppl):S183-S194.
2. Mast EE. Goodman RA. Prevention of infectious disease transmission in sports. *Sports Med*. 1997;24(1):1-7.
3. Friman G, Ilbäck NG. Acute infection: metabolic responses, effects on performance, interaction with exercise, and myocarditis. *Int J Sports Med*. 1998;19:S172-S182.
4. Brenner IKM, Shek PN, Shephard RJ. Infection in athletes. *Sports Med*. 1994;17(2);86-107.
5. Roberts JA. Viral illnesses and sports performance. *Sports Med*. 1986;3:296-303.
6. Nieman DC. Risk of upper respiratory tract infection in athletes: an epidemiologic and immuno-logic perspective. *Journal of Athletic Training*. 1997;32(4):344-349.
7. Peters EM. Exercise, immunology and upper respiratoy tract infections. *Int J Sports Med*. 1997;18:S69-S77.
8. Sevier TL. Infectious disease in athletes. *Med Clin North Am*. 1994;78(2): 389-412.
9. Weidner TG. Upper respiratory illness and sport and exercise. *Int J Sports Med*. 1994;15(1):1-9.
10. Weidner TG, Sevier TL. Sport, exercise, and the common cold. *Journal of Athletic Training*. 1996;31(2):154-159.
11. Arnheim DD, Prentice WE. Other health conditions related to sports. In: Arnheim DD. Prentice WE, eds. *Principles of Athletic Training*. 8th ed. St. Louis, Mo: Mosby-Year Book; 1993:796-819.
12. O'Connor FG, Kugler JP, Oriscello RG. Sudden death in young athletes: screening for the needle in a haystack. *Am Fam Physician*. 1998;57(11): 2763-2770.
13. Futterman LG, Myerburg R. Sudden death in athletes: an update. *Sports Med*. 1998;26(5):335-350.
14. Basilico FC. Cardiovascular disease in athletes. *Am J Sports Med*. 1999;27 (1):108-121.
15. Garson AJ. Arrhythmias and sudden cardiac death in elite athletes. *Pediatria Medica E Chirurgica*. 1998;20:101-103.
16. Maron BJ, Isner JM, McKenna WJ. 26th Bethesda Conference: recommendations for determining eligibility for competition in athletes with cardiovascular abnormalities, task force 3: Hypertrophic cardiomyopathy, myocardities, and other myopericardial diseases and mitral valve prolapse. *Med Sci Sports Exerc*. 1994;26(10):S261-S267.
17. Nichols AW. Nonorthopedic problems in the aquatic athlete. *Clin Sports Med*.

1999;18(2):395-411.

18. Boyce TG. Gastroenteritis. In: Beers MH, Berkow R, eds. *The Merck Manual of Diagnosis and Therapy*. 17th ed. Whitehouse Station, NJ: Merck Research Laboratories; 1999:283-292.
19. Allen DB. Effects of fitness training on endocrine systems in children and adolescents. *Adv Pediatr*. 1999;46:41-66.
20. Johnson MB, Thiese SM. A review of overtraining syndrome: recognizing the signs and symptoms. *Journal of Athletic Training*. 1992;27(4):352-354.
21. Buxton BP, Daniell JE, Buxton BHJ, et al. Prevention of hepatitis B virus in athletic training. *Journal of Athletic Training*. 1994;29(2):107-112.
22. Bickley LS, Hoekelman RA. *Bates' Guide to Physical Examination and History Taking*. 7th ed. Philadelphia, Pa: Lippincott, Williams & Wilkins; 1999.
23. Fincher AL. Use of the otoscope in the evaluation of common injuries and illnesses of the ear. *Journal of athletic Training*. 1994;29(1):52-59.
24. Arnheim DD, Prentice WE. Skin disorders. In: Arnheim DD, Prentice WE, eds, *Principles of Athletic Training*. 8th ed. St. Louis, Mo: Mosby-Year Book; 1993:420-452.
25. Fekety R, Sparling PK. Bacterial diseases. In: Beers MH, Berkow R, eds. *The Merck Manual of Diagnosis and Therapy*. 17th ed. Whitehouse Station, NJ: Merck Research Laboratories; 1999:1147-1209.
26. Arnold BL. A review of selected Blood-borne pathogen position statements and Federal regulations. *Journal of Athletic Training*. 1995;30(2):171-176.
27. Brkich M. Infectious waste disposal plan of the high school athletic trainer. *Journal of Athletic Training*. 1995;30(3):208-209.
28. National Athletic Trainers' Association Board of Directors. Blood-borne pathogens guidelines for athletic trainers. *Journal of Athletic Training*. 1995;30(3):203-204.

제 11 장

종양학
(Oncology)

목 적
PURPOSES

- 암의 원인과 병태생리학적 기전을 설명한다.
- 암과 관련된 의학적 병력 소견을 논의한다.
- 잠재성 암의 조기 위험 징후와 증상을 설명한다.
- 암과 관련된 이학적 검사를 실시한다.
- 암의 일반적인 형태를 비교, 대조 및 논의한다.

개 요 | INTRODUCTION

이 장은 신체 활동이 많은 젊은 사람(5-50세)에게 발생되는 암의 증상과 징후를 고찰하고 암에 대한 기초적 인식과 이해 및 그와 관련된 위험 징후를 운동선수 지도자에게 소개한다. 운동선수 지도자의 역할은 암의 조기 발견, 교육 및 신체 활동을 위한 주의사항을 염두해 두는 것이다. 다양한 조직에 발병하는 암의 원인, 기전 및 징후와 증상은 조기 발견을 돕는다. 위험 징후와 자가 검진법을 인식할 수 있도록 학생이나 운동 선수를 교육하는 것은 잠재적인 암의 조기발견과 의학적 검진을 돕는다. 마지막으로, 암의 회복기나 경감기의 환자에 대해 운동선수 지도자는 신체 활동과 관련된 주의사항과 금기증을 알아두어야 한다.

생리학과 병인론의 고찰 | REVIEW OF PHYSIOLOGY AND PATHOGENESIS

병리학적 세포 성장과 증식으로 정의되는 암은 최종적으로 4사람 당 1명꼴로 발병한다. 암 환자의 1/3은 질병인식 후 최소한 5년 정도 살수 있다(5년이 암 생존 비율의 최소 기간이다). 비록 모든 종양이 암은 아니지만 암은 영향받은 기관에 종양을 형성한다.[1] 양성 종양은 단지 정상세포의 비정상적인 축적(과형성)으로 해롭지는 않으나, 천천히 성장하고 원래 조직 내의 세포처럼 활동한다. 그러나 악성 종양은 비구별성 또는 비특정성 세포로 구성된다. 이러한 세포는 원래 조직의 세포처럼 작용하지 않지만 비정상적인 유전적 구성때문에 빠르게 분리된다(이형성).[2] 악성 종양은 진행적이고 전이되며 손상된 기관이나 정상 세포의 기능을 방해한다.

사실상 암은 신체의 다양한 조직에서 발생할 수 있다. 위에서 언급했던 것처럼 비정상적인 유전자는 증식을 초래한다. 이 염색체의 결손은 유전적 요인이나 환경적 발암물질(유전적 돌연변이를 초래한다고 알려진 물질)에 노출되면서 후천적으로 발생할 수 있다. 비정상적인 세포는 정상 기능을 수행하지 못하며 복제율이 매우 높다. 결국 정상 세포는 암세포로 전환되거나 기관이나 다른 주위 구조물(신경이나 혈관)을 손상하기에 충분한 커다란 종양으로 성장한다. 암세포는 또한 주변의 다른 조직이나 관련된 주위조직으로 전이된다. 암은 다양한 부위로 전이되고 가장 흔한 부위는 척추, 폐 및 뇌로 결국 그 기관의 기능을 파괴하고 종양을 초래한다.[2] 암이 전이되면 예후(회복)는 급격히 악화된다.

표 11-1
잠재성 암을 인식하기 위한 미국 암협회의 위험 징후

- 장 또는 방광 습관의 변화
- 비정상적 출혈과 분비물
- 소화불량과 연하 곤란
- 잦은 기침 혹은 쉰 소리
- 잘 치유되지 않는 상처
- 조직의 비후화 (특히 유방)
- 사마귀와 점의 뚜렷한 변화

암 발병의 특정 위험 요소로는 직업, 성별, 가족력, 흡연, 고지방 저섬유질 식단, 만성 알코올 중독, 장기간 햇빛의 노출, 정신적 스트레스 등이 있다.[1] 이 장은 신체 활동이 많은 사람에게 가장 일반적으로 발병하는 다양한 암의 징후와 증상을 고찰한다.

징후와 증상 | SIGNS AND SYMPTOMS

대부분의 암환자는 염증의 결과로 열과 통증을 호소한다. 결국 암은 기관의 기능을 방해하여 제3-8장에서 논의된 특정 조직의 징후와 증상을 나타낸다. 표 11-1은 미국암협회에서 제안한 잠재성 암의 위험 징후를 나열한다.

열 (Fever)

암은 암세포와 면역계의 대사 활동의 증가로 인한 저열을 초래한다.

피로 (Fatigue)

에너지 수요의 증가 및 근육과 다른 조직의 이화작용(catabolism)은 지속적이고 진행적인 피로를 초래하고 활동시 내성을 감소시킨다.

림프절병증 (Lymphadenopathy)

림프종은 림프절과 림프계에서 시작되고 암의 증식은 다발성 림프절에 부종을 야기시킨다. 게다가, 림프절은 대부분의 암의 흔한 전이 부위이다.

야간 증상 (Night Symptoms)

야간에 통증으로 인한 수면방해, 발한 등은 암의 조기 징후이다. 소화기, 간담 및 신장생식기와 같은 부교감적 신경계에 의해 조절되는 기관계는 야간에 더욱 활동적이므로 암에 의해 손상될 경우 증상이 점점 심각해진다.

주기적인 통증 양상 (Cyclical Pain Pattern)

간헐적인 통증 주기는 소화기, 간담 및 신장생식기와 같은 기관의 질환에서 나타난다. 게다가, 소화, 배뇨 및 호흡과 같은 특정한 신체 기능과 관련된 증상은 그 조직내의 암을 의미한다.

근육과 관절의 이상 통증 (Unusual Muscle and Joint Pain)

자세와 움직임의 변화없이 시간이 지남에 따라 진행적으로 악화되는 근육이나 관절 통증은 잠재적으로 암과 같은 심각한 질환을 의미한다.

통증 양상 | PAIN PATTERNS

암이 발병한 조직은 그 조직과 관련된 징후와 증상을 나타낸다. 그러나 이차적 징후와 증상은 폐, 골격, 대뇌 및 중추 신경계를 포함한 다른 조직으로 전이될 때 발생한다. 때때로, 전이 부위의 증상과 징후는 일차적 조직의 징후와 증상이 나타나기 전에 초래된다. 통증 양상은 제 3-8장에서 나열한 통증 양상과 동일하다.

의학적 병력과 이학적 검사 | MEDICAL HISTORY AND PHYSICAL EXAMINATION

가족력과 개인 병력 (Family and Personal History)

가족력은 특히 유방암, 난소암 및 결장암과 같은 특정 암의 심각한 위험 요소이다. 개인 병력은 암의 위험 징후와 증상을 나타낸다(표 11-1 참고). 주기(리듬), 강도, 증상의 지속 기간 및 발병 후 병의 진행기간과 같은 증상의 경과는 매우 중요하다.

시진 (Inspection)

사마귀와 점액성 막의 크기와 형태의 변화는 암의 변화를 의미할 수 있다. 증식하거나 압통이 느껴지는 신생덩어리, 림프절병증 및 잘 치유되지 않는 상처는 암의 특정 형태에서 발생한다. 골격과 결합조직의 종양은 촉진이 가능할 만큼 점점 커진다. 정상조직과 질환을 선별하기 위해 많은 노력과 실습이 필요하지만 복부내의 종양은 또한 쉽게 촉진이 가능하다(임상검사법 6 참고).

이학적 검사 (Physical Examination)

암의 징후는 보통 조직, 기관계 또는 종양 부위와 관련된다. 제 3-8장까지 설명된 많은 징후는 암이 영향을 미치는 조직에 따라 다르다. 열, 권태감 및 체중 감소와 같은 일반적 질환인 징후 또한 나타난다.

병인학과 병인론 | PATHOLOGY AND PATHOGENESIS

고환암 (Testicular Cancer)

고환암은 15-35세 남성사이에서 가장 흔하게 발병한다. 유전이 일차적 원인이나 잠복 고환(cryptorchidism)의 병력, 심각한 고환의 외상 및 불임은 고환암 발병의 위험 요소이다.

진행적이고 편측의 한쪽만의 고환 부종은 규칙적인 자가 검진시 발견된다. 그러나 이 질환은 척수로 전이되어 허리 통증이나 복부통, 피로, 체중 감소 및 메스꺼움과 같은 다른 증상이 나타낼때까지 잘 인식하기 어렵다.[3] 조기 발견은 생명유지에 중요하며 전이는 예후가 좋지 않다.

전립선암 (Prostate Cancer)

전립선암은 노인에게 나타나는 남성 질환으로 50세 이후 각 10년마다 좀더 흔하게 나타난다. 전립선암은 세 번째로 흔하게 남성에게 사망을 초래하는 질환으로, 척수, 골반, 고관절, 폐 및 간의 전이는 전립선암의 첫 번째 인식 지표이다.[3] 종양의 크기가 증가함에 따라 요도는 진행적으로 폐쇄되고 비뇨기의 기능은 점점 손상된다. 중년 남성의 허리 통증, 배뇨 곤란 및 야뇨증은 전립선의 팽창을 의미하며 이것은 연령이 증가함에 따라 전립선암이나 양성 전립선 변화(양성 전립선 비후)를 초래한다.[3] 전립선암의 병력은 척추 전이의 가능성을 증가시킨다. 전립선과 관련된 병력이 의심된다면 그 사람은 X-선이나 의학적 검사를 위해 전문의에게 의뢰한다.

경부암, 난소암 및 자궁암 (Cervical, Ovarian, and Uterine Cancers)

여성 생식기계의 암은 일차적으로 45세 이상의 여성에서 발병하며 전이가 발생할 때까지 전형적으로 증상이 나타나지 않는다. 질의 출혈이나 분비물(무월경 또는 폐경)은 잠재적 질환의 인식지표이다. 자궁경부의 전암증상의 변화는 규칙적으로 세포진 검사법(Pap smear)이라 불리우는 의학적 검진을 통해 발견할수 있으며 높은 생존률을 보인다.

난소와 자궁암은 악화될 때까지 인식되기 어려우므로 매우 낮은 생존률을 보인다.[4,5] 이 암의 위험요소는 많은 남성과의 성관계, 폐경 후의 에스트로겐 복용, 40세 이상의 연령, 내분비계 장애, 불임, 가족력이 있다.[4-6]

유방암 (Breast Cancer)

유방암은 두번째로 여성에게 자주 발병하는 악성종양이다.[2] 가족력은 암의 발병률을 증가시키고 어린 나이에도 발병한다.[2,7] 35세 이후 초산을 하거나 임신경험이 없는 여성은 여성호르몬 수치에 영향을 미치기 때문에 위험도가 증가한다.[2,7] 유방암은 전형적으로 45세 이상의 여성에게 발병하나 이보다 조기에 발병되면 예후가 나쁘다.

유방암의 첫 번째 신체 징후는 유방 조직의 촉진 가능한 작은 덩어리이다.[4,7] 게다가 유방은 비정상적으로 민감하고 작은 함몰 부위(특히 유두 주위)가 발견되며 유두에서 분비물이 나온다.[2,4] 유방암 전이의 공통된 위치는 늑골, 척추 및 고관절이다.[7] 정기적인 자가 검진은 최소한 매달 실시해야하며 90%의 유방질환은 자가검진에 의해 발견된다. 정기적인 조영술(mammography)은 35-40세 경에 시작해야 하며 50세까지 2년마다 반복하며 50세 이후부터는 매년마다 실시해야 한다.[6] 유방 조영술과 다른 영상 검진은 종양이 촉진되기 전에 유방암을 발견할 수 있다.

폐암 (Lung Cancer)

미국에서 폐암은 다른 암질환보다 사망율이 높다.[2,8] 폐암발병률은 흡연 인구에 비례하여 나타난다. 즉 흡연 비율이 높으면 폐암률도 높게 나타난다. 폐암의 90%는 흡연자에서 발병함으로 흡연은 폐암 발달의 주요 위험 요소이다.[2,8,9] 흡연은 또한 구강암종과 인두암의 위험도를 높인다.[1] 다른 화학물질(석면, 탄화수소, 폴리에틸렌)과 방사선의 만성 노출은 폐암의 위험률을 크게 증가시킨다.[8,9]

드물지만 폐암은 35세 이전에 진단되며 45세 이후에 가장 흔하게 발병한다. 초기단계에서, 폐의 증상은 흡연자에게 일반적으로 나타나는 지속적 습성 기침(productive cough)과 같은 경미한 증상이 나타난다.[9] 폐암이 진전됨에 따라 식욕부진, 체중 감소 및 피로(폐기능의 손실로 인한)가 나타난다.[8,9] 폐종양의 위치에 따라 호흡곤란, 천명(stridor), 폐렴, 늑막염(pleurisy) 및 객혈(hemoptysis)이 나타난다.[2] 상부의 폐종양은 상완신경총을 압박하여 어깨와 팔에 통증을 초래한다. 진단은 흉부 X선과 임상 병리 검사로 가능하다. 손상된 폐의 치료는 외과적 절개, 방사선 치료, 화학요법 및 이들 치료법의 병행 등이다. 치료는 종양의 크기와 단계에 따라 다르다. 조기진단의 어려움때문에 예후는 일반적으로 좋지 않다.[9] 15% 이하의 폐암 환자는 진단 후 5년까지 생명을 유지할 수 있다. 골전이(bony metastases)는 매우 일반적으로 흉부, 경부 및 요부에 통증을 초래한다. 다른 기관의 암이 폐로 전이되면 전이성 종양을 초래한다.[9]

백혈병 (Leukemia)

백혈병은 골수세포의 암으로 미성숙한 백혈구(WBCs) 가 증가하는 것이 특징이다.[2,10] 이러한 비정상적인 백혈구는 정상적으로 감염에 반응하지 않아 면역 기능이 저하된다.[10,11] 게다가, 골수내의 높은 비율의 백혈구 증식은 적혈구(RBCs)와 혈소판의 형성을 억제하여 빈혈과 응고 장애(제 3장 참고)를 초래한다.[2,11] 급성기의 백혈구는 급격한 악화를 초래하고 만성시 점진적인 진행을 보인다. 모든 백혈병의 주요 징후는 빈혈, 만성적인 재발성 감염 및 비정상적인 월경중기의 출혈, 잇몸출혈과 비혈이다.[10] 다른 징후와 증상은 손상된 기관에 따라 다르다. 만성 백혈병은 전신성 징후(피로, 체중감소, 저열), 호흡곤란을 나타내며 쉽게 멍이 든다. 급성 백혈병은 과다 출혈, 림프절병증, 간비대, 비간장증대, 심부 골격 통증, 두통, 고열, 뇌신경 영향(제 8장 참고) 및 구토를 야기한다.[2,10,11] 적절한 치료를 받지 못하면 모든 백혈병은 치명적이다. 화학요법과 골수 이식이 치료의 주요 방법이다. 백혈병은 몇 년 동안 경감기에 접어든 후 재발하여 수 주나 수 개월 내에 사망한다. 조기 진단은 많은 백혈병을 완치할 수 있다.

호즈킨 림프종 (Hodgkin's Lymphoma)

호즈킨 림프종(호즈킨병)은 비교적 드문 악성종양으로, 청소년기나 성년기에 림프절로 발달된다.[2,10] 이 질환은 비장, 간, 폐 및 골격 등 많은 기관과 많은 림프절로 전이된다.[2,11] 일반적으로, 첫번째 징후는 편측의 서혜부나 경부에 견고하고 무통성의 큰 림프절이 촉진된다.[2] 일반적으로 전신성 징후와 증상이 또한 나타난다. 치료되지않고 진행되면 만성 재발성 감염과 다발성의 증상적 전이가 발생한다.[11] 조기 인식시 호즈킨병은 방사선과 화학요법으로 치료되며 예후는 매우 좋다.[2] 림프성암의 다른 형태인 비호즈킨스 림프종(Non-Hodgkin's lymphoma)은 호즈킨병과 비슷한 임상적 징후와 증상을 나타내지만 이 질환은 보통 더 광범위하게 나타나고 예후가 나쁘다. 그러므로, 수주이상 지속되는 림프절부종은 의학적 의뢰가 요구된다.

결장직장암 (Colorectal Cancer)

폐암과 유방암 다음으로 세번째로 가장 흔하게 나타나는 결장직장암은 연령이 증가함에 따라 위험률이 증가한다.[2,12,13] 직장암의 가족력, 유방암이나 여성비뇨생식기계 암의 병력 및 과거 혹은 현재 결장질환을 앓고 있는 사람에게는 이 질환의 위험률이 증가한다.[2,12] 고지방과 과다설탕 섭취 및 저섬유질의 식단 또한 결장직장암의 발병과 연관되어 있다.[12-14] 결장직장 종양의 50-75%는 S결장이나 직장에서 발병한다.[12,14]

조기 증상은 장습관의 변화(설사, 변비)와 간헐적 경련통이다.[2,12,13,15] 대변 내의 혈변배설(hematochezia)과 선명한 혈액은 말기를 의미하며 철분 결핍 빈혈을 초래한다(제 3장 참고).[12] 종양 크기의 증가는 복부, 등 및 골반에 통증을 초래하고 이 단계는 복부 검진시 보통 종양이 촉진된다.[2,14] 변비, 메스꺼움, 구토 및 복부팽창은 장이 점진적으로 폐쇄되면서 발생한다.[2] 이러한 증상과 징후는 전문의의 검진이 요구된다. 손상된 결장의 외과적 절개와 방사선 또는 화학요법은 일반적인 치료로서, 조기 발견과 치료로 환자의 70% 이상이 약 5년까지 생명을 유지할 수 있다.[12-14] 전이가 이루어진 결장직장암의 말기단계와 림프절로의 전이는 생존률을 30%로 감소시킨다.[14]

뇌종양 (Brain Cancer)

뇌종양은 비교적 모든 연령대에 나타나며 어린이에서는 두번째로 일반적인 사망 원인이다. 게다가 뇌는 암이 다른 기관으로부터 전이되는 가장 흔한 부위 중의 하나이다.[16,17] 뇌종양은 신경로를 차단하고 압력을 증가시킨다. 두개강 내 압력의 증가는 두통, 메스꺼움을 동반하지 않는 중증의 두통, 인지 변화, 실신, 발작, 흐릿한 시각 및 뇌신경징후를 나타낸다. 그러나 어떤 환자는 이 질병이 진행될 때까지 본질적으로 증상이 나타나지 않는다. 신경로의 종양은 실조증, 마비, 구어장애, 감각이상, 행동 변화 및 상부신경원의 손상 징후를 초래한다(제 8장 참고).[17] 일반적으로, 일차적 뇌종양의 70%이상이 5년 이상 생명을 유지할 수 있으며 수술, 방사선 및 화학요법으로 적절하게 치료된다.[16,17] 일반적으로 방사선에 의해 일차적으로 치료된 전이성 뇌종양은 후유증을 초래하며 예후는 비교적 좋지 않다.

골암 (Skeletal Cancers)

골아세포증(Osteoid Osteoma/Osteoblastoma)

통증성 골종양은 양성이지만 성장함에 따라 신경, 혈관에 영향을 미치거나 관절의 움직임을 손상시키며.[7] 대부분 30세 이하에서 자주 발생한다 야간에 증가하고 항염증제 사용으로 완전히 사라지는 재발성 둔통은 골아세포증을 의미한다.[7] 치료는 외과적 절개이며 재활치료 후 아무런 제한없이 가능하다.

뼈에서 발생되는 다른 양성 종양은 골연골증(osteochodrama)과 연골아세포증(chodroblastoma)으로 임상적으로 골아세포증과 유사하며 치료로는 증상완화와 외과적 수술(골이식)이 있다.[7] 만약 대부분의 골격이 손상되면, 회복기가 길어지지만 일반적으로 회복은 완치된다.

골육종과 연골육종(Osteosarcoma and Chondrosarcoma)

이 악성 종양은 각각 장골과 관절 연골의 골간단(metaphysis)에서 발병한다.[2,7] 연골육종은 장년층에서 좀더 자주 나타나는 반면, 골육종은 사춘기와 젊은 성인 남성에게 가장 흔하게 나타난다.[2] 골육종은 빠른 골간 형성으로 보통 원위부 대퇴골의 통증, 부종 및 외상의 병력이 없는 관절 손상을 초래한다. 골격이 약화되면 병리학적 골절 또한 발생한다.[2] 폐와 대뇌로의 전이는 골육종의 초기에 발생하며 예후가 좋지 않다.[2]

반대로, 연골육종은 좀더 천천히 진행되며 전이가 쉽게 되지 않는다. 임상징후는 드물며 가장 자주 발생되는 징후는 점진적으로 뼈의 통증이 증가하는 것이다. 예후는 골육종보다 비교적 좋다. 최근의 진단과 치료 진전은 이 종양의 생존률을 계속적으로 증가시키고 있다.

다발성 골수종(Multiple Myeloma)

다발성 골수종은 보통 장년층에서 서서히 발달되는 골수 종양이다. 간헐적인 경도의 통증이나 갑작스러운 통증과 요부, 골반 및 늑골의 통증은 흔한 첫 증상이다. X-선시 구멍뚫린 뼈 부위가 발견된다. 병리학적 골절과 골격 변형은 신경학적 징후, 증상 및 손상을 초래하면서 나타난다. 혈액 세포의 생산이 골수 질환으로 인해 손상된다면 빈혈의 전신성 징후와 증상이 나타난다. 뼈의 변성은 고칼슘형증(hypercalcemia), 요산과다혈(hyperuricemia), 탈수(잦은 구토와 배뇨) 및 신장 손상(제 7장 참고)을 포함한 대사적 불균형을 초래한다. 치료는 항염증제, 진통제, 화학요법 및 골수 이식이다. 치료는 어렵지만 10% 이하의 다발성 골수종 환자는 진단 후 10년 이상 생명을 유지할 수 있다.

회복기와 경감기 (Recovery and Remission)

암을 회복하는 중이거나 회복 후 운동 복귀는 질병의 범위와 기간, 환자의 연령, 암의 형태, 전이의 여부와 관련된 합병증 및 발병 전의 건강 상태 등 여러 요인에 따라 다르다. 모든 암의 형태에서, 탈조건부(deconditioning)는 중증의 질환과 동반되는 대사성 근소모와 병의 진행시 야기되는 비활동성으로 인해 나타나며 의학치료(화학요법, 방사선 및 수술)의 부작용으로도 나타난다. 비록 많은 사람들이 암을 극복하고 매우 활동적인 삶으로 복귀하더라도 회복 과정은 개인마다 매우 다르다. 운동선수 지도자는 신체활동의 정상 수준과 관련된 주의사항과 금기증을 염두에 두고 관련된 암전문의나 일차적 의료전문의와 논의해야 한다.

소아과 질환 | PEDIATRIC CONCERNS

급성 림프구성 백혈병 (Acute Lymphoblastic Leukemia)

급성 림프구성 백혈병(ALL)은 어린이에게 가장 흔한 백혈병으로 유아기(5세 이하)에 가장 종종 발병한다.[11] 증상과 징후는 위에서 언급된 급성 백혈병과 같으며 흉부와 경골에 느껴지는 뼈의 동통 또한 흔하게 나타난다. 이 질환의 임상적인 증상은 초기에 고열과 급속한 신체적 허탈 상태를 동반하는 급성 감염으로, 의학적 응급 상황이지만 지속적인 치료는 75% 이상의 환자에게 5년의 생존률을 보여준다.

유잉육종 (Ewing's Sarcoma)

유잉육종은 골격의 모든 부분에 영향을 미칠 수 있으며 보통 하지에서 나타난다. 이는 대부분의 경우 20세 전에 진단되는 가장 흔한 소아과적 악성질환이다. 주요 증상은 손상된 부위에 외상과 관련이 없는 통증으로 사지 부종과 저열이 동반된다.[18] 좀더 진전된 단계에서는 골격위에서 통증이 느껴지는 민감한 조직을 촉진할 수 있다. 만약 종양이 신경에 영향을 미친다면 신경학적 징후와 증상이 나타난다.[2] 치료로는 다른 골격 종양과 유사하며 방사선, 화학요법 및 모든 암세포를 제거하기 위한 상당 부위의 조직 절개나 절단과 같은 수술이 적용된다. 50-70%의 유잉육종 어린이 환자는 최소한 5년 정도 살 수 있으며 조기 진단과 전이가 적다면 예후가 좀더 좋다.[2,18] 유잉육종은 정기적인 X-선에 의해 발견된다. 원인을 알 수 없는 관절의 통증은 적절한 진단검사를 위해 신속한 의뢰가 필요하다.

요약 | SUMMARY

암은 악성 종양을 형성하는 미분화된 세포의 병리학적 증식으로 정상적인 기관의 기능을 손상시킨다. 암은 전신성 질환과 특정 부위의 특발성 질환의 증상과 징후를 초래하여 만성적 또는 급성 중증질환의 임상적 개요를 나타낸다. 운동선수 지도자는 암의 조기 위험 징후와 위험 요소 뿐만 아니라 암 회복기 환자를 위한 신체활동의 잠재적인 주의사항을 인지해야 한다. 위험징후와 자가 검진법을 학생, 운동선수 및 환자에게 교육하는 것은 조기에 암을 발견하여 생명유지 기간과 생존률을 증가시킨다.

자료 | RESOURCES

Cancer

- American Cancer Society. www.cancer.org
- Atlife.com cancer site. atcancer.com/cancer
- Mammacare.com site containing a "scientifically validated" system on how to instruct women to conduct self-examination of the breast. www.mammacare.com
- Yahoo directory. dir.yahoo.com/Health/Diseases_and_Conditions/Cancers

참고문헌 | REFERENCES

1. Goodman CC. Oncology. In: Goodman CC, Boissonnault WG, eds. *Pathology: Implications for the Physical Therapist*. Philadelphia, Pa: WB Saunders Company; 1998:152-172.
2. Goodman CC, Synder TEK. Overview of oncologic signs and symptoms. In: Goodman CC, Snyder TEK, eds. *Differential Diagnosis in Physical Therapy: Musculoskeletal and Systemic Conditions*. 3rd ed. Philadelphia, Pa: WB Saunders Company; 2000:334-389.
3. McLinn DM, Boissonnault WG. Screening for male urogenital system disease. In: Boissonnault WG, ed. *Examination in Physical Therapy Practice: Screening for Medical Disease*. 2nd ed. New York: Churchill Livingstone Inc; 1995:117-132.
4. Gould BE. Reproductive system disorders. *Pathophysiology for the Health-Related Professions*. Philadelphia, Pa: WB Saunders Company; 1997:428-452.
5. Gould BE. Neoplasms. *Pathophysiology for the Health-Related Professions*. Philadelphia, Pa: WB Saunders Company; 1997:54-69.
6. Boissonnault WG. The female genital/reproductive system. In: Goodman CC, Boissonnault WG, eds. *Pathology: Implications for the Physical Therapist*. Philadelphia, Pa: WB Saunders Company; 1998:559-568.
7. Randall T, McMahon K. Screening for musculoskeletal system disease. In: Boissonnault WG, ed. *Examination in Physical Therapy Practice: Screening for Medical Disease*. 2nd ed. New York: Churchill-Livingstone Inc;1995:223-255.
8. Goodman CC. The respiratory system. In: Goodman CC, Boissonnault WG, ed. *Pathology: Implication for the Physical Therapist*. Philadelphia, Pa: WB Saunders Company; 1998:399-455.
9. Gould BE. Respiratory disorders. *Pathophysiology for the Health-Related Professions*. Philadelphia, Pa: WB Saunders Company; 1997:213-252.
10. Goodman CC. The hematologic system. In: Goodman CC, Boissonnault WG, eds. *Pathology: Implications for the Physical Therapist*. Philadelphia, Pa: WB Saunders Company; 1998:354-398.
11. Gould BE. Cardiovascular and lymphatic disorders. *Pathophysiology for the Health-Related Professions*. Philadelphia, Pa: WB Saunders Company; 1997:159-212.
12. Bass NM, Smith JHJ, Van Dyke RW. Neoplasms of the gastrointestinal tract. In: Andreoli TE, Carpenter CCJ, Plum F, et al, eds. *Cecil Essentials of Medicine*. 2nd ed. Philadelphia, Pa: WB Saunders Company; 1990:297-303.
13. Gould BE. Digestive system disorders. *Pathophysiology for the Health-Related Professions*.

Philadelphia, Pa: WB Saunders Company; 1997:253-298.

14. Livstone EM. Tumors of the gastrointestinal tract: Large-bowel tumors. In: Beers MH, Berkow R, eds. *The Merck Manual of Diagnosis and Therapy*. 17th ed. Whitehouse Station, NJ: Merck Research Laboratories; 1999:326-330.
15. DeGowin RL, Brown DD. *DeGowin's Diagnostic Examination*. 7th ed. New York: McGraw-Hill;2000.
16. Gould BE. Neurologic disorders. *Pathophysiology for the Health-Related Professions*. Philadelphia, Pa: WB Saunders Company; 1997:320-376.
17. Konecne SM. Central nervous system neoplasms. In: Goodman CC, Boissonnault WG, eds. *Pathology: Implications for the Physical Therapist*. Philadelphia, Pa: WB Saunders Company; 1998:702-722.
18. Randall T. Musculoskeletal neoplasms. In: Goodman CC, Boissonnault WG, eds. *Pathology: Implications for the Physical Therapist*. Philadelphia, Pa: WB Saunders Company; 1998:639-659.

제 12 장

징후와 증상의 선별

(Differentiation of Signs and Symptoms)

목 적

PURPOSES

- 의학적 위급상황의 징후와 증상을 식별한다.
- 전신성 질환과 함께 발견되는 근골격계 질환과 유사한 징후와 증상을 설명한다.
- 선별의 과정을 고찰한다.
- 일차적 증상에 따라서 평가와 관리방식을 나타낸다.

개 요 | INTRODUCTION

이 장에서는 앞에서 다룬 임상적 평가도표로 정보를 요약한다. 병태생리학적 기전과 다양한 질환의 임상적 설명을 이해하는것이 중요하다. 전신성 질환 혹은 질병으로부터 근골격계 손상을 구별하는 것과 별로 심각하지 않은 질병으로부터 의학적 응급상황을 구별하는 것은 중요하다. 이장에서는 원인을 구별할 필요가 없는 응급상황의 상태나 상황을 고찰한다. 질환의 심각성에 따른 질환이나 손상을 평가하기위한 방법을 여기에서는 제공한다. 세 번째로 여러개의 표는 근골격계 질환과 유사한 징후와 증상들을 제공하는 다양한 기관계의 질환을 나열한다. 마지막으로 일차적 징후 혹은 증상에 의한 조직화된 도표(알고리즘:algorithms)는 임상적 의사결정과 평가의 길잡이로써 나타낸다. 만약 이 주제가 완전히 이해되지 않는다면 연관된 장 혹은 부분을 읽어보기를 권유한다. 그리고, 이 장에서 종종 참고되는 여러가지 의학적 참고문헌은 추가적으로 정보를 제공한다.[1-9]

의학적 응급상황 | MEDICAL EMERGENCY

표 12-1에서 나열된 질환들은 의학적 응급상황으로써 응급의료서비스의 신속한 처치와 의료시설이 있는 곳으로 후송이 요구된다. 이러한 질환들은 처치의 과정이 바뀌지 않기 때문에 완전히 구별된 평가를 하지 않는다. 그러나 적절한 치료의 지연은 영구적인 조직 손상 혹은 사망을 일으키는 요인이 된다. 응급상황의 인식 후, 운동경기 지도자의 역할은 응급의료서비스가 도착하거나 의료시설이 있는 곳으로 수송이 이루어질 때까지 생명유지 혹은 기본적인 응급처치를 제공하는 것이다. 활력징후 점검, 쇼크의 치료, 골절된 부위의 고정 및 출혈의 지혈은 응급의료서비스의 필요한 적절한 처치이다. 사고의 시간과 손상의 알려진 기전을 주시하는 것은 개개인의 치료에 유용하다. 응급상황계획은 경기시즌 혹은 학교가 시작하기 전에 확립되어야 하고 스포츠 의학 전문의와 개인코치에 의해서 규칙적으로 고찰되어야 한다.

질환의 심각성의 평가 | EVALUATING THE SERIOUSNESS OF THE CONDITION

이 부분은 질환의 심각성을 결정하기 위해 평가의 구성 체제를 소개한다. 그러므로 임상적

표 12-1

의료 응급 상황: 응급 의료 서비스

질환	징후 및 증상	관리(응급 의료 서비스 처치후)
활력징후의 급격한 변화 (몇 분내)	혈압, 심박수, 호흡수 및 체온의 현저한 변화	ABCs, 응급의료 서비스의 도착까지 활력징후 검토하기
쇼크	수축기 혈압<90mmHg, 빈맥 및 호흡 항진, 창백, 발한, 청색증, 의식 변화, 무기력	발 거상, ABCs, 생명 징후의 검토
외상 없는 실신 또는 의식 불명	1분 이상 지속되는 완전한 의식 불명	ABCs, 활력징후의 검토, 의식을 회복하면 정신 및 신경학적 검사실시(검사자에게 관측되지는 않으나 환자가 호소하는 응급 응급 의뢰)
다량의 출혈 혹은 점막이나 개구의 출혈	1-2분 이상 지속되는 다량의 출혈	쇼크 치료, 가능하다면 압박 적용
복부 경직 및 중증 통증	촉진시 압통, 비정상적 팽만, 촉진 가능한 기관/ 덩어리	다른 전신성 징후 평가; 활력징후 검토
지속되거나 원인 불명의 중증 구토나 설사	실신, 토혈증 및 열 동반	탈수 방지, 쇼크 치료, 활력징후의 검토
중독 및 중독 의심	노출의 병력, 중증 구토, 두통, 호흡곤란, 저혈압, 의식변화, 실신, 운동 협응 및 통제의 손상	가능하다면 안내서를 읽거나 독소 통제기관에 문의
발작	간질이나 이전의 발작에 대한 병력이 없음	머리 보호, ABCs, 발작 후 조용한 장소로 옮긴다.

ABCs = 기도, 호흡 및 순환의 검토; EMS = 응급 의료 서비스; BP = 혈압; HR = 심박수; RR = 호흡수

의사결정을 용이하게 한다(예를 들면, 응급 혹은 일반적 의학적 관리로의 의뢰). 이 부분은 중증의 상황으로부터 경증의 상황까지 정리하고 표 12-1에 응급상황으로 여겨지는 것은 일차적 평가시 제외된다. 표 12-2는 질환의 심각성을 결정하는 평가 과정의 요약이다. 가장 심각한 병리학적 징후들은 호흡이나 순환과 같은 주요한 생명유지 기능들의 비정상이다. 심박

표 12-2
질환의 심각성을 위한 평가의 체계

1. 활력 징후	심박수, 호흡수, 혈압및 체온의 변화
2. 뇌간과 신경운동	후각, 시각, 청각, 촉각, 연하, 말하기, 촉진 감각, 반사, 협응 및 균형
3. 내분비와 대사	탈수, 무기력, 피로, 의식 변화, 부종, 체중감소 및 증가
4. 일상 기능	수면, 섭식, 배뇨, 배변, 성적 기능

표 12-3
활력징후의 비정상적 고수치와 저수치

활력 징후	**고**	**중**	**저**
심박수 (휴식 시)	〉100bpm	70 – 100 bpm	〈 60 bpm
호흡수 (휴식 시)	〉20 bpm	10 – 15 bpm	〈 10 bpm
혈압	〉140 수축기 〉90 이완기	100 – 140 수축기 70–90 이완기	〈 90 수축기 〈 70 이완기
체온	〈 96°F	97° – 99°F	〈 100°F

bpm = 1분당 뛰는 수

수, 호흡률, 혈압 혹은 고온이나 저온으로 정상 범위를 벗어난(표 12-3) 체온(생명징후)은 기민한 의학적 의뢰가 요구된다. 운동선수들을 평가할때 기준선이 획득되어져야 한다. 운동선수들의 운동경기 참가전 평가시 기준선 평가가 획득되어져야 한다. 이러한 기준선 평가로부터의 현저한 변화는 의학적 설명이 요구된다. 수 분 후 혹은 수 시간 뒤 현저한 변화들(즉, 점진적 증가 혹은 감소)은 빠르게 진행되는 질환을 나타낸다. 많은 병리학적 질환들은 이러한 생명신체 기능들에 영향을 미치며 잠재적으로 심각한 질환을 알아내는데 유용한 지표이다.

다음은 뇌간의 평가(후각, 시각, 안면감각과 움직임, 청각, 미각 및 연하)와 다른 신경학적 기능(반사, 협응, 운동실조증, 말하기, 균형, 감각)들을 실시한다. 심장과 폐처럼 뇌와 신경계는 인체의 내부환경의 변화에 매우 민감하다. 그러므로 신경학적 손상은 심각한 병리학적 진행을 나타낸다. 게다가, 신경계는 환경과의 상호교류와 지각을 담당한다. 만약 이러한 기능들이 손상된다면, 사람은 걷거나 운전하거나 혹은 다른 활동들을 안전하게 수행할 수 없을 것이다. 신경학적 기능에 빠른 변화는(수분 혹은 수시간) 응급한 의학적 질환을 나타낸다. 심각성의 다음 단계인 내분비계 혹은 대사성 장애의 징후는 종종 포착하기 힘드므로 주의깊은 검사가 요구된다. 다행스럽게도, 대부분의 내분비계 대사성 질환들은 심폐계 혹은 신경학적 장애들보다 천천히 진행된다. 잠재적인 지표들은(인식표) 체온의 점진적 변화, 즉 탈수의 징후(건조한 혀, 피부긴장도의 감소, 빈맥, 자세적 저혈압), 무기력 혹은 피로, 인식변화, 말초신경증(감각, 운동, 보통 양측성), 부종, 혹은 현저한(5%이상의 변화) 체중 증가 혹은 감소를 포함한다.

당뇨병성 케토산혈증(제 7장 참조)과 같은 특정 대사성 질환들은 의학적 위급상황을 만든다. 그러나 대부분은 수일에 거쳐 천천히 진행된다. 그러나 만약 치료하지 않는다면, 장기간의 결과는 영구적이거나 쇠약케 될수 있다. 수면(불면증, 과수면, 혹은 증상들에 의한 수면방해), 섭식(식욕상실 혹은 급작스런 대식증), 배뇨 혹은 배변(빈도와 양), 그리고 성적기능과 같은 정상적인 일상생활 기능들의 양상 혹은 규칙의 변화들은 포착하기 힘들고 찾기 어렵다. 만약 병리학적 상태가 충분히 심각하다면 일상생활에 영향을 미칠 것이다. 이러한 영향들은 천천히 전개되는 만성질환(예, 암, 악화성 신경장애)의 초기 지표들이다. 그러나 이러한 영향들은 그것들의 잠행성과 개인적 성향 때문에 관찰되기 어렵다. 주의깊게 의학적 병력을 청취하는 것은 이 정보를 정확하게 평가하기위해 요구된다. 개인이 언급한 활동의 어떠한 변화, 특히 다른 계통적 징후나 증상들이 동반된다면 이는 매우 중요하다. 표 12-4에서 12-8까지는 근골격계질환들과 유사한 징후 혹은 증상들을 나타내는 기관계의 병리학적 상태를 나열한다. 표 12-9는 응급한 의학적 평가를 요구하는 정신학적 위험신호들을 나열한다. 표 12-10은 계통적 질환들로부터 근골격계 질환들을 구별할 때 혼돈을 일으킬수 있는 증상들이 나타나는 신체 부위의 가능한 질환들을 제공한다.

주요 증상의 평가 알고리즘 | ASSESSMENT ALGORITHMS FOR KEY SYMPTOMS

다음의 알고리즘(표서식시 의사결정을 위한 규칙의 set)은 임상적 의사결정 과정을 보조하기 위해 사용되어야 한다. 그것들은 의사의 의학적 검사나 진단을 대신하기 위한 것은 아니다. 만약 개인의 징후나 증상들이 알고리즘안에 나열되어진 계통적 질환의 암시라면, 진찰 후 환자를 전문의에게 보내야 한다. 질환이 있을때 의학적 검사나 진단없이 의학적 의뢰를 보내야 한다는 것을 의미하지 않는다. 만약 의심이 된다면 즉시 전문의에게 의뢰해야 한다. 모든 타당한 근거들을 의뢰서에 기록한다. 의학적 기록 안에 의뢰를 위한 소견서 및 언제, 누구에게(예, 운동선수, 부모님, 배우자 등) 지시,설명이 제공되었는지 첨부한다. 표 12-1내의

표 12-4
심혈관 및 호흡기의 장애

질환	혼돈스러운 증상	구별되는 증상과 징후
심장 허혈 및 판막 협착증	좌측 팔 통증	활동시 악화되는 흉부통증; 호흡 곤란, 발한 및 실신; 35세 이상
겸상 혈구성 빈혈	다리 통증	복부통, 복부 기관의 확대, 코피, 열, 두통, 아프리카계 미국 남성
흉막 출구 증후군 혹은 혈관 교합 장애	팔(혹은 다리) 통증	활동시 통증이 악화되고 휴식시 경감된다; 부종, 감각이상, 운동시 사지의 피로 및 원위부 청색증
대동맥류	갑작스러운 중증 혹은 간헐적 중간정도의 요통	휴식시나 경도의 활동시 통증 유발; 복부의 촉진 가능한 박동성 덩어리; 복부 청진시 잡음(bruit); 구역, 기침 및 감각 이상
기흉	등 혹은 체간 통증	흉부 외상의 병력, 흉부 통증, 중증 호흡곤란, 빈호흡, 흉부 타진시 과공명(hyperresonance), 호흡음의 부재
비장 손상	좌측 견관절 통증(Kehr's sign)	우측 상복부 사분면 촉진시 통증 혹은 경직, 구역, 좌측 흉부나 복부 외상의 병력

LUQ = 좌측 상복부 사분면

질환과 징후 및 증상은 항상 우선 고려되어야 하고 부가적인 평가가 시행되기 이전에 일차적 평가시 완전히 수행되어야 한다. 실신, 급격한 활력징후의 변화 혹은 쇼크상태에 빠진 사람은 응급의료서비스에 의해 즉각적으로 수송되어야 한다. 알고리즘은 비정형외과적 질환을 위한 임상적 평가과정을 보여준다. 그러나 그것들은 옳은 판단과 경험을 대용하지 않는다.

표 12-5
소화기와 간 장애

질환	혼돈되는 증상	구별되는 증상과 징후
소화성 궤양	흉추, 흉부 및 목 통증	식후 통증 변화, 야간시 악화, 식욕부진 및 구토 발생; 비스테로이드성 항염증제(NSAID) 사용의 병력, 알코올 남용, 담배 남용 및 정신학적 스트레스
충수염	등 혹은 우측 고관절 통증	질환의 진행적 악화, 구역, 피로 혹은 열, 우측 하복부 사분면의 반동압통(rebounded tenderness)
탈장	전방 고관절 혹은 대퇴 통증	활동, 발살바법 및 특정 자세시 통증 악화; 서혜관 혹은 대퇴관에 덩어리 촉진 및 압통
간 손상	우측 견관절 통증	촉진시 우측 상복부 사분면의 통증 혹은 경직, 메스꺼움, 구토, 흉부와 복부 외상의 병력
담석증	우측 견관절 통증	촉진시 우측 상복부 사분면의 통증 혹은 경직, 메스꺼움, 구토, 흉부와 복부 외상의 병력

NSAID = 비스테로이드성 항염증제; RUQ = 우측 하복부 사분면; RUQ = 우측 상복부 사분면.

일반적 의학적 병력, 검사, 촉진 및 특별한 테스트의 이차적 평가 절차는 다음 단계에서 실시되어야 하나 질환의 응급상황을 고려하여 적절하게 조절되어야 한다. 이차적 평가시 수집되는 정보는 알고리즘의 적용과 잠재적으로 더 나은 임상결정을 돕는다. 알고리즘은 플로 차트(flow charts)처럼 작용한다.

첫 번째, 환자의 주요 증상(예, 복부통)을 보여준다. 좌측 최상단 모퉁이에서 시작하여 동반되는 징후와 증상의 목록은 심각성이 감소되는 순서에 따라 표의 좌측면을 따라 아래로 나열된다. 만약 이차적 징후와 증상이 나타나지 않는다면 "아니오" 표시로 옮긴 후 다음 징후 혹은 증상을 따라 내려간다. 이러한 징후 혹은 증상들의 하나가 환자의 증상(상태)와 맞아떨

표 12-6
신장, 비뇨생식기계 및 내분비 장애

질환	혼돈되는 증상	구별되는 징후와 증상
신장 손상	요통 혹은 옆구리 통증	복부 혹은 등의 외상 병력, 혈뇨, 늑골척추각의 타진시 통증, 옆구리의 부종
신장 결석	요통 혹은 서혜부 통증	구역과 구토, 창백, 빈맥, 안정적 활력징후, 가족력
전립선염	요통	자세의 변화에도 계속되는 통증, 야간 다뇨증, 배뇨의 빈도수와 응급상황의 증가, 배변 시작의 어려움, 50세 이상의 남성
자궁내막증	요통	통증이 심하고 양이 많은 월경, 고통스러운 성교, 30세 이상의 여성
임신	허리(혹은 관절) 통증	무월경, 복부 통증, 재발성 메스꺼움, 체중 증가, 원위부 사지 부종, 초경전의 여성; 파열된 자궁외 임신으로 인한 쇼크
내분비 장애	넓게 퍼진 근육통과 관절통 (손상된 호르몬과 샘선에 달려 있다)	약화와 위축, 연축, 빈맥/서맥, 피로. 감각이상, 건조한 혹은 피부 발한, 느린 치유

어진다면 잠재적 질환의 목록과 지각이상을 포함하는 특정질환을 위한 추가적 확정 증후와 증상을 제공하는 "예"(표의 우측으로 이동)라는 표시로 이동한다.

이 상태를 위해 추천되는 처치는 즉각적으로 우측에 놓여진다. 세가지 처치는 응급을 위한 "ER", 응급의료서비스의 처리나 다른 응급계획의 지시, 응급상황은 아니지만 24-36시간 동안 의학적 주의가 요구되는 질환을 위한 "응급" 및 수주 내에 초기 회진시 의학적 검진이 요구되는 "standard"이다.

몇몇의 알고리즘은 질환을 구별하도록 돕는 인체부위, 사고, 성별 혹은 증상의 양상을 명기하며 이는 세분화로 나눠진 좌측란을 가진다. 예를 들면, 임신은 오직 여성부류에 나열된다. 이러한 좌측란 작은 표제들은 쉬운 참고문헌을 위해 밑줄 그어져 있다. 대문자로 쓰여진 "그리고(AND)"라는 글자는 이 전과 다음 두 가지 다 징후 혹은 증상이 "예"라는 절차로 가기 전에 나타내져야 하는 것을 나타낸다. 만약 두 가지 다에서 나타나지 않았다면, 계속해서 좌측 난의 아래로 내려간다("아니오"를 따라간다). 대글자로 쓰여진 "혹은(OR)" 이라는 글자

표 12-7
신경학적과 정신학적 장애

질환	혼돈되는 증상	구별되는 증상과 징후
잠재성 이분척추	요통	척수위의 털이 있는 구획, 촉진시 횡돌기의 부재, 정상적 신경학적 검사
다발성 경화증	약화와 협응 불능	간헐적 감각과 반사 변화, 시각 장애, 비정상적 피로(특히, 열), 20세 이상의 나이
반사 교감 신경성 이영양증	중증 국소적 통증	제한된 관절운동으로 인한 손상의 병력, 부종, 가동범위 감소, 피부와 손톱 변화, 피부 온도의 증가
근위축 측삭 경화증	약화	양측 대칭성 약화, 과활동적 반사. 30세 이상의 나이
귈랑 바레 증후군 (Gullain-Barré)	다리와 허리의 약화와 통증	급속 진행성(몇 시간 내) 두통, 열, 최근 바이러스 감염의 병력, 반사 손실
중증 근무력증	갑작스러운 중증의 근 피로	급속 진행성(몇시간내), 복시, 구음장애, 연하곤란, 호흡 곤란, 정상적 반사; 20세 이상
근육 이영양증	고관절과 견관절의 약화	천천히 진행됨(몇년에 걸쳐), 자주 넘어짐, 바닥이나 계단에서 일어나기 어려움, 발병시 8-12세까지 동요성 보행 (waddling gait)
아동 학대	다발성 피부 상처, 잦은 원인 불명의 상처 및 다양한 치유 단계에 있는 다발성 상처	모순되거나 합당하지 않는 상처의 병력, 행동 문제, 친구와 협응활동의 어려움, 아이들과 가족과 함께 하는 활동 회피, 가족의 약물남용

는 OR에 의해 분리되어진 징후 혹은 증상 중 최소 하나의 목록은 '예' 로 가기위해 나타나야 한다.

OR이전이나 다음의 모든 징후 혹은 증상들이 나타나야 하는 것은 아니다. 알고리즘 안의 **굵은** 글씨체는 특정한 징후 혹은 증상을 위해 분리된 알고리즘이 나타남을 의미한다. 만약

표 12-8
감염, 면역 장애 및 암

질환	혼돈되는 증상	구별되는 증상과 징후
수막염	중증의 경부 통증	두통, 열, 목의 경직, 최근의 상기도 감염의 병력, 구토, 머리 위의 피부 발진, 정신 상태의 변화, 급속한 진행(몇 시간 내)
패혈성 관절염	관절이나 국소 골격 통증	급성 감염의 징후, 신체 부위의 최근 손상이나 수술의 병력, 열(골수염), 급속한 진행(패혈성 관절염)
류마티스성 관절염/연소성 류마티스성 관절염	양측성 수부 및 족부 통증	영향을 받은 관절의 경증 감염, 아침에 느끼는 관절의 뻣뻣함; 사춘기 나이 (JRA)
비뇨생식기 암	요부 혹은 고관절 통증	경증성 전신 징후, 복부통, 비정상적 배뇨 혹은 성기능 (혹은 여성의 월경); 촉진 가능한 덩어리(고환 혹은 유방); 고환: 15-35세의 남성; 전립선: 50세 이상의 남성; 자궁목, 난소, 자궁: 45세 이상의 여성; 유방: 45세 이상의 여성
폐암	견관절, 팔 혹은 경부 통증	담배의 병력, 호흡 곤란, 객혈, 폐렴, 35세 이상
백혈병 혹은 림프종	심부 골격 통증	잦은 출혈, 전신성 징후, 재발성 감염, 빈혈, 림프절병증, 구토; 대부분 10세 이상
골암	뼈에 둔한 통증 혹은 민감한 골격 덩어리	관절 기능의 손상 혹은 관절 움직임시 통증 유발, 국소 염증의 징후 혹은 전신성 징후

임상적 결정이 고려된 하나의 알고리즘에 맞지 않는다면, 환자의 주소와 부합하는 다른 알고리즘을 사용할 수 있다.

표 12-9

정신학적 위험 신호

- 지남력 장애(방향 상실)
- 쇠약해지는 무기력
- 갑작스러운 인식 결핍
- 후천성 기억 결핍
- 분위기에 따른 영구적 혹은 급격한 변화
- 자기 자신이나 타인에게 위험한 행동
- 환각
- 중증 격양
- 폭력적 행동
- 혼돈
- 비사회적 혹은 사회 활동 회피

표 12-10

증상에 따른 잠재성 전신성 질환

증상의 위치	잠재성 전신성 질환
좌측 팔	심장 허혈, 비장 손상, 폐암
우측 팔	간 손상, 담낭 장애, 폐암
다리 혹은 서혜부 통증	겸상 적혈구성 빈혈, 충수염(우측 고관절), 탈장
허리 혹은 흉추 통증	대동맥류, 기흉, 소화성 궤양, 충수염, 신장 장애, 전립선염, 자궁내막증, 임신, 잠재성 이분 척추, 비뇨 생식기암
경부 통증	수막염, 폐암
다발성 관절 혹은 위치	내분비계 장애, 아동(혹은 가정) 학대, 류마티스성 관절염
약화 혹은 피로	다발성 경화증, 근위축 측색 경화증, 귈렝 바레 증후군, 중증 근무력증, 근육 이영양증

참고문헌 | REFERENCES

1. Andreoli TE, Carpenter CCJ, Plum F, et al, eds. *Cecil's Essentials of Medicine*. 2nd ed. Philadelphia, Pa: WB Saunders Company; 1990.
2. Beers MH, Berkow R, eds. *The Merck Manual of Diagnosis and Therapy*. 17th ed. Whitehouse Station, NJ: Merck Research Laboratories; 1999.
3. Bickley LS, Hoekelman RA. *Bates' Guide to Physical Examination and History Taking*. 7th ed. Philadelphia, Pa: Lippincott, Williams & Wilkins; 1999.
4. Daly S, Holmes PA, Blake GJ, et al, eds. *Professional Guide to Signs and Symptoms*. Springhouse, Pa: Springhouse Corporation; 1993.
5. DeGowin RL, Brown DD. *DeGowin's Diagnostic Examination*. 7th ed. New York: McGraw-Hill; 2000.
6. Gould BE. *Pathophysiology for the Health-Related Professions*. Philadelphia, Pa: WB Saunders Company; 1997.
7. Jamison *JR*. *Differential Diagnosis for Primary Practice*. London: Churchil Livingstone; 1999.
8. Shaw M, Roy CM, Bartelmo JM, et al, eds. *Pathophysiology Made Incredibly Easy*. Springhouse, Pa: Springhouse Corporation; 1998.
9. Underwood JCE, ed. *General and Systematic Pathology*. 2nd ed. New York: Churchill Livingstone; 1996.

복부 통증

동반되는 징후 혹은 증상		잠재적 질환 (그리고 확증가는 증상 및 징후)	처치
열	예	분리 알고리즘 참고	
아니오			
구토 혹은 설사?	예	분리 알고리즘 참고	
아니오			
강직 혹은 반동 압통 혹은 양성 Jar 검사 혹은 쇼크의 징후	예	복막염, 복부 출혈 (예, 천공성 궤양, 파열된 충수)	응급상황
아니오			

계속

복부 통증 (계속)

동반되는 징후		잠재적 질환	처치
진행적으로 악화 그리고 팽창 혹은 강직 혹은 앙와위 자세시 통증 악화	예	복막염, 복부 출혈 (예, 천공성 궤양, 파열된 충수)	응급상황
아니오			
장음의 부재 (>3분)	예	장 폐쇄 (명백한 복막염), 근위부 장의 방울 울리는 소리, 원위부 장의 묵음, 상태의 급작스러운 쇄약	응급상황
위에서 묘사되지 않았다면 복부의 증상 위치를 평가한다.			
<u>상위부 혹은 일반적 복부의</u>			
중증 통증과 마르팡 증후군 (Marfan's syndrome)의 병력이 있는가?	예	대동맥류(율동적인 통증, 감소하지 않는다, 심장 징후)	응급상황
아니오			
혈압 감소, 실신, **흉부 통증** 및 **호흡곤란**?	예	심혈관 장애(빈맥, 호흡 항진)	응급상황
아니오			
만성, 식사 후 재발?	예	소화성 궤양	일반적 치료
아니오			
만성, 고통, 야간 통증, 애매한 위치?	예	췌장염 혹은 췌장 종양	응급
아니오			
타는 듯한 느낌, 카페인, 매운 음식, 알코올 섭취시 및 앙와위 자세에서 악화	예	역류성 식도, 소화성 궤양	일반적 치료
아니오			
보통 유제품 섭취 후 팽륜, 복명 (borborygmi)	예	유당 불내성(Lactose intolerance)	일반적 치료
<u>여성의 치골위</u>			
무월경과 비정상적 질 방출?	예	유산 혹은	응급상황
		파열된 자궁외 임신 혹은 파열된 난소/자궁 낭포(모두 쇼크로 진행됨)	응급상황
아니오			

계속

복부 통증 (계속)

동반되는 징후		잠재적 질환	처치
무월경, 구역, 최근의 체중 증가?	예	임신	일반적 치료
아니오			
비정상적 질 방출?	예	난소/자궁 낭포, 성접촉성 질환, 요로감염	응급
아니오			
최근의 생리통이 등/대퇴부로 이동, 열은 없음?	예	월경 경련(젊은 여성 혹은 아이를 출산한 경험이 없는 여성)	일반적 치료
아니오			
월경의 악화와 재발성	예	자궁 내막종(비정상적 질 방출이라면 응급상황)	일반적 치료
<u>양쪽 성별</u>			
배뇨곤란 혹은 **혈뇨**?	예	분리 알고리즘을 참고	
아니오			
서혜부 통증과 **구토**?	예	교액성 헤르니아(strangulated hernia)	응급상황
아니오			
옆구리 혹은 서혜부의 통증이 정기적으로 재발하며 참기 힘들다	예	신장 결석(보통 **혈뇨** 혹은 **구토**)	응급상황
<u>우측 상부 복부면</u>			
우측면/옆구리의 외상과 촉진 가능한 늑골 골절 혹은 양성 압박 검사	예	간, 신장 손상의 가능성	응급상황
아니오			
그리고 혈뇨가 없는 민감하고 강직된 우측 상부 복부면	예	파열된 간(혈압 감소, 쇼크, 우측 견관절 통증)	응급상황
아니오			
외상의 병력이 없음 간헐적으로 완전한 통증 경감을 지닌 중증 경련과 강직	예	담석증(우측 견관절 통증, 심부 호흡시 통증 악화, 우측 상부 복부면의 타진시 통증)	응급상황

계속

복부 통증 (계속)

동반되는 징후		잠재적 질환	처치
아니오			
범발적이고 애매하며 민감한 우측 상부 사분면 그리고 양성의 둔한 우측 상부 복부면?	예	담낭염, 간염(우측 견관절이나 견갑골 통증)	응급
열, 구토, 설사, 반동 압통, 강직, 팽륜 및 장음(차트의 맨 윗부분 참고); 만약 여전히 음성이라면 상위부 또는 일반적 복부 그리고 치골위를 참고			
<u>좌측 상부 사분면</u>			
좌측면/옆구리의 외상 그리고 촉진 가능한 늑골 골절 혹은 양성 압박 검사	예	비장, 신장 손상의 가능성	응급상황
아니오			
그리고 혈뇨가 없는 민감하고 강직된 좌측 상부 사분면	예	파열된 비장	응급상황
아니오			
그리고 혈뇨가 없는 민감하고 강직된 좌측 상부 사분면	예	파열되거나 타박상을 당한 좌측 신장	응급상황
열, 구토, 설사, 반동 압통, 강직, 팽륜 및 장음(차트의 맨 윗부분 참고); 만약 여전히 음성이라면 상위부 또는 일반적 복부 그리고 치골위를 참고			
<u>우측 하부 사분면</u>			
상위부 부위에 기원된 통증과 구토?	예	중간 단계의 충수염(민감한 맥버니 징후, 양성 반동) 혹은 감염성 장 질환 혹은 (Meckles's)게실염(이러한 질환은 임상적 검사 단독으로 구별될 수 없기 때문에 응급상황이다)	응급상황 응급상황
아니오			
구토, 양성 반동, 양성 jar, 강직	예	천공성 충수(쇼크, 열) 혹은 천공성 궤양(우측 하부 사분면으로의 배출)	응급상황
아니오			

계속

복부 통증 (계속)

동반되는 징후		잠재적 질환	처치
열, 구토, 설사, 반동 압통, 강직, 팽륜 및 장음(차트의 맨 윗부분 참고); 만약 여전히 음성이라면 상위부 또는 일반적 복부 그리고 치골위를 참고			
<u>좌측 하부 사분면</u>			
민감한 좌측 하부 사분면, 강직이 없음	예	게실염 또는 감염성 장질환(보통 배변 곤란의 병력, 교차성 변비와 설사)	응급
		만약 또한 열이 있다면	응급상황
아니오			
좌측 하부 사분면의 둔한 덩어리와 작은 대변 배출에 따른 팽만감의 호소	예	변비	일반적 접근
아니오			
열, 구토, 설사, 반동 압통, 강직, 팽륜 및 장음(차트의 맨 윗부분 참고); 여전히 음성이라면, 상위부 또는 일반적 복부 그리고 치골위를 참고			

골격 또는 관절 통증(비외상적)

동반되는 징후		잠재적 질환	처치
열	예	분리 알고리즘 참고	
아니오			
피부 발진, **림프절염**, 피로, 야간 통증 혹은 다른 계통적 징후?	예	대사성 골질환이나 종양	응급
아니오			
다발성 관절의 영향 그리고 아침에 심각하게 뻣뻣해지는 관절	예	류마티스성 관절염, 연소성 류마티스 관절염(20세 이하)	일반적 처치
아니오			
최근의 손상 혹은 그 부위의 정형외과적 수술 그리고 경증 감염?	예	골수염(보통 **열**이 있음)	응급

계속

골격 또는 관절 통증(비외상적) (계속)

동반되는 징후		잠재적 질환	처치
그리고 급격한 발병으로 중증 감염?	예	패혈성 관절염(**열**은 없음)	응급상황/응급
아니오			
급격한 발병으로 고통이 심한 중증 감염, 그러나 외상은 없다?	예	통풍(진행적으로 악화된다)	응급
아니오			
신경학적 또는 혈관 장애의 징후(감각이상, 창백, 맥박 또는 반사, 혹은 특정 운동 약화)			
그리고 손상이나 지속된 운동 후 급격하게 발병?	예	급성 구획 증후군	응급상황
그리고 운동시 재발, 휴식 시 완전한 회복	예	만성 구획 증후군	일반적 처치
그리고 계속적인 통증으로 강도가 천천히 진행된다?	예	장애 또는 압박	일반적 처치
아니오			
야간 통증, 스테로이드성 항염증제에 의한 거의 완전한 통증 완화, 30세 이하	예	골종양, 골아세포종	응급
아니오			
골촉진시 민감한 덩어리 촉진	예	골육종	응급
그리고 감염되고 손상된 관절, 30세 이하?			
아니오			
그리고 관절염증과 관절 장애, 30세 이하?	예	연골육종	응급
아니오			
그리고 관절염증, 관절 손상, 열, 20세 이하	예	유잉육종(Ewing's sarcoma)	응급

계속

골격 또는 관절 통증(비외상적) (계속)

동반되는 징후		잠재적 질환	처치
아니오			
그리고 척추, 늑골, 골반의 계통적 징후, 30세 이하?	예	다발성 골수종	응급
아니오			

근골격계 질환이나 다른 계통적 질환(증상의 위치에 따른) 위한 평가를 수행하고 적당하게 의뢰한다.

흉부 통증

동반되는 징후나 증상		잠재성 질환(그리고 확실한 증상과 징후)	처치
열?	예	분리된 알고리즘 참고	
아니오			
15분 이상 지속되는 통증 그리고 35세 이상? 혹은 휴식시 가라앉지 않음? 혹은 심장질환, 당뇨병, 마르팡(marfan's)의 병력	예	심근 경색이나 심장 질환 (발한작용, 좌측 팔 통증, **메스꺼움**, 불안, 실신 및 분노)	응급상황
아니오			
호흡곤란, 객혈, 갑작스럽게 발병하는 청색증?	예	기흉(청진, 비정상적 타진, 기관지의 편차) 또는 폐색전증 (병력은 심부정맥 혈전증을 의미; 혈압 감소)	응급상황
아니오			
실신(병력이나 관찰)? 혹은 비균형적 대퇴 또는 상완 맥박?	예	심장 질환이나 대동맥 절개 (aortic dissection)	응급상황
아니오			
빈맥, 호흡항진, 숨이가픈 호흡?	예	기관이나 기관지 연축(최근의 독성 노출, 천식의 병력)	응급상황
그리고 소양증(pruritis)	예	아나필락시스(알레르기 반응)	응급상황
아니오			
최근이나 재발성 감염 (위장, 상기도 등)	예	심막염, 심내막염, 늑막염(열, 청진의 마찰음)	응급상황

계속

흉부 통증 (계속)

동반되는 징후나 증상		잠재성 질환(그리고 확실한 증상과 징후)	처치
아니오			
단지 운동시에만 **호흡곤란**?	예	허혈성 심장 부전	응급
아니오			
운동시 촉진	예	부정맥	응급
아니오			
화농성 **기침** 그리고 비정상적 청진?	예	폐렴이나 폐감염(보통 열을 동반함)	응급
아니오			
식단이 변하거나 뒤로 기댄 자세를 취할 경우 연하곤란?	예	상위장; 소화불량, 위역류(간헐적, 재발성, 좌측 흉부나 팔로의 관련통)	일반적 처치
아니오			
흉부근육/피부의 촉진가능한 덩어리	예	유방 종양이나 다른 종양	일반적 처치
아니오			
단일 피부분절 분포?	예	신경근의 민감성	일반적 처치
아니오			
늑골, 대흉근 및 늑연골의 촉진시 민감함	예	근골격계 손상(이전에 무거운 짐을 나르거나 외상의 병력을 가진 경우)	일반적 처치

기침

동반되는 징후나 증상		잠재성 질환(그리고 확실한 증상과 징후)	처치
열	예	분리 알고리즘 참고	
아니오			
청색증	예	기도폐쇄, 호흡 곤란	
아니오			
호흡곤란?	예	분리 알고리즘 참고	
아니오			
<u>습성 기침</u>			
객혈 그리고 비정상적 청진 그리고 **흉부 통증**이나 **호흡곤란**?	예	폐렴, 결핵, 폐색전증(전신성 징후)	응급상황

계속

기침 (계속)

동반되는 징후나 증상		잠재성 질환(그리고 확실한 증상과 징후)	처치
그리고 체중 감소, 혹은 담배의 병력, 혹은 암의 병력	예	폐암, 폐전위(암의 위험신호, 암의 병력)	응급
아니오			
객혈 그리고 정상적 청진?	예	폐암, 폐전위(암의 위험신호, 암의 병력)	응급
		인후, 비인두, 기관지 손상(외상 병력)	응급(기도가 깨끗하다면)
아니오			
화농성 객담 그리고 비정상적 청진?	예	폐 감염, 폐렴, 기관지염, 기관지 확장증 (열은 보통 나타난다)	응급이나 응급 상황
아니오			
화농성 객담 그리고 정상적 청진?	예	폐 또는 비인두의 감염(편도선염, 인두염)	응급
아니오			
맑거나 점액성 객담?	예	상기도 감염, 천식, 알레르기, 비염 (정상적 청진, 열이 나타나지 않음)	일반적 처치
그리고 정상적 청진?	예	위의 정상적 청진과 화농성 객담처럼 관리한다	응급
아니오			
비습성 기침			
허리나 **흉통**?	예	대동맥류(견쇄골 관절의 맥동, 실신, 활력징후 변화 및 마르팡 증후군의 병력/형태학	응급
아니오			
림프절염 (경부)?	예	비인두 감염	응급
그리고 전신성 징후?	예	폐암이나 폐감염(비정상적 청진)	응급
아니오			
인후염, 재채기, 비출혈, 저열?	예	비염이나 상기도 감염(정상적 청진)	일반적 처치
아니오			
단시 운동 후 재발한다?	예	운동유도성 기관지 연축(20분 안에는 깨끗함, 운동 후 기침)	일반적 처치
아니오			
알레르기, 천식의 병력?	예	천식, 기관지연축(호식성 천명, 가슴 압박, **호흡곤란** 참고)	일반적 처치
아니오			
담배의 병력?	예	흡연자의 기침(아침에 하는 기침은 악화된다)	일반적 처치

자동적 응급상황: 만약ABCs 손상; 청색증; 갑작스럽고 중증 발병. 응급이나 응급상황: 만약 안정적 활력징후, 101°F 이하의 열 및 호흡곤란은 일어나지 않음(청색증, 불안); 응급 의뢰가 적당하다.

설사

동반되는 징후나 증상		잠재성 질환(그리고 확실한 증상과 징후)	처치
열?	예	분리 알고리즘 참고	
아니오			
복부통 그리고 경직, 혹은 팽창 혹은 장폐색증(ILEUS)	예	장폐쇄, 천공	응급상황
아니오			
배변내의 혈액 그리고 배변내의 고름, **복부통**?	예	이질(**열**은 보통 나타난다)이나 궤양성 대장염(중증 탈수 = 응급상황)	응급
아니오			
그리고 **구토**, 식후 1–6시간 동안 복부 경련 시작	예	식중독	응급
아니오			
그리고 항문주위/직장 외상	예	항문이나 항문 주위 조직의 손상	응급
아니오			
그리고 치질의 병력?	예	혈전증 치질	일반적 치료
아니오			
멜레나 Melena(흑색변, 머물러있는 배변)?	예	궤양이나 다른 상부 위장 출혈(식후 주기적 **복부통**) 혹은 하루 전에 체리, 철, 창연의 섭취	응급 무처치(만약 깨끗하다면)
아니오			
급성, 무혈액성, 묽은 배변 그리고 구토, 배꼽 통증 혹은 맥버니 징후 혹은 반동 압통 혹은 양성 jar 징후?	예	충수염, 복막염	응급상황
아니오			
그리고 구토, 근육통 그러나 복부통, 압통, 경직은 일어나지 않는다?	예	바이러스성 위소장염(48시간 이내에 해결해야 한다, 보통 열을 동반; 수분 유지)	일반적 처치
그리고 재발성 구토?	예	식중독(증상은 보통 식후 6시간 내에 나타난다)	일반적 처치
아니오			
그리고 24시간 이전에 알코올이나 약물 병력 (항생제, 비타민 C, 변통약)	예	약리학적으로 연동 운동 증가(약물 과다 복용을 위한 선별법; 변통제를 과다 복용하면 섭식 장애를 일으킨다)	일반적 처치

계속

설사 (계속)

동반되는 징후나 증상		잠재성 질환(그리고 확실한 증상과 징후)	처치
아니오			
만성, 무혈액성, 묽은 배변 그리고 지방성 배변	예	췌장염(약물 남용이나 담석증의 병력)	응급
아니오			
그리고 **복부통**, 체중 감소,	예	염증성 장 질환	응급
복명(연동 운동을 들을 수 있다)	예		
아니오			
그리고 복부 경련, 불안, 그러나 체중 감소는 일어나지 않는다?		과민성 장 증후군	일반적 처치
아니오			
그리고 복부 경련, 그러나 압통과 경직은 일어나지 않는다?	예	음식 알레르기(생선류, 우유, 시리얼, 화학조미료), 오직 불쾌한 음식을 섭취할 때 나타난다	일반적 처치

호흡 곤란

동반되는 징후나 증상		잠재성 질환(그리고 확실한 증상과 징후)	처치
흉통?	예	분리 알고리즘 참고	
아니오			
열?	예	분리 알고리즘 참고	
아니오			
흡기시 천명	예	기도 폐쇄(말을 할 수 없음) 혹은 운동 유도성 아나필라시스(가막성 후두기침-croupy cough-, 쇼크의 징후)	응급상황
아니오			
흉부 외상 후 발병	예		응급상황
비대칭적 흉부 움직임?	예	동요흉 손상 (flail chest injury)	
편위된 기관?	예	기흉, 확장 부전증(비정상적 청진과 타진 가성 종격동, 기흉)	
피부하	예	늑골 골절	
공기(방비음)	예		

계속

호흡 곤란 (계속)

동반되는 징후나 증상		잠재성 질환(그리고 확실한 증상과 징후)	처치
양성 압박 검사?			
아니오			
청색증, 빈호흡, 보조 호흡근 이용, 말하기 어려움	예	호흡 곤란 증후군(비정상적 청진음)	응급상황
아니오			
습성 **기침** 그리고 비정상적 청진음 그리고			
열?	예	폐감염	응급상황
흉통?	예	심내막염, 심부전	응급상황
열이나 흉통?	예	잠재성 심부전(심장 질환 병력)	응급상황
아니오			
호식성 천명	예	기관지 연축: 천식(천식의 병력, 말할 때 숨이 참, 호흡을 유지할 수 없음)	응급
		기관지연축: 운동 유도성(운동 후 기침의 병력, 이 상태는 20-30분내에 호전된다	응급
아니오			
과호흡, 말할 수 있음	예	불안발작(정상적 청진음; 정신 감정적 평온으로 호전된다)	일반적 처치

배뇨곤란이나 혈뇨

동반되는 징후나 증상		잠재성 질환(그리고 확실한 증상과 징후)	처치
열?	예	분리 알고리즘 참고	
아니오			
최근의 옆구리, 허리 및 복부 외상?	예	신장이나 방광 손상(쇼크로 진행됨)	응급상황
아니오			
혈우병의 병력 혹은 겸상 혈구성 질환 혹은 다른 혈액 질환?	예	응고 장애	응급상황
아니오			

계속

배뇨곤란이나 혈뇨			(계속)
동반되는 징후나 증상		**잠재성 질환(그리고 확실한 증상과 징후)**	**처치**
55세 이상 그리고 양성 소변시약	예	신장이나 요로 질환	응급
아니오			
옆구리, 허리 및 **복부 통증**			
15세 이하 그리고 **열**, 고혈압?	예	윌름 종양(nephroblastoma)	응급
아니오			
15세 이상과 계속적이고 참기 어려운 내장통 유형의 통증?	예	신장 결석(참기 힘든 통증, **구토**)	응급상황
아니오			
경증에서 중간정도	예	요로감염, 성전파질환, 신장 감염(**열**)	응급
아니오			
탁하거나 화농성 배뇨	예	요로 감염, 성전파 질환	응급
아니오			
야간 다뇨증, 암성, 40세 이하	예	전립선염, 전립선 질환	응급
아니오			
생식기 혹은 항문주위의 외상	예	요도손상, 방광손상	응급
아니오			
지속적, 장거리 달리기와 같은 격렬한 운동	예	방광 혹은 신장의 미세병소 혹은 허혈성 손상(오직 운동 후에 발생)	일반적 처치
아니오			
투약(비스테로이드성 피임약, 항응고요법	예	신장의 부작용	응급

열

동반되는 징후나 증상		잠재성 질환(그리고 확실한 증상과 징후)	처치
열이 104° F 이상	예	열성고열, 열사병(의식의 변화,허탈: 열이 106° F 이상일 경우 즉각적으로 생명이 위험	응급
아니오			
고열(102° F) 그리고 어떠한 징후와 증상의 아래의 목록			응급

(주의 : 대부분의 고열은 허약감, 창백, 빈맥, 과호흡, 허약과 식욕상실 그리고 다른 징후와 증상들에 원인이 된다.)

동반되는 징후나 증상		잠재성 질환(그리고 확실한 증상과 징후)	처치
실신, 의식불명의 변화	예	심내막염, 심근경색, 폐혈증, 신경학적 감염	
심각한 두통, 경추의 강직	예	수막염(양성 케릐그 혹은 브루진스키 검사)	
복부통증, 강직	예	복막염	
구토 혹은 **설사**	예	위소장염, 위장관염, 식중독	
화농성 **기침** 혹은 비정상적인 청진음	예	폐렴 혹은 다른 폐 감염	
흉통 그리고 **호흡곤란**, 청색증, 혹은 실신	예	심장의 문제 혹은 폐 감염	
관절통 그리고 움직임의 소실	예	폐혈성 관절염, 대사성 관절염, 백혈병	
배뇨곤란, 긴급상황의 증가	예	요로감염, 신장 감염	
이상한 출혈 혹은 상처, 혹은 압통이 없는 림프절염	예	백혈병, 림프종	
아니오			
위에 나열된 어떤 징후와 증상 없이 고열(102° F)이 있는것	예	감염(체온을 매 2시간에서 4시간 사이에 체크) 만약 지속적으로 102° F 이상일 경우 = 응급	응급
아니오			
미열(99° F에서 101.9° F) 그리고 지속적으로 >48시간 간격	예	질환들, 빈혈, 내분비 발증, 면역손상, 암(다른 징후들을 평가) 등을 포함한다.	응급

계속

열 (계속)

동반되는 징후나 증상		잠재성 질환(그리고 확실한 증상과 징후)	처치
아니오			
미열 그리고 <48시간 간격 그리고 배뇨곤란, increased urgency	예	요로감염	응급
아니오			
미열 그리고 <48시간 간격 그리고 심각한 수술 후 관절 통증, 홍반, 급작스러운 움직임 소실	예	수술 후 감염	응급(수술 집도의와 연락)
아니오			
미열 그리고 <48시간, 그리고 비습성 기침, 비출혈, 비정상적 청진음	예	상기도 감염, 비염(48시간 간격)	일반적 처치
아니오			
어떠한 재발성 열(몇날, 며칠 밤 계속되는)	예	악성, 다른 만성질환	응급

림프절염

동반되는 징후나 증상		잠재성 질환(그리고 확실한 증상과 징후)	처치
열?	예	분리 알고리즘 참고	
아니오			
20세 이하(모든 위치)	예	감염	긴급
아니오			
<u>위치</u>			
경부, 한쪽면	예	머리, 눈, 귀, 코, 입의 감염(확실한 국소적 증상과 징후)	긴급
아니오			
경추, 양측성 그리고 촉진시 압통?	예	단핵 세포증	긴급
아니오			
그리고 촉진시 압통이 없음	예	호즈킨 림프종, 전이	긴급

계속

림프절염 (계속)

동반되는 징후나 증상		잠재성 질환(그리고 확실한 증상과 징후)	처치
아니오			
액와나 서혜?	예	원위부 결절의 감염(팔이나 다리)	긴급
아니오			
일반적 림프절염 그리고 피로, 창백, 관절통?	예	류마티스성 관절염, 류마티스성 질환	일반적 처치
아니오			
그리고 비정상적 출혈?	예	백혈병	응급처치/긴급
아니오			
위의 사항과 관계없음	예	감염	일반적 처치

구토와 메스꺼움

동반되는 징후나 증상		잠재성 질환(그리고 확실한 증상과 징후)	처치
열?	예	분리 알고리즘 참고	
아니오			
흉통?	예	분리 알고리즘 참고	
아니오			
최근의 머리손상?	예	두개내압 증가(혈압 상승, 심박수 감소, 보통 구역없는 분출성 구토)	응급상황
아니오			
객혈(묽고 붉은 구토)	예	소화성 궤양, 위염, 식도 정맥류(정맥류성 정맥)	응급상황
아니오			
계속적 **복부 통증** 그리고 강직, 팽만, 점진적으로 악화?	예	복막염	응급상황
아니오			
그리고 구토물의 대변 냄새, 장음의 부재?	예	장폐쇄증	응급상황
아니오			
그리고 상 복부통과 우측 견관절 통증?	예	담낭염, 담석증	응급상황
아니오			
허리나 옆구리 통증	예	신장 결석	응급상황

계속

구토와 메스꺼움 (계속)

동반되는 징후나 증상		잠재성 질환(그리고 확실한 증상과 징후)	처치
그리고 급성 혈뇨?			
아니오			
그리고 만성 야간 다뇨증, 창백?	예	신장 장애	응급상황
아니오			
두통			
그리고 경부의 강직, **열**상승?	예	수막염(급격한 허탈)	응급상황
아니오			
그리고 광선 공포증, 소리 공포증, 전신적 징후는 없다?	예	편두통(재발의 병력)	일반적 처치
설사를 동반한 주기적 통증 혹은 식욕 감소 혹은 복명?	예	식중독(식당 음식이나 요리하지 않은 음식의 섭취)이나 위소장염(수분 공급 상태 점검)	긴급
아니오			
여성, 무월경, 체중 증가, 다뇨증?	예	임신(아침마다 구토가 재발한다; 쇼크의 징후가 있다면 응급상황이다)	일반적 치료
아니오			
알코올, 아스피린, 카페인, 약물의 사용 후?	예	위염, 소화성 궤양, 약물의 독성(약물 과다복용이 의심되면 긴급이나 응급상황; 불법 약물이나 알코올 중독이라면 카운셀러가 필요하다)	일반적 치료
아니오			
저체중, 체중이나 칼로리에 대한 강박 관념, 손/중수지절 관절의 러셀 징후, 자가 유도 구토	예	장애성 섭식/ 섭식 장애(신체 이미지 장애, 부적절한 음식 섭취; 분비; 분위기나 성격장애, 과도한 운동, 음식 습관에 대한 강박감	긴급

알고리즘의 축약어

BP = 혈압
CA = 암(종양)
HA = 두통
DVT = 심부정맥 혈전증
EIB = 기관지 협착을 동반한 운동
GI = 위장관
hx = 병력
LLQ = 좌측 하(복부) 사분면
LUQ = 좌측 상(복부) 사분면
RLQ = 우측 하(복부) 사분면
r/o = 제외하다(즉, 가능성으로부터 제외하다)
RUQ = 우측 상(복부) 사분면
S & S = 징후와 증상
STD = 성전파 질환
TB = 결핵
URI = 상기도 감염
UTI = 요로감염

임상 검사법

(Lab Activities)

임상검사법 1 : 심부건반사 검사 I

LAB ACTIVITY 1: TESTING DEEP TENDON REFLEXES

주의: 심부건반사검사를 할때, 운동경기 지도자는 반사반응의 유무와 반대편 사지에 반사반응이 대칭적인가를 기록한다. 반사검사는 사지의 신경혈관검사의 한 부분으로 종종 감각검사와 근육검사 그리고 혈관징후(창백, 맥박부재)를 포함한다.

하지: 아킬레스건 반사와 슬개건 반사(Lower Extremity[Achilles' and Patellar])

- 피실험자는 침대 가장자리에 앉되 양쪽 하지가 이완되도록 침대 아래로 떨어뜨린다.
- 슬개골의 원위부위인 슬개건을 촉진하여, 반사검사용 해머의 넓은 부위로 슬개건 부위를 치거나 두드린다.
- 정상적인 반응으로, 검사하는 다리는 전방으로 발을 차는 것처럼 움직여야 한다. 반대편도 검사하여 비교하도록 한다.
- 다음 검사를 위해 발목의 후면에 있는 아킬레스건을 촉진한다. 피실험자의 발목을 중립 혹은 약간 배측굴곡(dorsiflexion)시킨다. 반사검사용 해머의 넓은 부위를 사용하여 아킬레스건의 정지점인 종골의 약간 상위 부위를 치거나 두드린다.
- 정상적으로, 발은 약간 족저굴곡(plantar flexion)되는데 이는 검사하는 시술자에 의해 촉진될 수 있다.
- 만약 슬개건과 아킬레스건 반사가 아주 약하게 반응하거나 혹은 양측에서 소실된다면 피실험자로 하여금 주먹을 꽉 쥐게 하거나 움직임없이 한손으로 다른 손을 잡아당기게 한 후(isometrically) 반사검사를 반복하여 실시한다. 위의 방법은 반사반응을 항진시킨다.

상지: 상완이두근건 반사, 상완요골근건 반사, 상완삼두근건 반사
(Upper Extremity [Biceps, Brachioradialis, Triceps])

- 피실험자는 양측 팔이 이완된 자세로 앉는다.
- 피실험자의 주관절을 90°로 굴곡하고, 전완을 회외(supination)시킨다. 실험자의 전완으로는 피실험자의 전완을 지지하되, 엄지는 상완이두근건의 정지부위인 요골에 올려놓고 나머지 손가락으로는 주관절을 감싼다. 반사검사용 해머의 뾰족한 부위를 이용하여 이두근건 위에 놓인 실험자의 엄지부위를 치거나 두드리도록 한다.

- 정상적으로, 피실험자의 상완이두근이 약하게 수축되는 것이 관찰되거나 촉진된다.
- 다음으로 상완이두근건의 반사검사 때와 마찬가지로 실험자는 피실험자의 팔을 지지하되 피실험자의 전완이 중립(회외와 회내의 중간) 상태가 되도록 한다. 반사검사용 해머의 넓은 부위를 사용하여 상완요골근건의 정지부위에 인접한 원위요골두의 외측부위를 치거나 두드리도록 한다.
- 정상적으로, 상완요골근의 근복에서 연축(twich)이 관찰되거나 촉진될 수 있다.
- 마지막으로, 피실험자의 팔을 약간 신전(30° 정도)시킨 상태에서 상완삼두건이 정지하는 주두돌기(olecranon process)의 근위부를 치거나 두드린다.
- 정상적으로, 상완삼두근이 약하게 연축된다.

바빈스키 반사 검사 (Babinski's Test)

- 실험자는 다리를 신전시켜 앉은 자세를 취한다.
- 발뒤꿈치부터 시작하여 발바닥 외측 가장자리를 긁듯이 자극하되, 중족골 부위에서 엄지발가락쪽으로 마무리한다.
- 정상적인 반응은 발가락들이 족저굴곡(plantar flexion)된다.
- 엄지발가락이 신전(배측굴곡:dorsi flexion)되고 다른 발가락들이 외전된다면, 바빈스키 검사는 양성이고, 이것은 심각한 신경학적 질환을 나타낸다.

임상검사법 2 : 심장 청진법
LAB ACTIVITY 2: CARDIAC AUSCULTATION

주의: 심장을 청진함에 있어서 운동경기지도자의 역할은 심장 질환을 진단하는 것이 아니라 잠재적인 비정상적 심음(heart sound)을 식별하는 것이다. 그러므로 청진을 통해서 정상적인 심음과 비정상적인 심음을 쉽게 구별하는 것이 중요하다.

- 남성 환자는 상위를 벗고, 여성 환자는 스포츠 브라만을 착용한 채 바로 눕는다.
- 그림 L-1의 심장의 청진 위치를 참조하도록 한다.
- 피실험자에게 가능한한 평상시대로 숨을 쉬도록 지시한다.
- 각 위치에서 몇 번의 수축주기 동안 비정상적인 심음을 들으려고 노력한다.
- 승모판(M): 흉골 하부에서 좌측으로 약 1-2인치 정도인 제5- 6번째 늑간사이에서 심첨부를 촉진한다.

그림 L-1. 심장과 심장판막의 청진 위치 (Auscultation sites for the heart and heart valves)

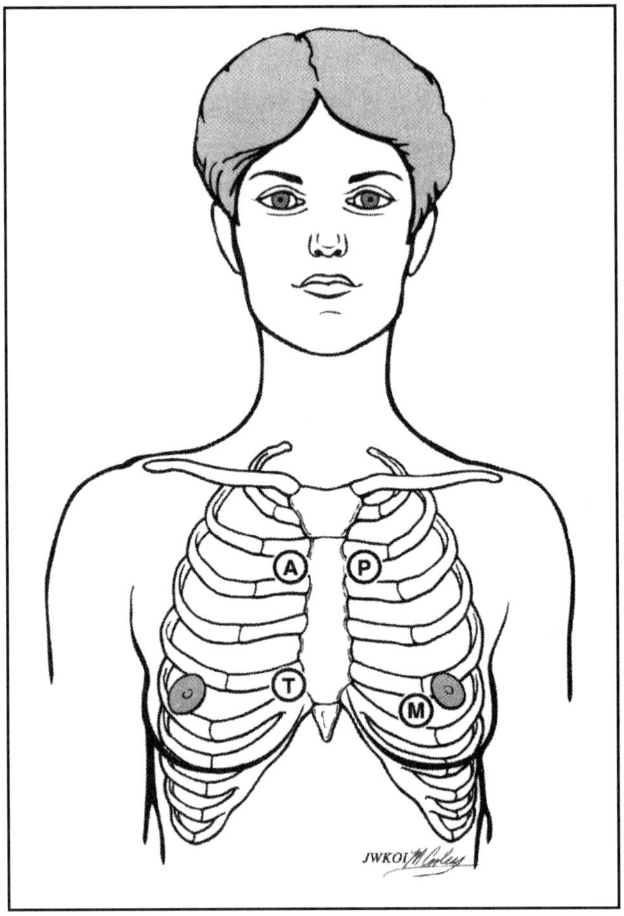

- 청진기의 넓은 부위(diaphragm)을 이용하여 심첨부를 청진한다.
- 심첨부에서 몇번의 수축주기를 들은 후에 이어서 청진기를 제 5번째 늑간사이인 우측하흉골연의 삼첨판(T)으로 옮기고, 그 다음에 제2번째 늑간사이인 우측 상흉골연의 대동맥반월판(A) 그리고 제2번째 늑간사이의 좌측 상흉골연의 폐동맥반월판(P)으로 청진기를 옮긴다.
- 만약 바로 누운자세에서 아무런 비정상적인 심음이 청진되지 않는다면, 피실험자를 옆으로 누운자세로 취하게 한 후 다시 심첨부를 청진한다. 이때 청진기의 넓은 부위(diaphragm)로 청진을 시작한 후 좁은 부위(bell)로 청진한다. 좁은 부위에서 고음을 청진하기 쉽다. 치찰음 "쉿" 혹은 다른 이상음들은 승모판의 잡음을 암시한다.
- 만약 좌측으로 누운자세에서 심음이 정상이라면, 피실험자를 앉힌 후 체간을 전방으로 기울여 완전히 숨을 내쉬게 한 다음 그 상태를 유지하도록 한다. 심첨부를 청진하는데 청진기의 넓은 부위로 시작하고 그 다음에 좁은 부위로 청진한다. 치찰음 "쉿" 혹은 다른 이상음들은 대동맥 반월판의 잡음을 의미한다. 마찰음은 심내막염/심외막염을 의미

한다.

- 마지막으로, 피실험자를 앉게하여 배변하려고 힘을 쓸 때처럼(발살바 법) 숨을 멈춘 상태로 심첨부를 청진하도록 한다. 이때 "짤까닥(clicking)"하는 음이 들리면 잠재적인 승모판 탈출을 암시한다(그림 L-1참조).

임상검사법 3 : 혈압

LAB ACTIVITY 3: BLOOD PRESSURE

주의: 심장 청진법과 매우 흡사하며, 규칙적인 실습은 혈압을 측정하는 능력을 향상시킨다(혈압계; sphygmomanometry).

- 피실험자와 시술자는 조용한 곳에 앉는다.
- 피실험자는 팔과 전완을 노출시킨다.
- 혈압커프를 상박둘레에 감아 부풀려서 상완동맥의 흐름을 막는다(대부분의 커프들은 화살표가 표시하는 곳에 올려놓는다).
- 청진기의 좁은 부위를 주관절와의 상완동맥이 있는 곳 위에 올려놓는다(그림 L-2).
- 펌프밸브를 잠그고 커프의 압력이 최소 20mmHg가 될 때까지 커프를 부풀린다.
- 펌프밸브를 천천히 열어 커프의 압력을 서서히 빼도록 한다.
- 상완동맥에서 커프의 압력이 수축기압보다 떨어질 때 혈액이 커프를 통과하면서 첫 번째 맥박음이 들린다. 이때 혈압계에 보여지는 mmHg는 최고 혈압을 나타낸다.

그림 L-2. 혈압 측정시 청진기의 위치 (Stethoscope placement during sphygmomanometry)

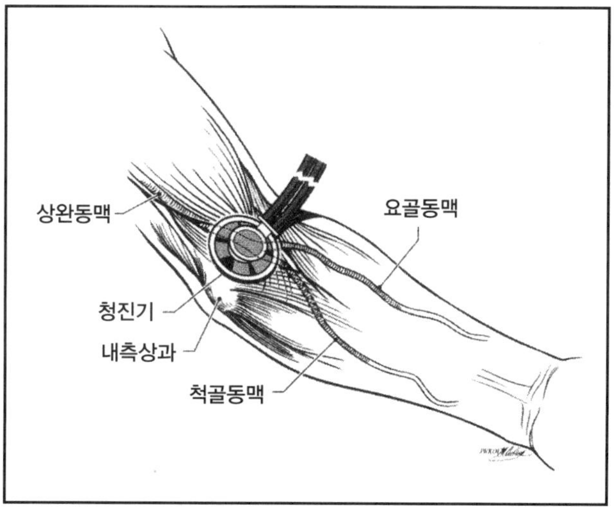

- 커프의 압력이 계속적으로 감소됨에 따라 커프의 압력이 이완기압보다 낮을 때 맥박음은 사라진다. 혈압기록시 마지막으로 들리는 맥박음의 mmHg는 최저혈압을 나타낸다.
- 커프에 공기를 완전히 뺀 후에 약 2분 정도 기다렸다가 다시 측정하여 평균치를 기록한다. 최고 혈압 혹은 최저 혈압중 각각의 수치가 현저하게 5mmHg 이상 차이가 난다면 반복측정이 필요하다.

임상검사법 4 : 폐 타진법 I

LAB ACTIVITY 4: PULMONARY PERCUSSION

- 남성환자는 상의를 다 벗고, 여성 환자는 스포츠 브라만 착용한다.
- 환자를 바로 눕힌 후 환자의 우측편에 서서 흉곽의 전면 부위를 시진한다.
- 첫 번째로 타진하거나 청진할 신체 표면 위에 좌측 중지를 놓도록 한다.(그림 L-3)

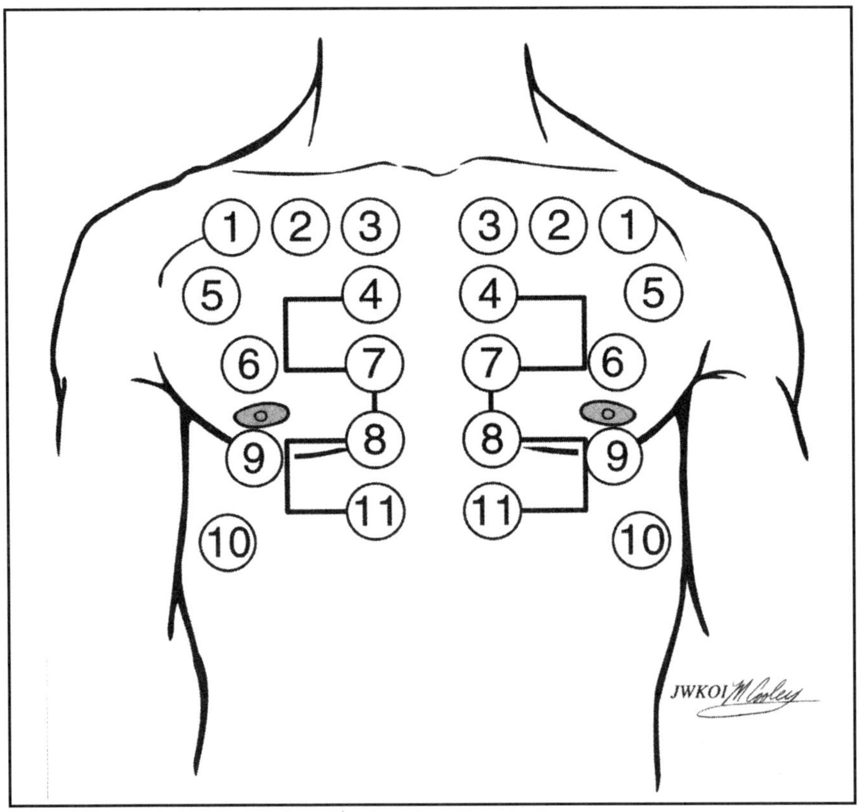

그림 L-3. 폐의 타진부위 (Percussion points for the lung)

- 우측 중지로 좌측 손가락의 손등 부위를 빠르게 두번 타진한다. 정상적인 폐는 공허한(hollow) 음이 들린다. 반향(과다공명음) 혹은 "쿵"(폐부종: Pulmonary edema) 소리는 비정상적이다. 좀더 둔한 소리는 심장 부위(흉골의 좌측)에서 들린다.
- 그림 L-3에 표시된 번호순서대로 옮긴 후, 같은 위치의 양측을 비교한다.
- 비정상적인 소견은 응급(과다공명음) 혹은 신속한(둔한소리) 의학적 처치가 요구된다.

임상검사법 5 : 폐 청진법 I

LAB ACTIVITY 5: PULMONARY AUSCULTATION

주의: 폐 청진시 운동경기 지도자의 역할은 폐 질환을 진단하려는 것이 아니라 잠재적인 비정상적 호흡음을 식별하는 것이다. 그러므로 청진을 통해서 많은 정상적인 호흡음과 비정상적인 호흡음들이 쉽게 구별하는 것이 중요하다.

- 남성 환자는 상의를 벗고 여성환자는 스포츠브라만을 착용한 채 앉는다.
- 청진기의 귀에 대는 부분(earpieces)을 귀의 후면을 향하도록 놓는다.
- 청진기의 넓은 부위(diaphragm)는 피실험자의 상흉부에 올려놓는다(그림 L-4).
- 피실험자는 최대로 깊게 숨을 들이마신 후 서서히 끝까지 내뱉게 한다.
- 흡기와 호기시 청진음을 평가한다.
- 반대편 같은 위치에도 위와같이 반복시행한다. 그림 L-4와 같이 진행하되 처음으로 흉곽의 전면에서 시작한 후 후면으로 진행한다. 만약 환자가 과잉호흡(과호흡)을 하거나 현기증이 나타나면 천천히 조절하면서 실시한다.
- 기관음, 기관지음, 소포성음, 기관지소포성음을 그들이 각각 위치한 부위에서 구별한다(그림 4-6 참조). 위와 같은 음들이 다른 부위에서 청진된다면 비정상을 의미한다. 어느 부위에서든지 호흡음의 완전 소실은 의학적으로 위급한 상황을 암시한다(기흉).
- 만약 전체 흉곽부위의 호흡음 청진시 아무런 이상이 없다고 여겨진다면, 같은 위치의 음성도 평가한다.
- 피실험자는 처음에 긴 모음의 "아" 혹은 "에" 를 큰소리로 말한 후 작은 음으로 속삭이듯이 반복한다. 말하는 소리는 정상적으로 둔탁하나 작은 소리로 속삭이듯이 하는 말은 일반적으로 들리지 않는다. 반대로, 말할 때의 음이 명확하게 들리거나 고음일 때 혹은 속삭이듯이 말할 때 그 음을 청진할 수 있다면 이는 비정상을 의미한다. 늑골이나 척추관절의 움직임도 또한 음을 유발할 수 있다.

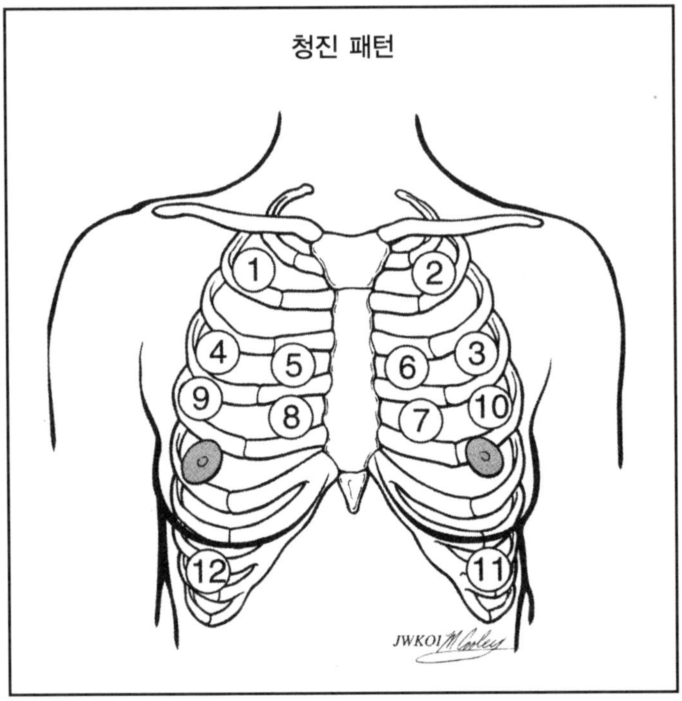

그림 L-4. 폐의 청진 위치 (Auscultation points for the lung)

임상검사법 6 : 복부의 이학적 검사 Ⅰ

LAB ACTIVITY 6: PHYSICAL EXAMINATION OF THE ABDOMEN

- 저혈압증, 빈맥, 창백, 발한 및 의식 정도의 변화와 같은 쇼크의 징후들을 검사한다. 만약 징후들이 양성을 나타내면, 쇼크치료와 응급의료서비스(EMS, 제3장 참조)를 실시한다. 만약 쇼크라는 증거가 없다면 복부의 이학적 검사를 계속 시행한다.

청진(Auscultation)

- 복부 내부 장기들을 촉진하기에 앞서 청진을 실시한다.
- 피실험자는 복부근육을 이완하기 위해 슬관절과 고관절을 약간 굴곡한 자세로 바로 눕는다.
- 청진기의 넓은 부위를 평편한 근복 위에 올려놓는다.
- 정상적인 장에서는 낮고 불규칙적인 "꼬르륵"하는 소리 혹은 골골거리는 쉰소리를 청진

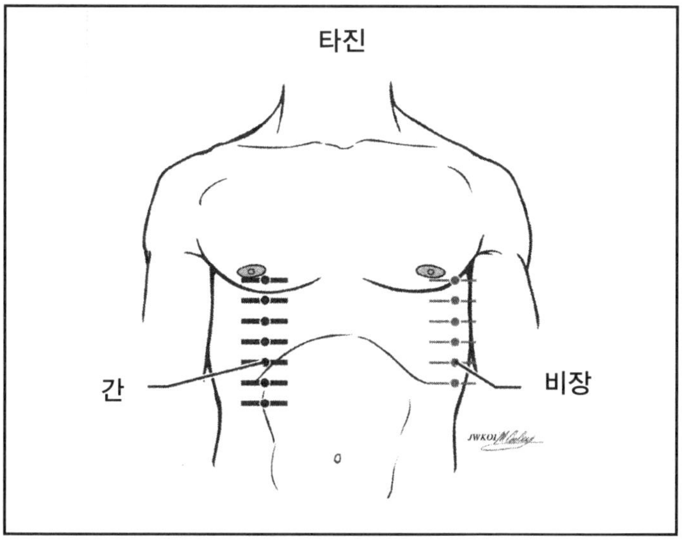

그림 L-5. 간과 비장의 타진 (Percussion of the liver and spleen)

할 수 있다. 반대로 비정상적인 장에서는 컵과 컵을 부딪힐 때와 유사한 "쨍그랑(clinking)" 소리 혹은 계속적으로 꾸르륵하는 소리(과다활동)와 같은 청진음이 들린다.

- 복막염의 마찰음은 비후된 비장과 간 위에서 나타난다.
- 복부의 각 부위를 개별적으로 평가한다.
- 장음이 소실되었다고 결정하기에 앞서 복부의 각 부위를 최소 2-3분 정도는 청진해야 한다.
- 복부에서 장음이 소실된다면, 이는 의학적 응급상황으로 장의 부동성(장폐색증)을 암시한다.
- 장폐색증과 동반된 증상과 동반된 징후을 알기위해 표 5-1을 참조한다.
- 대동맥 혹은 장골동맥 잡음은 복부에서 또한 청진될 수 있고, 보통 박동성 덩어리가 촉진되는 것과 심혈관계 질환의 징후와 함께 나타난다.(제3장 참조)

타진 (Percussion)

- 타진은 청진을 실시한후나 촉진하기전에 시행된다. 타진법의 기술들은 임상검사법 4에서 설명된다.
- 간과 비장의 해부학적 위치는 타진에 의해 발견되며, 두 장기는 정상적으로 흉곽 전면하부의(전면 늑골연의 상부) 후면에 위치한다.
- 간의 타진은 검상돌기 높이에서 우측 흉곽까지 쇄골중앙선(유두)을 따라 실시된다.
- 간은 약 4-5인치 정도 길이의 고형의 장기로, 타진시에 둔한 "쿵" 하는 소리가 들려야

한다(그림L-5 참조).

- 정상적인 간의 하연은 늑골연의 1인치 내에 위치한다. 늑골연 하부에 들리는 둔탁한 소리는 간비대(간종대)를 의미한다.
- 비장의 타진은 검상돌기 높이에서 좌측 흉곽아래까지 쇄골중앙선과 액와중앙선 사이에서 실시된다.
- 간에 비해 상대적으로 무르고, 작은 비장에서는 간에서 나는 둔탁한 음과 장, 위 혹은 폐에서 나는 공허한 음의 중간소리가 난다.
- 비장이 충혈되었을 때(비종대: splenomegaly), 무겁고 둔탁한 음이 잠재적으로 배꼽아래 부위까지 연장되어 나타난다.
- 대부분의 복부장기들은 공기가 장기 내에 함유되어 있어 공허한 음을 유발한다. 복수(비정상적으로 복강 내에 고인 액체)는 둔한 음을 유발하고 중력과 함께 이동한다. 복부창만 (복부에 가스나 공기가 팽만) 타진시 공명 음을 발생시킨다.
- 간비대, 비종대, 복수, 복수창만 혹은 통증이 타진시에 발견된다면 이학적 검사를 멈춘다. 위의 증상들이 외상에 의해 발생되었다면 응급의료서비스를 실시하고, 외상과 무관하게 나타난다면 환자는 신속한 의학검진과 검사를 위해 의사에게 의뢰해야 한다.
- 위와 같은 징후가 발견되지 않는다면 촉진을 실시한다.

임상검사법 7 : 신장의 타진

LAB ACTIVITY 7: PERCUSSION OF THE KIDNEYS

- 피실험자는 앉거나 서거나 혹은 엎드려 누운자세를 취한다.
- 시술자의 좌측 손바닥을 부늑골(floating ribs)이 척주와 관절하는 좌측 늑골척추각(costovertebral angle)에 올려놓는다.
- 시술자는 좌측 손등 위에 주먹 쥔 우측 손의 소지구연으로 세게 타진한다. 타진의 강도는 둔탁한 "쿵" 소리가 날 정도로 두드린다.
- 반대편에도 위의 과정을 반복한다.
- 이 검사를 실시하는 동안 복부통증 혹은 요통이 야기되거나 증가되었다면 이는 잠재적인 신장 질환을 의미한다.

임상검사법 8 : 귀와 코의 이경검사법
LAB ACTIVITY 8: OTOSCOPE EXAMINATION OF THE EAR AND NOSE

귀 (Ear)

- 피실험자는 앉고, 시술자는 귀의 외부검사(귀옆에서 손가락을 비비는 청력검사, 부드럽게 외이를 잡아당기는 통증유발검사)를 시행한다.
- 피실험자는 머리를 약간 하방으로 경사지게 한다.
- 시술자의 양손으로 피실험자의 머리를 고정시킨 후 피실험자 귀의 상후연을 잡고 부드럽게 위로 당겼다가 놓도록 한다.
- 이관을 검사하기위해 일회용 이경(otoscope's disposable speculum)을 천천히 그리고 똑바르게 이경의 검사경을 통해 관찰하면서 이관에 삽입한다.
- 천천히 이경을 상, 하, 좌, 우로 이동하면서 가능한한 최대로 고막을 살펴보도록 한다.
- 정상적으로, 이관은 창백하거나 약간 붉은빛을 띠며 고막은 부드럽고 반투명한 막이다. 비정상적인 소견으로는 부종, 이관이나 고막의 홍반, 고막뒤의 기포나 점액, 출혈(고막파열) 및 찢어졌거나 비정상적인 형태의(보통 청력상실을 동반) 고막 등이 있다.

코 (Nose)

- 피실험자는 앉고 시술자는 코의 외부 검사(관찰, 안면골과 비골의 촉진)를 실시한다.
- 피실험자는 머리를 약간 뒤로 젖힌다.
- 일회용 비경을 사용하여 부드럽게 외비공에 삽입하되 비중격에 닿지않도록 주의한다. 비경의 검사경을 통해 관찰하면서 삽입한다.
- 정상적으로, 상부 비도와 비갑개(turbinates)가 관찰되며, 이들은 붉은색으로 맑은 점액과 짧은 털로 구성된 얇은 층을 포함한다. 비정상적인 소견으로는 출혈, 화농성점액, 비관의 부종, 궤양, 용종 혹은 중격의 손상 등이 있다.

용어정리

이 용어해설은 좋은 의학사전을 대용하기 위한 것이 아니다. 이것은 단지 이 책의 이해를 돕기위해 제공되었다. 의학용어의 발음기호는([ ]안에) 들어있다.

-대시(부호)는 음절의 분리를 나타낸다. 대문자는 강세를 두어 발음해야 하는 음절을 표시한다(대부분의 의학용어에는 발음기호를 쓰지 않았다). 익숙하지 않은 용어들을 위해 발음기호의 음절들을 천천히 읽고 그 다음에 그 용어들을 좀 더 빠르게 읽어 그 용어들의 발음이 완전히 하나의 단어가 될 때까지 발음 연습을 한다.

가막성 후두염(croup)[kroop]: 종종 후두폐쇄증과 연관되어 거칠고 쉰듯한 숨소리와 심한 거친 기침을 나타낸다.

간대성 경련(clonus)[KLOH-nus]: 원위 관절의 급격한 신전 혹은 굴곡으로부터 유도되어진 비정상적인 반사나 빠른 진동을 나타낸다.

간비대(hepatomegaly)[hih-PAT-uh-MEG-uh-lee]: 간의 비정상적인 비대

간접성 진탕(contrecoup)[KON-tra-KEW]: 충격의 여파가 반대측 두개골까지 전달되어 발생한다.

간질성의(interstitial)[IN-ter-STISH-al]: 세포 사이의 공간에 함유되어 있는 세포외액

감별진단(differential diagnosis): 환자가 가지고 있는 특정한 질환을 결정하는 진단

갑상선종(goiter)[GOY-tur]: 비정상적 갑상선의 비대

객담(sputum)[SPEW-tum]: 기침 혹은 재채기를 하는 동안 입을 통해 배출되는 물질

객혈(hemoptysis)[hih-MOP-tih-sis]: 기침시 혈액이 호흡기도로부터 나오거나 혈액이 섞인 객담

거미손가락증, 지주지증(arachnodactyly)[uh-rack-no-DACK-tee-lee]: 길고 가느다란 손가락(거미와 흡사)

건성 수포음(rhoncus)[RON-kus]: 호기와 흡기를 하는 동안 지속적인 복명의 비정상적인 청진음

검사(inspection): 질환의 징후를 찾기 위한 환자의 주의 깊은 고찰

경기 전 검사(preparticipation examination): 운동경기에 참가하기 전에 이학적 선별법, 병력의 설문 그리고 기관계의 고찰을 시행하는 것

경축, 경직, 강직(rigidity): 특히 복벽, 보호적 근육 연축

고이산화탄소 혈증(hypercapnia)[hi-pur-KAP-nee-uh]: 혈중 이산화탄소 함량이 정상치보다 증가된 것

고지혈증(hyperlipidemia)[hi-pur-lip-ih-DEEM-ee-ah]: 혈류안에 지질의 과다 함유

고창(tympanites)[TIM-pah-NEE-teez]: 복부 내의 비정상적 공기 또는 가스의 모임

고혈압(hypertension): 보통 이완기 혈압이 140mmHg 이상이거나 수축기 혈압이 90mmHg 이상일 경우를 말한다

공존 질환(이환)(coexisting condition): 하나의 질병에 부가적으로 다른 질병이나 과정이 공존하는 것

공존이환(comorbidity)[kah-mor-BID-ih-tee]: 둘 혹은 보다 많은 병리학적 상태의 질환이 한 환자에게 동시에 공존하는 것

과도한 약물사용(overdose): 보통 독극물에 해당하는 약물사용 혹은 과다복용, 화학적 복합물의 독소의 섭취

과혈량증, 혈량과다(hypervolemia)[HI-pur-voh-LEE-mee-ah]: 혈류 내에서 혈장의 비정상적인 용적 증가. 결국에는 고혈압을 유발시킨다.

과형성,증식(hyperplasia)[hi-pur-PLAY-see-ah]: 일정한 조직 내에서 세포들의 전체 수가 증가하는 것

과환기(hyperventilation): 환기 깊이의 증가 없이 환기율의 증가

관절통(arthralgia)[ah-THRAL-juh]: 관절의 통증

괴사(necrosis)[nih-KROH-sis]: 세포군들의 대사성 죽음

구별(differentiation): 징후, 증상 및 다른 정보의 분류와 해석

구음장애(dysarthria)[dis-AR-three-uh]: 말하는 것이 어려운 상태

구진(wheals)[wheelz]: 신체표면에 두드러지게 나타난 소양증

구토(emesis)[EM-eh-sus]: 구토

귀지(cerumen)[sih-ROO-min]: 외이도에서 분비된 분비물

근육통(myalgia)[my-AL-jah]: 근육의 통증

근절(myotomal)[my-oh-TOH-mal]: 단일 신경근에 의해 지배되는 근육군

금단(withdrawal): 외부의 현실에서부터 벗어나는 것.

기관계의 고찰(review of systems): 보통 병력 청취 동안 혹은 설문을 시행시 각각의 주요 기관계의 선별법 검사

기관지 확장증(bronchiolectasis)[brong-kee-o-LEK-tah-sis]: 기관지벽의 비가역적 확장과 다른 질환의 진행의 결과로 오는 세기관지의 비정상적인 상태

기관지음(bronchophony)[brong-KOFF-ah-nee]: 비정상적인 청진음, 음성은 명확하게 들린다.

기면상태(lethargy)[LETH-ar-jee]: 깊은 수면상태. 극심한 피로감과 동반되거나 혹은 질병의 상태에 따른 혼수 상태와는 다르며 환자를 깨울 수 있다

기좌호흡(orthopnea)[or-thop-NEE-ah]: 앉은 자세나 기립 자세와 같이 체간의 수직상태에서 악화되는 호흡곤란(숨가쁨)

기침, 해수(cough): 돌발적, 불수의적이며 호기시 공기를 강하게 방출하는 것이다. 보통 분비물 혹은 객담을 기도를 통해 방출한다.

기흉(pneumothorax)[NEW-mo-THOR-aks]: 흉막강 내에 공기나 가스가 축적되는 것. 폐

포의 광범위한 허열(폐의 장측 흉막 & 벽측 흉막) 원인에 의한다

남성형다모증(hirsutism)[HIR-sue-tiz-um]: 내분비계 장애 혹은 동호스테로이드제의 과오용으로 인한 안드로겐의 비정상적 농도의 원인으로 여성의 가슴이나 얼굴에 나는 굵은 털

내피(endothelium)[EN-doe-THEE-lee-um]: 심장, 동맥및 정맥들을 포함하는 심혈관계에 싸여있는 세포(상피 참조)

뇌척수막(meninges)[meh-NIN-jeez]: 결합조직의 층들로 중추신경계를 둘러싸며 보호하는 막

늑막염(pleurisy)[PLEWR-ih-see]: 날카롭고 국소적인 통증이 늑막염증의 결과로부터 나타나며 침범된 부위 위에서 나타난다

다갈증(polydipsia)[pahl-ee-DIP-see-ah]: 지나친 갈증. 보통 혈액 용적의 소실 혹은 탈수의 결과에 의해 나타난다

다뇨증(polyuria)[pahl-ee-EW-ree-ah] : 과도한 소변의 양이나 빈도

다한증(hyperhydrosis)[hi-pur-hi-DRO-sis]: 전신 혹은 손바닥과 같은 국소 부위의 과도한 땀

다행증(euphoria)[yew-FOH-ree-uh]: 평안하고 완화된 감정

단백뇨(proteinuria)[pro-tay-NEW-ree-ah]: 소변내에 단백질이 존재하는것

당뇨(glucosuria)[glue-koh-SUE-ree-uh]: 소변에 당이 검출되는 것

당신생(gluconeogenesis)[GLUE-koh-nee-oh-JIN-uh-sis]: 지방이나 단백질이 간에서 포도당으로의 변환

대변(stool): 변

대식세포(phagocyte)[FAHG-oh-siyt]: 백혈구로서 미생물이나 세포조각을 파괴하거나 섭취한다

대식증(polyphagia)[pahl-ee-FAY-jee-ah]: 음식을 통제할 수 없이 많이 먹는 것

독성의(virulent)[VEER-yu-lint]: 병원성이 강한, 유독한

돌출흉(pectus carinatum)[KAR-nay-tum]: 흉골과 전방늑골의 비정상적 볼록한 돌출

동맥경화증(arteriosclerosis)[ar-TEER-ee-oh-skleh-ROH-sis]: 동맥벽이 두꺼워진 상태

동요(lability)[lah-BILL-ih-tee]: 불안정한, 특히 감정과 연관되어 사용한다

동통(pain): 조직손상과 관련된 감각및 감정적으로 불쾌한 증상

두드러기(urticaria)[UR-ti-KAR-ee-uh]: 발진을 일시적으로 나타내는 피부의 혈관성 반응

레닌(renin)[REE-nin]: 신장으로부터 분비되는 호르몬, 레닌은 혈관수축과 혈압을 증가시킨다

림프절 종대(lymphadenopathy)[lim-fad-ih-NOP-ah-thee]: 림프절의 비대, 잠재적 감

염의 징후

림프절염(lymphadenitis)[LIM-fad-ih-NIY-tiss]: 림프절의 염증성 상태의 부종

마이오글로빈뇨증(myoglobulinuria)[MY-oh-GLOHB-ew-lin-EW-ree-ah]: 근육손상과 과도한 운동의 결과로 인한 마이오글로빈이 소변에 있 는것

무기폐(atelectasis)[at-uh-LECK-ta-sis]: 폐조직으로부터 공기의 완전한 제거

무뇨증(anuria)[ann-oo-REE-uh]: 배뇨생성의 중지

무산소증(anoxia)[ann-OCK-see-uh]: 산소 결핍

무월경(amenorrhea)[a-MEN-o-REE-uh]: 3개월 정도 연속적으로 월경을 하지 않거나 혹은 일년 동안에 월경주기가 세 번보다 적을 때: 원발성 무월경(primary amenorrhea)은 사춘기(16세)에 있어야 할 초경이 결여된 것이다.

반동압통(rebound tenderness): 복부에 압박을 가하던 손을 갑자기 떼면 통증이 유발되는 것

반상출혈(ecchymosis)[EK-ih-MO-sis]: 혈관의 손상으로 인해 혈액이 세포사이 공간에 스며 나오는 것이 원인으로 피부나 점막의 색깔이 짙은 붉은색이거나 푸르스름한 혹은 검은 색인 상태(멍)

발기불능(impotence)[IM-poh-tense]: 발기부전이라고도 하며 발기를 할 수 없거나 발기를 유지할 수 없는 상태

발암물질(carcinogen)[KAR-sih-noh-jihn]: 조직에 암을 유발시키는 물질

발작, 간질발작(seizure): 급작스런 대뇌의 전기화학적인 방출의 원인에 의해 정상적인 대뇌 활동의 방해 혹은 변화

발한(diaphoresis)[DIE-uh-four-EE-sis]: 신체적 운동에 의해 야기되지 않는 과다한 땀

방향(vector): 특정 방위를 향한 힘

배뇨곤란(dysuria)[dis-YOU-ree-uh]: 배뇨곤란 혹은 배뇨시 통증

배란(ovulation)[oh-voo-LAY-shun]: 난소로부터 난자의 배출, 생리주기의 부분

백혈구(leukocytes)[LEW-koh-siyts]: 백혈구(식세포, 호산구 등)

병력(medical history): 과거와 현재 환자의 상태를 현재 가지고 있는 질병과 관련시킨다

병리학(pathology): 1. 질환의 모든 양상을 의학적으로 연구하는 학문, 2. 질환으로부터 야기된 구조적, 기능적 변화

병인론(pathogenesis)[PATH-o-JIN-a-sis]: 특정한 질환 혹은 병적인 진행과정의 원인이나 출처

병인학(etiology)[eh-tee-AHL-oh-jee]: 질병과 질환의 이론을 포함한 병인론의 연구

병태생리학(pathophysiology)[PATH-o-FLZ-e-OL-ah-jee]: 질환의 생리적 연구

복막(peritoneum)[PAIR-ee-toh-NEE-um]: 복벽과 복부 장기들을 연결하는 결합조직

복막염(peritonitis)[pair-EE-toh-NIH-tis]: 보통 일차적으로 감염 혹은 이차적인 외상의

결과로 발생되는 복막의 염증

복명(borborgymi)[bohr-BOHR-gah-mee]: 장의 꾸르륵(grumbling)거리는 소리

복수(ascites)[ah-see-TEEZ]: 복강 내에 비정상적으로 고인 액체

복시(diplopia)[die-PLOH-pee-uh]: 흐릿한 혹은 물체가 두 개로 보이는 현상

부정맥(arrythmia)[ah-RITH-mee-uh]: 심박동의 비정상적인 양상

부종(edema)[ah-DEE-muh]: 세포사이 공간이나 체강 안에 비정상적으로 액체나 체액이 모인 상태

불안(anxiety): 극도한 고민 ,불안, 초조

비염(coryza)[koh-RIH-zah]: 일반적 감기 혹은 비염, 콧물, 인후통과 부비동염 등이 동반되어 나타날 수 있다.

비종대(splenomegaly)[SPLEH-noh-MEG-ah-lee]: 비장의 병리학적 비대

비 출혈(epistaxis)[ep-uh-STACK-sis]: 코피

비후, 비대(hypertrophy)[hi-PUR-tro-fee]: 대사성 수요증가의 결과로 인해 세포의 크기가 비후해지는 것의 원인에 의해 연합적으로 기관의 크기도 비후해지는 것

빈맥(tachycardia)[tack-ih-KAR-dee-ah]: 빠른 심박수로 보통 1분에 100회 이상 심근이 수축하는 상황

빈혈(anemia)[a-NEE-mee-uh]: 상태를 정의하자면 매우 적은 양의 적혈구의 순환이며 이는 성별과 연령에 연관이 있다.

빈호흡(tachypnea)[tack-IP-nee-ah]: 빠른 호흡 1분에 20회 이상 빠르게 호흡하는 것

사마귀(verrucae)[veh-ROO-sah]: 유두종 바이러스에 의해 나타나는 표시성 종양

산통(colic)[KAH-lick]: 복부 내 통증의 매우 급작스러운 발통, 복부 내(내장)기관 폐쇄의 경련 혹은 발작

상피(epithelium)[EP-ih-THEE-lee-um]: 신체의 외부와 내부장기 표면을 덮고있는 세포

색전(embolus)[Em-bo-lis]: 혈액에 자유롭게 떠다니는 비정상적인 혈전조각 혹은 가스나 혈전

색전증(embolism)[Em-bo-liz-im]: 색전에 의한 급작스러운 혈관폐쇄

생체사인(vital signs): 건강상태를 표시하는 증거들

서맥(bradycardia)[brayd-ee-KAR-dee-uh]: 심 박동수가 비교적 정상보다 느림, 보통, 1분에 60회 이하; 운동선수가 트레이닝 후 휴식을 취할 때 나타날 수도 있다.

선(stria)[STRY-ah]: 피부의 지속적인 신장(예, 임신)의 원인으로 피부에 나타나는 줄 또는 선모양의 무늬

설사(diarrhea)[die-uh-REE-uh]: 하루 세 번 이상의 배변 혹은 예상치 못한 배변 빈도의 증가

섬모(cilia)[SIHL-ee-uh]: 작은 털모양의 돌출부, 특히 기도 내에 나란히 붙어있는 세포들

성교불쾌증(dyspareunia)[dis-pa-RUE-nee-uh]: 성적인 결합 동안 느끼는 비정상적인 통증

성선(gonads): 생식기

성욕(libido)[lih-BEE-doh]: 성적 욕망

소양증(pruritis)[prew-RIY-tis]: 가려움증

손상분류(triage)[TREE-ahj]: 환자의 상태를 결정하는 초기의 검사

수축기(systole)[SIS-toh-lee]: 심장주기의 수축기

수포음(rales)[rahlz]: 악설음(crackle)이라고도 불린다, 흡기시 들리는 비정상적인 청진음 혹은 명확한 소리의 연속음

숙주(host): 전염성 유기체가 영양 공급을 받으며 살고 있는 곳

식사의(prandial)[PRAN-dee-ahl]: 식사하는 동안

식욕부진(anorexia)[ann-oh-RECK-see-uh]: 식욕상실, 이는 다양한 신체적, 정신적 혹은 병인적 원인에 의해 야기된다.

식작용(phagocytosis)[FAHG- oh-siy-TOH-sis]: 미생물이나 세포조각을 잡아먹는 섭취과정

식 후의(postprandial)[post-PRAN-dee-ahl]: 식사 후와 연관된

신생물 종양(neoplasm)[nee-oh-PLAH-zum]: 종양, 비정상적 세포의 성장

신진대사(metabolism)[ma-TAB-a-LIZ-im]: 생명체에서 일어나는 모든 생화학적 기능과 조직기관계 작용과정의 집합체

실금(incontinence)[in-KON-ti-nens]: 배뇨나 배변을 조절할 수 없는 능력

실신(syncope)[SIN-koh-pee]: 급작스러운 뇌로 가는 혈액공급량의 저하에 기인해서 생기는 일시적 의식손상의 완전한 소실

심경경색(myocardia)[MY-oh-KAR-dee-al] infarction): 심장발작, 심장 근육층의 허혈성 손상

심계항진(palpitation)[pal-pih-TAY-shun]: 심장이 빠르게 혹은 불규칙하게 빨리 뛰는 것

심근층(myocardium)[MY-oh-KAR-dee-um]: 심장을 구성하는 근육조직, 횡문근과 골격근으로 명백하게 나뉜다

심내막(endocardium)[EN-doe-KAHR-dee-um]: 결합조직으로 심장구조를 싸고 있는 막

심박출량(cardiac output): 일회박출량(stroke volume)과 심박수에 의해 산출된다; 1분 동안 심실에 의해 박출되는 혈액의 양

심부전(heart failure): 정상적인 심박출량을 심장에서 박출할 수 없는 상태

심외막(pericardium)[PER-ih-KAR-dee-um]: 결합조직의 두겹의 낭으로 심장과 큰 혈관들을 감싸며, 두층 사이에는 심막액이 있고 이것은 심내막에서 흉곽에 부착한다

심장 비대증(cardiac hypertrophy)[hi-PER-tra-fee]: 심장의 전체 혹은 부분적인 비정상

적인 증대

아나필락스(anaphylaxis)[ann-uh-fuh-LACK-sis]: 혈관계, 호흡계, 피부를 포함한 일반적인 염증반응

아토피성(atopy)[AT-oh-pee]: 침범하는 항원의 노출로 알레르기 반응을 나타내는 증상

악성의(malignant)[mah-LIG-nant]: 유독한, 격심함, 치료에 저항하는 높은 침입성과 전이성을 가진다

악화의(exacerbated)[EKS-as-ur-BAY-tihd]: 질병의 강도 혹은 증상과 징후가 심각해지는 것

안검하수(ptosis)[TOH-sis]: 근육 혹은 신경부전의 결과에 의한 윗쪽 눈꺼풀의 처짐

알레르기(allergy): 국소적, 독소(예, 항원)에 대한 세포매개성 면역반응

암(cancer): 분화되지 않은 세포들의 증식이 정상 세포들을 대신하여 빠르게 분열한다; 악성 이형성증(malignant dysplasia)

야간다뇨증(nocturia)[nock-TEW-ree-ah]: 비정상적 과다한 배뇨, 특히 밤에 자다가 일어나게 만든다

양성(benign)[beh-NINE]: 중간, 비교적 위험하지 않은 (악성과 반대)

여성형 유방(gynecomastia)[GUY-nih-coh-MASS-tee-ah]: 유방의 여성화와 유선의 발달

연축,경련(spasm): 평활근 혹은 골격근의 불수의적 수축

연하곤란(dysphagia)[dis-FA-jee-uh]: 음식물이나 다른 물질을 삼키기 어려운 증상

열(fever): 조직의 체온상승; 미열은 102°F 이하, 고열은 102°F 이거나 그 이상으로 체온이 상승했을 때

염소울음소리(egophony)[eh-GOF-oh-nee]: 비정상적인 청진음, 말하는 목소리가 높은 톤으로 변화되어 들린다.

예후(prognosis): 손상, 질병 혹은 질환의 경과 예측

완화, 차도(remission): 환자가 이전에 가졌던 질병의 특성이 사라졌거나 찾기 어려운 경우. 보통 암으로부터 회복할 때 적용되는 용어이다

요검사(urinalysis)[yew-rih-NAL-ee-sis]: 요의 물리적, 화학적, 현미경적 분석.

요로결석증(urolithiasis)[YEW-roh-lih-THI-ay-sis]: 요결석이 존재하는 병적 상태

운동실조증(ataxia)[uh-TACK-see-uh]: 수의운동 조절을 할 수 없음

월경(menses)[MEN-seez]: 혈액과 탈락막 그리고 자궁내막의 탈피된 조직들이 정상적 흐름을 통해 자궁으로부터 질을 통해 배출되는 것

월경과소증(oligomenorrhea)[AHL-ee-goh-men-oh-REE-ah]: 일 년 동안 3번에서 6번의 월경주기

위축증(atrophy)[AT-ruh-fee]: 신진대사 공급의 감소 혹은 대사수요의 감소에 의한 조직세

포 크기의 감소

유해수용기(nociceptor)[NO-si-SEP-tor]: 신체조직의 손상에 의한 통증을 감지하는 수용기

음낭수종(hydrocele)[HI-droh-seel]: 음낭안에 액체가 모여 고이는 것

이상고열(hyperthermia): 체온의 37.2° C (99° F)이상일 경우

이완기(diastole)[die-AS-toe-lee]: 심장수축 주기의 이완기로서 혈액이 수동적으로 심장으로 들어오는것

이형성증(dysplasia)[dis-PLAY-zee-uh]: 정상세포들이 세포분열 및 수가 증가하는 비정상적인 세포로 발달

이화, 분해작용(catabolism)[kah-TAB-ah-liz-um]: 세포나 조직의 대사분해 과정

일회 박출량(stroke volume): 한 번 심실이 수축하는 동안 혈액이 대동맥으로 유출되는 양

임상 병리학(clinical pathology): 환자의 간호에 관여하는 질환의 의학적 연구

임상 진단(clinical diagnosis): 이학적 검사와 일차적 병력을 기초로 하여 임상검사나 X-선 검사없이 손상과 질병 및 질환을 식별하는 법

임상적 의사 결정(clinical decision-making): 환자의 병력, 징후 및 증상을 기초로 하여 결정하는 최선의 의학적 조치

잠복기(incubation): 병인성 유기물(감염)에 대한 노출과 질병증상 발현사이의 기간

잠재성의(occult)[oh-KULT]: 숨기거나 찾기어려움 혹은 진단하기 어려운

잠행성(insidious)[in-SID-ee-us]: 질병의 진행이 아주 천천히 이행되거나 알아차릴 수 없는 진행상태

잡음(bruit)[BREW-ay]: 비정상적인 음이 청진시 들린다.

장액 혈액성(serosanguineous)[SEE-roh-san-GWIN-ee-us]: 물과 혈액 배출의 혼합 혹은 체액의 유출

장폐색증(ileus)[ILL-ee-us]: 보통 경색 혹은 매개물의 장애에 의해 발생하는 장의 부분적 마비 혹은 무력증

재발(relapse): 이전에 차도를 보였던 질병의 재발

저산소증(hypoxia)[hi-POK-see-ah]: 조직(세포)에서 산소 이용가능성이 부적절하게 감소되는 것

저산소혈증(hypoxemia)[HI-pock-SEE-mee-ah]: 동맥혈내 산소의 포화도가 감소되는 것

저체온증(hypothermia): 체온이 32° C(94° F) 이하인 경우

저혈압(hypotension): 저혈압, 보통 이완기 혈압이 95mmHg이하이거나 수축기 혈압이 60mmHg 이하인 경우

전립선염(prostatitis)[prahs-tah-TIY-tis]: 전립선의 염증

전신부종(anasarca)[ann-uh-SAR-kah]: 전신성 부종, 체액이 세포사이 공간 안에 있다.

전염성의(communicable)[kah-MEW-ni-kah-bal]: 질병이 사람과 사람, 사람에서 동물로 혹은 동물에서 사람으로 전이되는 것

전이(metastasis)[mih-TAS-tah-sis]: 종양세포가 원래 발생되었던 조직과 기관에서 다른 부위로 퍼지는 과정

전조의(prodromal)[pro-DROH-mal]: 질병의 발병이전의 증상과 연관된

접촉전염성의(contagious)[kon-TAY-jus]: 사람과 사람의 접촉으로부터 직접적으로 전이되어지는 질병

정맥류(varices)[VAR-ih-seez]: 정맥류에 관하는

정맥류의(varicose)[VAR-ih-kohs]: 정맥류와 관계를 나타내는

정삭정맥류(varicoceles)[VAR-ih-koh-seel]: 만상정맥총의 정맥류

종양(tumor): 신생물종양, 비정상적인 세포 증식

주소(chief complaints): 환자가 손상이나 질병의 증상 원인에 대해 설명하는 주관적 진술

죽상동맥경화증(atherosclerosis)[ATH-er-oh-skleh-ROW-sis]: 동맥벽의 내측에 지방이 퇴적되어 혈관강이 좁아지는 원인이 된다.

중격, 격막(septum): 기관을 분리하는 조직의 벽, 예를들면 심장의 심방을 분리하는 칸막이 또는 벽

증상(symptom): 환자에 의해 인식되는 비정상적인 기능, 변화 혹은 감각 경험

지각, 감각이상(paresthesia)[pair-es-THEE-zah]: 마비감과 찌르는 듯한 그리고 타는듯한 느낌의 비정상적인 피부감각

지방분해(lipolysis)[liy-POLE-eye-sis]: 에너지가 운동을 하는 동안 요구되는 지방의 대사분해

진단목적(diagnostic reasoning): 진단을 위해 발현된 증상과 상황을 파악하는 것.

진단법(diagnosis): 손상,질환 혹은 질병의 상태와 원인을 구별하는 법

진탕증(concussion): 두개골과 뇌의 충격, 이것은 일시적인 신경기능 장애의 원인이 된다.

진폐증(pneumoconiosis)[NEW-moh-KO-nee-OH-sis]: 미립자나 용해되지 않은 소립자를 만성적으로 흡입함으로써 폐 안에 섬유성 반흔에 의해 생기는 폐질환

질병(disease): 세포손상 혹은 비정상적인 기관들의 기능 등의 원인에 의해 신체 항상성의 붕괴

징후(sign): 시술자나 검진자에 의해 관찰되는 질병의 징후

창백(pallor)[PAL-or]: 혈관허탈 혹은 고열과 혈관수축 등의 원인에 의해서 생기는 일반적인 피부의 창백함

천명(stridor)[STRY-dur]: 보통 부분적 기도폐쇄의 징후로 청진기 없이도 알 수 있는 흡기시 들리는 비정상적인 높은 음의 소리

청색증(cyanosis)[sigh-ah-NO-sis]: 피부의 푸르스름한 빛깔, 혈액의 산소 결핍의 원인에

의해 사지와 같은 말초 부위 혹은 몸통, 입술 ,혀 그리고 안면과 같은 중앙 부위에 색깔이 변하는 특징이 있다.

청진법(auscultation)[AWS-kuhl-TAY-shun]: 청진기를 사용하여 신체 내부 장기들의 음을 청취하는 방법

초경(menarche)[meh-NAR-kee]: 첫 번째 월경

촉진(palpation)[pal-PA-shen]: 이학적 검사를 시행하는 동안 검진자가 손으로 만지거나 조작하는 행위

출혈(hemorrhage)[HEM-uh-ridj]: 혈관계에 손상으로 인한 혈액의 급작스러운 손실(외부적이거나 내부적인 혈액손실)

충격, 쇼크(shock): 신체의 생명유지 기능의 급작스럽고 심각한 손상, 징후들은 빈맥, 저혈압, 발한 그리고 의식의 변화수치 등을 포함한다

치질(hemorrhoids)[HEM-ih-roydz]: 항문과 혹은 직장내 정맥의 비정상적으로 부풀어 오른 상태

치질(piles): 항문과 혹은 직장내 정맥의 비정상적으로 부풀어 오른 상태

타진(percussion): 두드림으로서 신체 내부구조에 진동을 일으키는 법

탈모증(alopecia)[al-oh-PEE-uh]: 정상적으로 모발이나 털이 있어야 하는 부위에 전체적 혹은 부분적으로 없거나 모자라는 것.

탈장(hernia)[HER-nee-ah]: 정상적으로 내부장기와 기관을 포함하고 있는 체내 근육벽(체강벽)의 비정상적인 결함 부위를 통해 내부장기나 혹은 부분적인 내부장기의 돌출 상태

토혈증(hematemesis)[HEE-mih-TIM-ee-sis]: 혈액의 구토

특발성의(idiopathic)[ID-ee-oh-PATH-ick]: 원인을 알 수 없이 자연적으로 발생하는 것

파행(claudication)[KLAW-dih-KAY-shun]: 혈관계의 병리적 요인에 기인한 보행의 장애(절뚝거림)

패혈증(septicemia)[sep-tih-SEE-mih-ah]: 혈류 속에 전염하는 미생물(병원균) 존재

평활근(smooth muscle): 다양한 내부기관계의 근육조직(예, 소화기계)

폐성심(cor pulmonale)[KOR PUL-moh-NAHL-ee]: 폐의 장력 증가의 결과로 인한 우측 심실의 비대, 결국 울혈성 심부전증을 초래한다.

폐활량계(spirometer)[spir-AHM-ah-tur]: 호흡용적을 측정하는데 쓰이는 기구

피로(fatigue): 에너지가 고갈하여 대사성 불균형의 상태가 일어나는 것

피부분절(dermatome)[DER-muh-tome]: 하나의 구심성 척수신경근으로부터 지배받는 피부분절 감각 영역.

핍뇨(oliguria)[AHL-ee-GEW-ree-ah]: 아주 드물게 배뇨하는 것

함몰흉(pectus excavatum)[ex-kah-VAH-tum]: 흉골과 전방늑골의 비정상적인 함몰

항상성(homeostasis)[HOH-mee-oh-STAY-sis]: 인체의 내부환경 내에서 생화학적 동적

균형이 건강한 상태

항원(antigen)[an-tih-jin]: 이물질에 접촉된 조직의 면역반응의 시작이다.

허약감, 권태감(malaise)[mah-LAYZ]: 광범위한 불쾌감

허혈(ischemia)[iss-KEE-mee-ah]: 신체기관이나 조직에 혈류량의 소실

혈뇨(hematuria)[HEE-muh-TUR-ee-uh]: 소변에 피가 비정상적으로 유출되는 상태. 뇨의 현미경적 검사 혹은 눈으로 확인될 만큼의 혈뇨로 알수있다.

혈변(hematochezia)[HIM-ah-toh-KEE-zee-ah]: 배변을 하는 동안 혹은 배변에 피가 섞여 나오는 것

혈색소뇨증(hemoglobinuria)[HEE-moh-gloh-bih-NEW-ree-uh]: 소변에 헤모글로빈이 비정상적으로 유출되는 것, 불그스레한 빛을 나타낸다.

혈성의(sanguineous)[san-GWIN-ee-us]: 혈액 유출 혹은 체액의 배출

혈액-뇌관문, 혈액 뇌장벽(blood-brain barrier): 뇌혈관계의 불투과성막이 중추신경계로 특정물질의 확산을 방해한다.

혈전(thrombus)[THROM-bas]: 혈관 내벽에 혈액의 응고물의 침착

혈전증(thrombosis)[throm-BO-sis]: 혈관 내에 혈액응고 형성물

혈정액증(hemospermia)[HE-mo-SPER-me-uh]: 남성의 사정시 정액에 혈액이 유출되는 것

혈종(hematoma)[HEE-mah-TOH-mah]: 혈관계 바깥에 혈액이 고인 것

혈청의(serous)[SEER-us]: 물의 배출 혹은 체액의 유출

협심증(angina)[ann-JIY-nuh]: 팔과 목, 턱 혹은 허리로 방사되는 흉통이 발생한다. 보통 2-10분 정도 유지된다.

호흡(respiration): 교환은 폐의 폐포에서 순환계와 공기사이에서 산소와 이산화탄소를 교환하는 현상

호흡곤란(dyspnea)[DISP-nee-uh]: 호흡곤란 혹은 숨가쁨

호흡저하(hypopnea)[hi-POP-nee-uh]: 얕고 느린 호흡

호흡항진(hyperpnea)[hi-PERP-nee-uh]: 빠른 환기율

혼수(coma)[KOH-ma]: 완전하고 깊은 무의식 상태의 지속, 혼수상태의 사람은 깨울 수 없다(무의식)

홍반(erythema)[er-ih-THEE-mah]: 보통 염증의 결과로 인한 피부의 발적

화농성의(purulent)[PYEW-roo-lent]: 백혈구, 죽은 세포와 다른 조직의 잔해를 포함한 흐린 액체(화농)

화생,이형성(metaplasia)[met-ah-PLAY-zee-ah]: 하나의 세포형태가 다른 세포형태로 가역적으로 변환하는 것

환기(ventilation): 신선한 공기의 공급

황달(icterus)[ICK-tur-us]: 공막과 피부 그리고 점막이 노랗게 변색되는 현상
황달(jaundice)[JAWN-dis]: 공막과 피부 그리고 점막이 노랗게 변색되는 현상
횡문근(striated muscle): 근조직으로서 골격근을 수의적으로 움직인다
흉막, 늑막(pleura)[PLEWR-ah]: 결합조직의 낭으로 흉막과 폐의 표면을 덮는데 이것은 액체를 함유하고 있는 관계로 호흡하는 동안 체벽과 폐 사이의 마찰을 감소시킨다.
흉막성의(pleuritic)[PLEW-rit-ik]: 통증은 늑막염으로 야기되어 나타나는 통증과 유사하며 호흡하는 동안 침범된 부위의 통증이 심해진다
흉성(whispered pectoriloquy)[peck-toh-RIL-oh-kwee]: 흉벽을 통한 음성의 전달
흑색변(melena)[mel-EE-nah]: 검은 색의 점조변

찾아보기

(Index)

ㄱ

가골 (callus) 25
가성빈혈 53
가스 괴저 (gas gangrene) 202, 203
각성제 170, 171
간 (liver) 28, 33, 91, 99
간경변증 100
간뇌 146
간대성 발작 (tonic-clonic seizure) 149
간비대 (hepatomegaly) 93, 196
간세포줄 (hepatic) 32
간염 (hepatitis) 99
간질 149, 157
간헐적인 통증 13
감각 검사 (sensory testing) 17
감각 기술 (desensitization) 160
감각 (sensation) 17, 153
감각마비 149
감각이상 (paresthesia) 17, 43, 129, 149, 217
감별진단 (differential diagnosis) 2
감염 16, 26, 27, 30, 184
감염성 심근염 (infective myocarditis) 191
갑상선 130
갑상선 기능저하증 (hypothyroidism) 135
갑상선 기능항진증 (hyperthyroidism) 135
갑상선 장애 128
강박관념 (mania) 175
강박성 질환 (obsessive-compulsive disorder) 176
강제호흡 46
개인병력 8
객담 16, 68
객혈 (hemoptysis) 55, 68, 215
거미막 (arachnoid mater) 148
게실염 97
게실증 97
결막염 (conjunctivitis) 198
결여발작 (absence seizure) 149
결장직장암 (colorectal cancer) 216
결합조직 29, 30, 36
겸상 혈구성 빈혈 (sickle cell anemia) 111, 228
경기참가전 선별법 (preparticipation screening) 40
경련 (convulsion) 42, 45, 137
경련성 (spastic) 157
경련성 마비 (spasticity) 158
경막 (dura mater) 148
경부통증 173, 233
경성 과식증 173
계절 정동성 장애 (seasonal affective disorder) 174, 175
고산병 (altitude sickness) 139
고열 187
고유수용 (proprioception) 150
고장증 (bloat) 96
고지혈증 (hyperlipidemia 132
고칼슘혈증 218
고혈당 128, 132
고혈압 16, 36, 40, 52, 108, 112
고혈증 171
고혈증 콜레스테롤 36
고환암 213
고환 염전 (testicular torsion) 115
고환 위축 170
고환통증 115
골간단 (metaphysis) 217
골격근 31
골관절염 28

골다공증 (osteoporosis) 28, 117, 140
골반 108
골반뼈 28
골반염 194
골반염질환 (pelvic inflammatory disease) 194
골변성 (bone degeneration) 114
골세포 (osteocytes) 28
골수염 195
골아세포증 217
골암 232
골연골증 217
골육종 217
골절 28
골종양 16, 217
골형성부전증 (osteogenesis imperfecta) 28, 141
공존이환 (coexisting condition) 3, 8
공포 (phobias) 176
과민성 대장증후군 (irritable bowel syndrome) 86, 96
과민증 204
과산소혈증 76
과수면 227
과호흡 57, 171
과훈련증후군 196
관상동맥 38, 49
관상동맥질환 36
관절 가동법 (joint mobilization) 160
관절 통증 212
관절연골 28, 29
관절염 30
관절통 100, 128, 187, 188
교원질 (collagen) 29, 30, 31
교합 48
구어장애 217
구음장애 (dysarthria) 159, 161
구토 86, 94
구토반사 17
구획 증후군 (compartment syndrome) 139
국소적 증상 26
국소적 통증 12, 188
군집 두통 (cluster headache) 56
궤양 42
길랑 바레증후군 (Guillain-Barre′ syndrome) 161, 231
균형과 협응 153
그레이브스병 (Graves' disease) 135
근위축성측삭경화증 (amyotrophic lateral sclerosis) 161
근골격계 증상 11
근골격계성 흉통 78
근긴장상태 (spasticity) 161
근위축 128
근육 162
근육 강장제 (anabolic steroids) 170
근육 이영양증 231
근육경련 44
근육분절 18
근육조직 30
근육통 128, 187, 188
근이영양증 (musclar dystrophy) 31, 162
근피로 44
글라디토리움 포진 (herpes gladitorium) 202
글루카곤 (glucagon) 126
글루코겐 (glycogen) 126
급사 48
급성 감염 114
급성 근골격계 손상 13
급성 동맥 폐색 54
급성 림프구성 백혈병 (acute lym-

phoblastic leukemia) 218
급성 신부전 48, 114
급성 우심부전 76
급성 충수염 91
급성통증 12, 45
급성 파열 116
기계적인 통증 13
기관지경련 76, 77
기관지염 78
기능부전 25
기립성 실신 (orthostatic syncope) 42
기립성 저혈압 116, 129
기면상태 130
기분 장애 (mood disorders) 174
기종격증 81
기침 68, 140
기흉 (pneumothorax) 78, 228

ㄴ

난소낭포 118
낭포성 섬유증 (systic fibrosis) 81
내부 출혈 116
내분비 장애 230
내분비계 32, 124
내분비계 장애 214
내분비세포 32
내인성 아편양제제 (ddogenous opiates) 127
내피 29
내피세포 30
냉습 42
노에피네플린 126
녹내장 199
뇌 28
뇌사 137
뇌성마비 157
뇌신경 검사 17
뇌신경 (cranial nerves) 17, 154
뇌외상 (brain trauma) 155
뇌졸중 (cerebrovascular events) 36, 52, 154
뇌종양 (brain cancer) 217
뇌척수액 148
뇌하수체 130
늑골 28
늑막염 (pleurisy) 70, 215

ㄷ

다갈증 (polydipsia) 128, 132
다뇨증 (polyuria) 128, 132
다모증 171
다발성 경화증 (multiple sclerosis) 159
다발성 골수종 218
다한증 128
단고환증 (monorchidism) 114
단마비 157
단백뇨 112
단백질 26
단핵세포 (monocytes) 185
담낭 (gallbladder) 92, 101
담석증 101, 229
담수 (plain water) 137
담즙산염 (bile salt) 88
당뇨 45, 101, 112
당뇨병 36, 131
대뇌 154
대뇌 기저핵 146
대뇌피질 146
대동맥 파열 48
대동맥 협착증 48
대동맥반월판 39, 40
대사성 불균형 67
대사성 장애 42
대식세포 185, 204
대식증 129
대장증후군 90

대체 의학 54
대퇴동맥 46, 54
대퇴피질척수로 66
도세포 (islet) 32
독성 간염 100
돌출흉 70
동맥 29, 36
동맥경화 171
동맥경화증 49
동맥류 (aneurysm) 55
동방결절 (sinoatrial node)은 38
동상 (frostbite) 138
동요흉 손상 (flail chest injury) 75
동통 42
두개골 28
두개내압 (intracranial pressure) 195
두뇌손상 17
두통 56, 150
뒤시엔느근이영양증 (duchenne's muscular dystrophy) 162

ㄹ

라이증후군 (Reye's syndrome) 190
레닌 (renin) 107
롬버그 검사 (Romberg test) 153
류마토이드성 관절염 28
류마티스성 관절염 (rheumatoid arthritis) 196, 232
리노바이러스 (rhinovirus) 189
리보솜 25
림프계 29
림프관 36
림프절 16, 38, 188, 212
림프절병증 213
림프종 212, 232

ㅁ

마르팡 증후군 45
마리화나 170
마이오글로빈 (myoglobin) 112
마취제 170
마클스 징후 (Markle's sign) 94
만성 구획증후군 55
만성 동맥폐색 54
만성 두통 150
만성 신부전 114
만성 심부전 48
만성 심혈관장애 42
만성 염증 30
만성 전립선 114
만성질환 16
만성통증 12
만성 폐쇄성 폐질환 76
말단거대증 (acromegaly) 134
말초 신경 (peripheral nerves) 151
말초 신경병증 (peripheral neuropathy) 161
말초성 비함요 부종 (peripheral non-pitting edema) 135
말초성 색전증 48
말초성 혈관질환 38
말초신경 18
말초신경계 146
말초신경 손상 18
망막증 (retinopathy) 131, 140
매독 (syphilis) 193
매복귀지 (impacted cerumen) 198
맥립종 199
맥박검사 16
면역 (immunization) 205
면역반응 38
모세혈관 27
몰핀 171
몽롱한 상태 (light-headedness) 40
무뇨증 (anuria) 111
무능력 169

무월경 (amenorrhea) 109, 117, 118, 129
무지방체중 (lean body mass) 171
미각 150
미열 187
미코박테리아 (mycobacteria) 190
미토콘드리아 25

ㅂ

바빈스키 반사 159
바빈스키 반사 검사 (Babinski' s test) 153, 255
바이러스성 피부감염 (viral skin infections) 201
박테리아성 피부 감염 (bacterial skin infections) 200
박피자세 (decorticate) 152
반동압통 (rebound tenderness) 94
반사 17, 226
반사 교감신경성 이양증 (reflex sympathetic dystrophy) 159, 160
반상출혈 (ecchymosis) 27
반흔조직 30
발기부전 (impotence) 110, 129
발살바법 50
발작 42, 149, 158, 225
발작성 장애 (seizure disorder) 157
발한 128
방광 106, 110
방광염 192
방사통 12, 17, 69
방실결절 (atrioventricular node) 38
배뇨 곤란 (dysuria), 111
배뇨통 193
배아 (embryo) 116
백혈구 27, 215
백혈병 (leukemia) 33, 215, 218
벽측늑막 65
벽측흉막 73
변비 86, 98, 173
병리학 (pathology) 2
병리학적 징후 26
병인론 (pathogenesis) 2
병인학 (etiology) 2
병태생리학 (pathophysiology) 24
보체 185
복강경 (laproscopy) 98
복막염 (peritonitis) 101
복부 강직 89
복부 외상 (abdominal trauma) 99
복부동맥 46
복부통 86, 116
복부통증 88, 173
복수 93
복시 (diplopia) 162
부갑상선 130
부갑상선 호르몬 장애 (parathyroid hormone disorders) 135
부교감신경계 148
부뤼거 병 55
부비동염 78, 189
부신 (adrenals) 130
부정맥 50, 171
부종 27, 43, 45, 129, 227
분쇄통 (crushing) 44
불면증 15, 227
불안장애 (anxiety disorders) 175
불임 214
브루진스키 검사 153
브루진스키 징후 (Brudzinski' s Sign) 195
비관의 부종 263
비근골격계 (nonmusculoskeletal) 1
비뇨생식계 108, 110
비대 (hypertrophy) 25

비만 45
비염 78, 189
비장 28, 99
비정상 혈관운동 38
비정상적인 호흡양상 68
비종대 93, 99
비후성 심근병증 (hypertrophic cardiomyopathy) 49, 172
빈맥 140, 227
빈혈 53, 57, 113
빌리루빈 88, 112
뼈 28

ㅅ

사강 (dead space) 65
사지마비 157
사회적 장애 178
삼첨판 39, 46
상완동맥 46, 47
상완삼두근 17
상완삼두근건 반사 254
상완요골근 17
상완요골근건 반사 254
상완이두근 17
상완이두근건 반사 254
상의세포 (ependymal cell) 148
상피 29
상피세포 손상 76
생리불순 (menstrual irregularities) 110
생식기 사마귀 (genital warts) 194
생의학적 모델 (the biomedical model) 3
서맥 (bradycardia) 135
서혜 탈장 (indirect inguinal hernia) 97
서혜관 (inguinal canal) 97
선 (glands) 124
선조 (stria) 171
선천성 기형 38
선천성 심장질환 (congenital heart conditions) 57
설사 86, 90
섬유성 낭포(fibrous cysts) 118
섭식 227
섭식장애 117, 166, 169, 172
성격 장애(personality disorders) 177
성상세포(astroglia) 148
성전파 질환(sexually transmitted diseases) 192
세포진 검사법(pap smear) 214
소뇌 146, 154
소마토포름(somatoform) 167
소마토포름장애(Somatoform disorders) 176
소신경교세포(microglia cells) 148
소아마비 161
소아마비후 증후군(postpolio syndrome) 161
소작약(cautery) 202
소화성 궤양(peptic ulcer) 89, 94, 95
쇼크 225
수두 204
수막 자극(meningeal irritation) 153
수막류 158
수막염 232
수면 장애 174
수축기(systolic) 108
수포음(rales) 140
수포진(herpes) 194
스트레스 148
슬개건 반사 254
승모판 255
시각 150
시각장애 159

시상하부 130
식세포(phagocytes) 197
식욕부진 187
식이요법 132
식중독(food poisoning) 191
신결석 114
신경관 158
신경교(glia) 148
신경근(nervous roots) 146
신경성 식욕부진 173
신경원(neurons) 146
신경증 131
신경학적 감염(Neurological Infections) 194
신장 106, 110
신장 결석 230
신장 외상 118
신장 질환 131
신장염 192
신전된 자세 152
실신 148
실조성(ataxic) 157
실조증 217
심계항진 187
심박출량(cardiac output) 135
심부건 반사 149, 152
심부온도 126
심부정맥(cardiac arrhythmia), 135
심부체온 137
심장 청진법 257
심장세동(cardiac fibrillation) 139
심혈관 질환 131

ㅇ

아킬레스건 반사 254
악성 종양 217
안검하수(ptosis) 162
안구통증(eye pain) 199
알고리즘 227
알레르기 반응 204
압수용체(baroreceptor) 127
애디슨병(Addison's disease) 136
야간 다뇨증 114
야뇨증 111
약물 중독 169
양극성 장애(bipolar disorder) 174, 175
양측성 마비 157
에스트로겐 107, 214
에페드린 170
에피네플린 126
엔돌핀(endolphins) 127
엡스타인 바르바이러스(epstein-barr virus) 196
여성 비뇨 생식계(female urogenital system) 111
연골아세포증 217
연골육종 217
연관통 110
연수 154
열 187, 211
열경련(heat cramps) 137
열방산(heat dissipation) 126
열성고열(heat stroke) 137
열피로(heat exhaustion) 137
염증성 장질환(inflammatory bowel disease) 96
온열치료 159
완백선(tinea cruris) 201
외경막과 경막하 혈종(dpidural and subdural hematoma) 156
외음성자극(vulvular irritation) 192
외이도염(otitis externa) 198
요결석(urolithiasis) 113
요관 106, 110

요도염 192
요로감염(Urinary Tract Infections) 192
요붕증(Diabetes Insipidus) 134
요산과다혈 218
요소(urea) 106
요실금(incontinence) 111
우울증 166, 174
운동 신경원(Motor Neuron) 161
운동 유도성 호르몬(exercise-induced hormone) 86
운동(Motor) 153
운동성(athetoid) 157
운동실조증 139, 149, 226
원통형흉(barrel chest) 134
월경 불순 173
월경 주기 109
월상안(moon face), 136
위소장염 95
위식도 역류(gastroesophageal reflux) 89
위염 95
위장 질환 93
위장 출혈 90
위장관 감염(gastrointestinal infections) 191
유두종 바이러스(papillomaviruses) 194, 201
유방 장애(breast disorders) 117
유방암(breast cancer) 214
유방통증 118
유잉육종(ewing's sarcoma) 219
유행성 이하선염(mumps) 205
음낭 110, 114
이관부종 198
이분 척추(spina bifida) 158
이완기(diastolic) 108
이하선염 204
이화작용(catabolism) 211
인두염 189, 199
인슐린 126
인지 기능 부전 114
인체 면역결핍 바이러스(HIV) 197
인플루엔자 189
임신(pregnancy) 116
임질(gonorrhea) 192

ㅈ

자궁내막증(endometriosis) 115, 230
자궁외 임신 116
자아 쇠진(self-emaciation) 173
자율신경계 148
잠복 고환증(cryptorchidism) 119
잠재성 이분 척추(spina bifida occulta) 158
장애성 섭식 증후군 172
장의 고리(bowel loop) 97
재색소침착(repigmentation) 201
재수화(rehydration) 137
저산소증 139, 149
저혈당 129, 132
적혈구 215
전립선 107
전립선 장애(prostate disorders) 114
전립선암(prostate cancer) 214
전립선염 192, 230
전신성 전염병(general contagious diseases) 196
전신성 증상 199
전염성 연속종(molluscum contagiosum) 202
전염성단핵세포증[infectious mononucleosis(Mono)] 196
전정(vestibular) 153
전척주(ventral spinal columns) 150

점액성 막 213
정삭(spermatic cord) 107, 115
정신 상태 검사(Mental Status Examination) 168
정신 장애 167
정신병(Psychoses) 177
정신신체(psychosomatic) 장애 167
정신적 장애 166
제대 탈장(umbilical hernias) 97
제산제(antacids) 94
제탈장(umbilical hernia) 98
조갑진균증(onychomycosis) 201
족부 백선(tinea pedis) 201
족저우종 201
중뇌 146, 154
중증 근무력증 231
중증 근무력증(nyasthenia gravis) 162
중추신경계 146
지구력 운동(endurance exercise) 108
지남력 장애 166
지주막하 공간(subarachnoid space) 148
진균성 피부감염(fungal skin infections) 200
진정제 170
진탕증(concussion) 155
진통제 170

ㅊ

창백증 139
척수 154
척수 외상(spinal cord trauma) 158
척수수막류 158
척주 후만증(thoracic kyphosis) 134
천공성 궤양(perforated ulccr) 95
천명(stridor) 215
천성 탈수증 다발 신경병증(demyelinating polyneuropathy) 161
청각 150
청색증 140
촉진(palpation) 112, 149
추위로의 노출(exposure to cold) 138
축삭(axon) 161
충격 후 증후군(postconcussion syndrome) 156
충수(appendix) 91
충수염(appendicitis) 97, 229
췌장(pancreas) 88, 92, 130, 131
췌장염(pancreatitis) 101
치질(hemorrhoids) 98

ㅋ

카테콜아민(catecholamines) 127
카페인 170
케르니그 검사 153
케토산혈증 227
케톤(ketones) 133
코데인 171
코카인 170
코티졸(cortisol) 127
코티코스테로이드 136, 162
쿠싱 증후군(Cushing's syndrome) 136
크레아틴(creatine) 106
크론병(crohn's disease) 96
클라미디아(chlamydia) 193

ㅌ

탄수화물 126
탄수화물-이온(carbohydrate-electrolyte)음료 138
탈수 129
탈장(hernia) 97, 229
탈조건부(deconditioning) 218
테스토스테론 107, 127
토혈증 88
통풍(gout) 140

ㅍ

파골세포(osteoclast) 117
파상풍의 전신성 징후 202
파제트병(Paget's disease) 141
판막협착증 228
패혈성 관절염 232
패혈증 101
편도염 199
편마비 157
편평사마귀(verrucae plana) 201
폐렴 190
폐부종 140
폐쇄증 89
폐암(sung cancer) 215, 232
폐혈성 관절증(septic arthrosis) 195
포도당(glucose) 126
포진 바이러스(herpes virus) 196
폭식 172
폴리오바이러스(poliovirus) 161
표층성 동상 138
프로게스테론(progesterone) 109
플로 차트(flow charts) 229
피로 130, 187, 211
피부 착색 128
핍뇨(Oliguria) 111

ㅎ

하감(chancre) 193
하제 172
함요부종 129
항상성(homeostasis) 124
항염증제 89
항이뇨 호르몬 127
해리성 장애(dissociative disorders) 176
핼리코박터 파이로리(helicobacteri pylori) 95
행위 장애 178
허열 86
헤로인 171
헤모글로빈 112
현기증 157
혈관 교합 장애 228
혈뇨(hematuria) 109, 112
혈압 257
혈종 139
혈청 111
혐기성 피부 감염(anaerobic skin infections) 202
협응 226
협응불능 157
협응장애 159
호즈킨 림프종(Hodgkin's lymphoma) 216
호흡부전 140
혼미 171
혼수 148, 171
홍역(measles) 204, 205
화농성점액 263
환각제 170
활력징후 93, 131
황달 88
황달기 100
회내(pronation) 154
회외(supination) 154
회음부 110
회피증후군(withdrawal syndromes) 171
후각 150
후두염 199
후척주 150
후천성 면역결핍증후군 197
흡수 장애 증후군 90
흡인(aspiration) 118
희돌기 교세포(oligodendrocytes) 148

기타

B형 간염(hepatitis B virus) 197
DNA복제 25
T 세포 185